ZHAOSHI BAIXIAO JIULIAOFA

赵氏百笑灸

疗法

赵百孝　主编

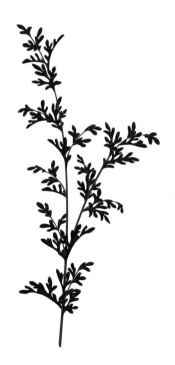

中国中医药出版社
·北京·

图书在版编目（CIP）数据

赵氏百笑灸疗法 / 赵百孝主编 . —北京：中国中
医药出版社，2020.1（2022.10 重印）
ISBN 978 – 7 – 5132 – 5965 – 1

Ⅰ.①赵… Ⅱ.①赵… Ⅲ.①艾灸－基本知识 Ⅳ.
① R245.81

中国版本图书馆 CIP 数据核字（2019）第 268105 号

中国中医药出版社出版

北京经济技术开发区科创十三街 31 号院二区 8 号楼
邮政编码　100176
传真　010-64405721
廊坊市祥丰印刷有限公司印刷
各地新华书店经销

开本 787×1092　1/16　印张 17.5　彩插 1　字数 335 千字
2020 年 1 月第 1 版　2022 年 10 月第 2 次印刷
书号　ISBN 978-7-5132-5965-1

定价　72.00 元
网址　www.cptcm.com

服 务 热 线　010-64405510
购 书 热 线　010-89535836
维 权 打 假　010-64405753

微信服务号　zgzyycbs
微商城网址　https：//kdt.im/LIdUGr
官 方 微 博　http：//e.weibo.com/cptcm
天猫旗舰店网址　https：//zgzyycbs.tmall.com

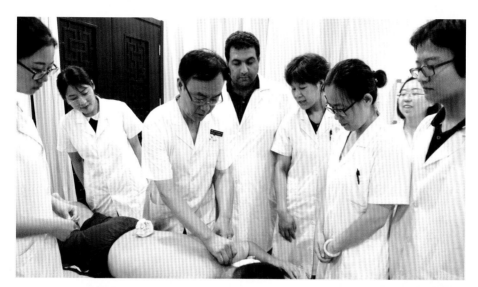

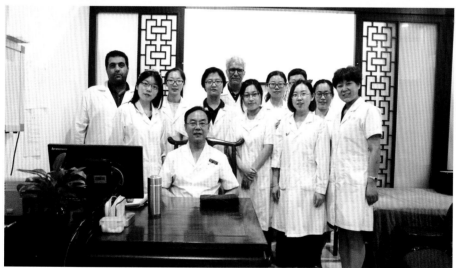

赵百孝教授及其团队

百笑灸

程莘農敬題

国医大师程莘农院士为百笑灸题名

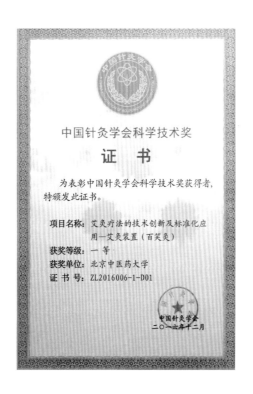

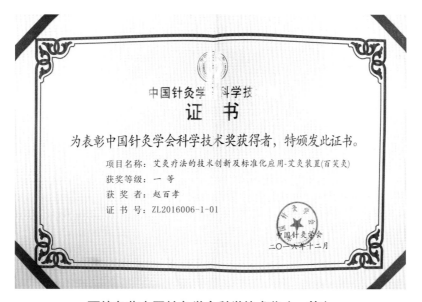

百笑灸获中国针灸学会科学技术奖（一等）

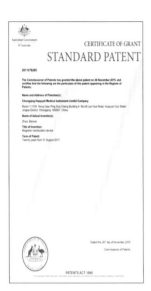

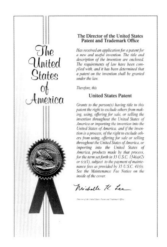

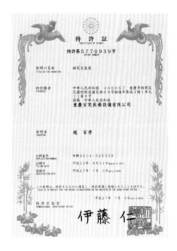

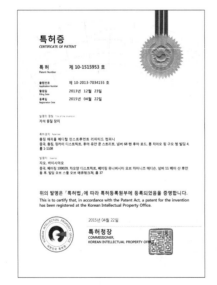

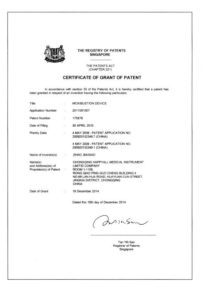

百笑灸部分已获授权专利

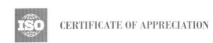

CERTIFICATE OF APPRECIATION

The ISO/TC 249 committee wishes to congratulate and thank

ZHAO Baixiao

as the project leader for

developing the international ISO standard

ISO 18666:2015

Traditional Chinese medicine

-- General requirements of moxibustion devices

The standard has made an important contribution to the progress of

Traditional Chinese Medicine.

David GRAHAM
Chair of ISO/TC 249

SHEN Yuandong
Secretary of ISO/TC 249

June 2016

赵百孝教授为ISO国际标准化组织温灸器标准起草人

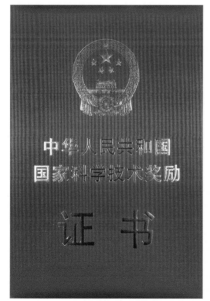

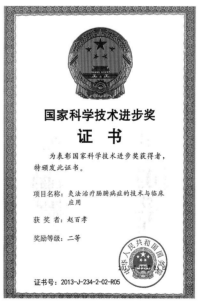

国家科学技术进步奖

证 书

为表彰国家科学技术进步奖获得者，
特颁发此证书。

项目名称：灸法治疗肠腑病症的技术与临床
应用

获 奖 者：赵百孝

奖励等级：二等

证书号：2013-J-234-2-02-R05

赵百孝教授获国家科学技术进步奖（二等）

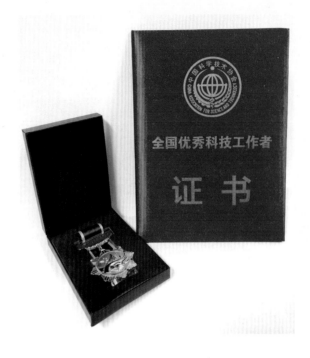

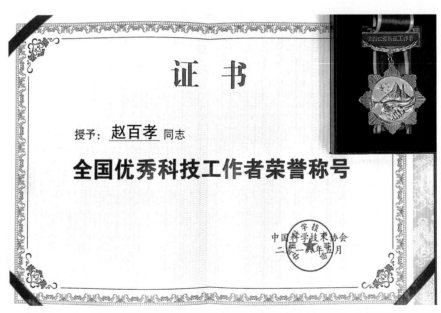

赵百孝教授获"全国优秀科技工作者"称号

自序

灸疗是中医学传统疗法中最具特色的疗法之一，古人常说"针、灸、药三者不可缺一"，说明灸疗是古代中医的三大主流疗法之一。但很多年以来，艾灸一直因各种主客观原因被废弃不用，其中最主要的原因就是大家以为它不过是一种热疗，既然是热疗就很容易解决了，不必烟熏火燎地劳神费力了。但事实并非如此简单，很多医家发现不少疑难病症的解决还得求助于传统古老的艾灸。

艾草是个很神奇多情的植物。《诗经》有最早关于艾的记载："彼采艾兮，一日不见，如三岁兮"，多么深情伤感，似乎艾须臾不可离！艾绒的发明是我们祖先最伟大的发现，它是中华文明的火种，在漫长的黑夜和严寒的冬日，是艾绒为祖先带来了光明，送上了温暖。可以说没有艾绒就不会有灸疗，没有艾灸或许不会发现经络。

虽说艾灸神奇而历史悠久，但对现代人而言，艾灸毕竟显得有些落伍而不合时宜，能耐下性子做艾灸者，真是少之又少。我钟情于艾灸并非独具慧眼，而是临床走投无路求助于艾灸的馈赠。在灸治几例中风偏瘫、尿潴留等疑难病症"芝麻开门"般神奇的疗效后，我坚信《内经》"针所不为，灸之所宜"的真言，也让我在二十多年前就与艾灸疗法结下良缘，并从此难解难分。

古老的艾炷灸至少有 2400 多年的历史，到了明代才发明了艾条用作雷火灸。灸疗的改革创新有很多方面，但其中最重要的探索，就是在保持疗效的前提下尽可能减少疼痛和局部化脓留疤。现代丰富多彩的中西医疗法，留给古老艾灸的生存空间十分苛刻，要生存就得顺应时代，要生存还得保留真我。关于艾灸的作用机制，虽然已有不少的研究，光、热、香、药，众说纷纭，难舍彼此。这种情况下，创新的途径就只有既保持传统，又符合现代理念。百笑灸就是在此前提下经过十多年的打磨，脱颖而出的艾灸新一代产品。百笑灸所具有的诸多优势和特点让它很快成为艾灸领域的骄子。早在 2012 年，百笑灸刚刚问世不久，就被列入国家中医药管理局中医诊疗设备推广品目。同时也依据百笑灸的技术模板，起草了第一个国际艾灸标准，"ISO 艾灸器通用标准"。虽说市场上出现了不少仿品和伪品，但百笑灸始终坚持"百孝 - 百效 - 百笑"的理念，以至诚的服务，可靠的疗效，追求百姓的认可，一步一个脚印，为弘扬传统中医药文化，服务大众健康贡献力量。

可喜的是，百笑灸已不再是一个小小的艾灸器具，经过十多年的发展，已形成一种在内、外、妇、儿等科广泛应用，集临床医疗与养生保健于一体的新型艾灸疗法。基于百笑灸疗法，古代费时费力的艾灸疗法变得简单便捷，古代灼痛难忍的灸疗变得安全舒适，复杂疑难的病症可以多穴同灸，烟雾缭绕的古老灸疗变得热聚香清，受人喜爱。不仅如此，经过多年广泛的临床实践，百笑灸疗法形成了一系列有效处方和规范操作流程。

赵氏百笑灸疗法，是在系统整理古今医家艾灸疗法经验的基础上，重点结合大量临床实践案例总结归纳而成的。《赵氏百笑灸疗法》一书的问世，也是对这一艾灸新疗法的承诺和担当，我们将以此专著为载体，不断丰富完善百笑灸疗法，让古老的艾灸疗法富有时代特征，受大众所喜爱。相信一定会有人感叹："此百笑灸，一日不用，如三岁兮！"

时值恩师著名针灸学家杨甲三教授百年诞辰之际，谨以此书献给导师，以报老师培育偏爱之恩！

赵百孝

2019 年 10 月

目录

中篇　治疗篇

下篇　保健篇

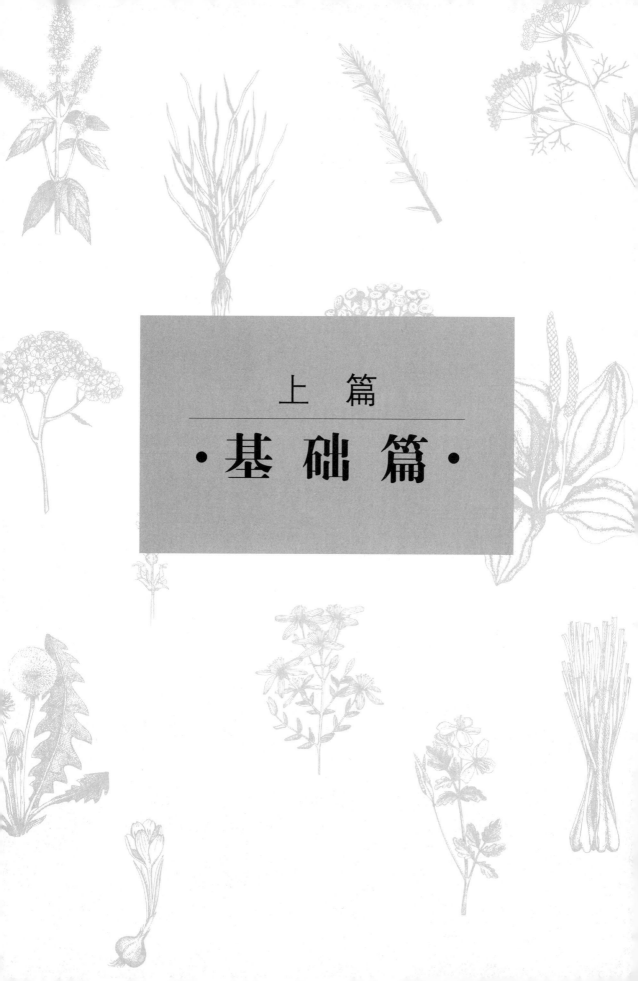

上 篇

·基础篇·

第一章
百笑灸疗法概述

一、艾灸的起源和发展

艾灸疗法是利用艾绒点燃后在穴位上或患处进行烧灼或熏熨，借其温热刺激及药物药理作用，以达到防病治病目的的一种外治法，古称"灸焫"。关于"灸"字，1975年于湖北云梦睡虎地出土的秦墓竹简《封诊式·贼死》中载："男子丁壮，析色，长七尺一寸，发长二尺，其腹有久故瘢二所"，此"久"即"灸"之本义，训为灸灼。汉墓出土的《五十二病方》《阴阳十一脉灸经》《足臂十一脉灸经》《脉法》中均作"久"字。如《说文解字》所云："灸，灼也，从火，久声"，故灸字从火从久，有在火旁久坐烤灼的感觉，大多用于治疗老弱久病之人，效果持久，且必须持久施治。灸法同针法一样，是针灸技术的主要内容之一，正如"夫针术须师乃行，其灸则凡人便施"所云，灸法比针法更简便易行，可广泛应用于临床和生活中的防病保健。

1.灸法起源

灸法起源于人类对火的使用。在 170 万年前，云南元谋人就已开始用火。《绎史太古第一》载："燧人钻木取火，炮生为熟，教人熟食。"人们从钻木、刮木等生产实践所引起的燃烧中，逐渐获得了有益的启示，最终发明了人工取火的方法。火的使用使人类告别了茹毛饮血的生活，从此有了抵抗野兽的武器和抗御寒冷的方法。人们在用火取暖和熏烤食物的同时，意外地发现当身体的某些部位靠近火的时候，可以减轻疾病的痛苦，而且这种疾病再次发作时，采用同样的方法后症状又一次被消除。于是，人们发现了火对于疾病的缓解和治疗作用，并通过日积月累的实践逐渐发展为灸法。在现存文献记载中，"灸"字最早出现于《庄子·盗跖》。《素问·异法方宜论》中说："北方者，天地所闭藏之域也。其地高陵居，风寒冰冽，其民乐野处而乳食。脏寒生满病，其治宜灸焫，故灸焫者，亦从北方来也。"灸法在寒证的治疗上效果尤为显著，灸法起源于北方地区，北方地区气候寒冷，当地的居民应该最早发现与使用该法。

2. 灸材的选择

灸疗的起源与艾绒的发明和使用密切相关。早在商周时期，人们就开始使用艾，《诗经》有"彼采艾兮，一日不见，如三岁兮"的记载，说明当时采艾已十分普遍。早期古人用艾主要用途可能是制作点火引火用的火绒，或是焚烧艾叶以其烟用于祭祀活动。艾灸的出现应不晚于春秋时期，因为战国时期的人文经典如《孟子》《庄子》等已经借用艾灸这一医疗活动来隐喻世事。《孟子·离娄上》中说："今之欲王者，犹七年之病，求三年之艾也"，是说"要统一天下，就要推行仁政，犹如要治疗顽疾，必须有上等的陈艾一样"。关于其他材料用于灸疗的记载都远晚于艾灸。约成书于汉朝的《黄帝虾蟆经》已载松、柏、竹、橘、榆、枳、桑、枣等八种木材作为灸材的弊端，指出："八木之火以灸，人皆伤血脉肌肉骨髓"。后来除继续运用桑树灸外，其余几种对人体有所伤害的材料均逐渐被淘汰。由此可见，灸疗在我国的出现和发展，与我们的古人发明艾绒息息相关。艾叶广泛生长，加工成的艾绒很容易燃烧，但又不形成明显的火焰，是一种缓慢的"阴燃"状态，古人智慧地应用艾绒的这些燃烧特性发明点火引火的火绒，并最终把它作为人体体表烘烤施灸的材料。艾绒燃烧不仅热力深厚、持久柔和，而且气味芳香、辛香走窜，故被选为灸疗的理想材料被广泛应用，从而使得古代温热治疗发展成独立的艾灸疗法。尽管现今灸疗所用燃料还有其他种类，但真正意义上的灸疗必定是艾灸。所以历代都有"灸必用艾、灸必用火"的说法。

3. 灸法形成

在现存文献中，关于灸法早期的记载有1973年长沙马王堆西汉古墓出土的帛书《足臂十一脉灸经》和《阴阳十一脉灸经》，书中主要记载十一脉的循行、主病及灸法。另外尚有《脉法》《五十二病方》，其成书年代可上溯至春秋时期。上述四部古医书均记载了古人对于灸法的应用，同时也提示经脉的早期发现可能与灸法相关。古时巫师多兼有祭祀者和医者的多重职能，回溯古今民间应用艾草的诸多习俗，都可以寻觅到巫祀的痕迹。据考源于蒙古族萨满的"蒙医乌拉灸术"最初即被认为是使用火的力量进行驱魔的巫术；赫哲族萨满则保存了名为"蒿草卜"的原始占卜方法。我国西南地区少数民族的卜筮者仍沿用远古之法，以艾绒捻成圆柱状或豆粒状或锥形，置于羊胛骨的无脊面，持火绳绕骨数圈点燃并观察骨面裂纹以推测吉凶，这同《宋史·夏国传》《梦溪笔谈》中的相关记载如出一辙。至今甘肃天水伏羲庙仍遗存有元宵节用艾草点灸纸人对应部位以祛病疗疾的风俗。通过甲骨文字形的研究考证，现代学者胡厚宣认为，殷代已开始使用艾灸治病了。

秦汉的政治统一为中医学走向成熟提供了必要的条件，成书于此时的医籍中有大量关于灸法的记载。《灵枢·官能》篇提出："针所不为，灸之所宜"；《素问·骨空论》云："灸寒热之法，先灸项大椎"，"大风汗出，灸譩譆"；《素问·血气形志论》则云："形乐志苦，病生于脉，治之以灸刺"。《黄帝内经》对灸治原则、操作规程、适用范围、灸法补泻操作、注意事项等均有涉及，其中最重要的是艾灸治疗原则和灸法补泻操作。艾灸治疗的原则是"寒者热之""脏寒生满病，其治宜灸焫""陷下者灸之"。灸法补泻见于《灵枢·背腧》篇，其云："以火补者，毋吹其火，须自灭也。以火泻者，疾吹其火，传其艾，须其火灭也。"综合来看，说明该时代艾灸技术已相对成熟。

随后，《神农本草经》与《伤寒论》相继问世，中医的理、法、方、药逐渐完善，以针、灸、药三大疗法为主体的中医开始走向成熟。其中灸法在中医的发展进程中起到了不可或缺的作用。

到了魏晋时期，灸疗逐渐盛行。我国第一部灸疗专著是三国时期曹翕所撰写的《曹氏灸方》。晋代皇甫谧的《针灸甲乙经》中最早记载了化脓灸法。名医葛洪在《肘后备急方》中所录针灸医方109条，其中94条为灸方，他还提出急症用灸法、灸以补阳，使灸法得到了进一步的发展，同时对灸材灸器进行了改革，并最早使用了隔物灸。葛洪妻子鲍姑还发明了灸疗史上的第一个施灸工具——瓦甑。

至唐代，灸法广泛应用于内、外、妇、儿各科疾病的治疗，尤其是传染病以及热证与急症的治疗，灸法成为主流疗法之一。自此，人们开始注重施灸的取穴、灸量、灸材，灸法的适应证和灸治防病。唐代药王孙思邈曾大力倡导灸疗治病，在其所著《千金要方》中有隔蒜灸、豆豉灸、黄蜡灸、隔盐灸、黄土灸等记载。但孙思邈也明确提出："针而不灸、灸而不针，皆非良医也。"他主张针法和灸法并用。此后王焘在《外台秘要》中提出艾炷灸的壮数要根据病变性质和施灸部位而定；崔知悌在《骨蒸病灸方》一书中介绍了灸"四花穴"治疗骨蒸瘰疬之证的经验。另外，唐代已有专门施灸的医生，称为"灸师"。可见，灸法在唐代已发展为一门独立的学科。

到了宋代，灸法的应用得到了很好的传承和发展，尤其注重施灸的取穴、灸量、灸材，灸疗理论也在不断丰富，灸治急症、热证用灸和温补脾肾是这个时期灸法的主要学术特色。宋代窦材著《扁鹊心书》3卷，主张扶阳以灼艾第一。他常从肾脾着手，注重灸法，并创睡圣散以减轻艾灸时的痛苦。此外，宋代有《小儿明堂灸经》《西方子明堂灸经》《灸膏肓腧穴法》等灸疗专著，在理论和实际操作上形成了独特流派，丰富了灸疗学的内容。宋代针灸医籍中还有许多关于"天灸""自灸"的记载，即用某些刺激性药物，如毛茛叶、白芥子、旱莲草等贴敷于有关穴位上并使之发泡的疗法。总之，宋代的医家对于灸法有很多创新和发明，著述也颇为丰富，可谓灸法的全盛时期。

元明以后，关于灸法的史料较少，灸法的地位逐渐下降。

明代李时珍著《本草纲目》，推崇蕲艾为最好的灸材。清代吴亦鼎著《神灸经纶》4卷，内容丰富，系统完备，尤重理法，对灸法理论有所发挥，其认为艾灸体柔而用刚，能消阴翳，具有善入脏腑，通十二经，入三阴，理气血以治百病的特点，并全面透彻地阐述了针与灸的内在联系，由灸而知针，由灸而知道，全面总结了前人灸疗经验，内容丰富。明清时代较为重视使用灸疗器械，为后世灸疗器械的发展奠定了基础。

4.灸法的演变

灸法疗疾已有悠久的历史，最初灸法多采用直接灸，艾炷较大、壮数较多。现在，为减轻灸疗的痛苦，多采用小炷、少壮灸，并衍化出多种灸法，如艾条灸、药条灸、温灸器灸、温针灸、天灸、灯火灸等。另外还根据病情不同，采用间接灸法，如用姜片、蒜片、食盐、豆豉饼、附子饼等放置于穴位上以达到提高疗效的目的。自20世纪50年代起，艾条悬灸又以其独特的治疗效应为临床所关注。近20年来灸法在灸治范围、灸疗方法和灸疗器械等方面都有了很大发展，单纯用灸或以灸为主治疗的病症就达300多种，如应用灸法治疗颈椎病、腰椎病、月经不调、慢性盆腔炎、溃疡性结肠炎、类风湿性关节炎、面神经麻痹等多种疾病。此外，随着传统灸法与现代科技的结合，还相继出现了激光灸、电子灸和电热灸等新技术。

5.新时代灸具的创新——百笑灸

虽然艾灸发展已有千年历史，历代中医家也对艾灸疗法十分重视，但传统灸法有操作繁杂、无法控温、易致烫伤、烟雾过大等缺陷，这给灸疗的使用和推广造成了巨大阻碍，临床上"重针轻灸"的现象十分明显。尽管诸多艾灸器具相继问世，但仍有一定缺陷，如操作起来不方便、受时间地点限制等，尤其是小巧便捷的艾灸器在使用过程中无法控制温度和艾灸的时间，成了艾灸时的难点，所以传统艾灸的革新迫在眉睫。

温灸器灸是多种灸疗形式中的一种，是指将灸材放置于一定灸具或现有的代用物中点燃，放置于穴位或身体某部位进行熏烤。早在魏晋南北朝时期的《肘后备急方》中就记载了以瓦甑为灸器施灸治疗疼痛麻木等症的方法；而后的《备急千金翼方》中提到了以苇筒作为灸器对耳窍进行艾灸，可益智生髓，并能刺激面神经，治疗口眼歪斜；明代《本草纲目》中出现的阴阳瓦，是用阴阳瓦制成熏灸罐，将艾绒、木鳖子、雄黄等药物放入并点燃以治疗疮疥。还有《古今医鉴》和《针灸易学》记载了用铜钱和泥钱作为灸器，均是将艾绒放于钱币的孔内，压在特殊部位或穴位上进行施灸。此外，还有面碗灸、核桃灸、银盏灸等灸器出现。可见，古人一直在寻找和创制合适的灸疗装置以便于灸疗的应用，今人在古人的经验和基础上不断创新，20 世纪 60 年代初期就已开始研究能代替人工施灸的器具。经过不断改造，单孔艾灸盒、多孔艾灸盒出现了。但由于其以木板为主要材料，施灸时不易固定且受部位和体态的限制。而市场上常见的金属艾灸盒及金属艾灸棒，由于其用料为金属，长时间施灸很容易迅速积聚热量，直接接触皮肤易造成烫伤，并不安全。

如何既能继承传统艾灸疗法的"热、光、烟"三者共同作用于人体的特色优势，又能解决传统艾灸和现代灸器存在的缺陷，北京中医药大学赵百孝教授及其团队以中医传统艾灸理论与作用原理为根据，总结十几年临床与科研相结合的经验，潜心研制，最终创制了一种由磁灸盖、磁灸炷、灸筒和医用胶布组成的新型艾灸装置——百笑灸。该产品获得国内和国际专利共 30 余项，并获得国家科技进步奖、中国针灸学会科技进步奖等多项荣誉，是艾灸器具发展史上里程碑式的进步。百笑灸不仅保持了传统艾灸"用艾""燃艾"的根本特征，同时通过现代科技和工艺手段使其具有安全方便、温度可调、多穴同灸、热足气匀、定位定量等优势。百笑灸现已被上千家医疗机构采用，得到了临床广泛认可。同时，百笑灸让艾灸疗法更为安全、便捷、舒适、有效，方便操作，更适用于当今多种急、慢性疾病的自我调理和预防，以及亚健康状态的日常养生保健。

二、百笑灸器具介绍

百笑灸疗法是以中医传统艾灸理论与作用原理为根据，集艾灸光热疗法、药物渗透、芳香疗法、穴位刺激及磁疗效用为一身的新型艾灸器疗法。百笑灸疗法克服了传统灸法操作繁杂、无法控温、易致烫伤、烟雾浓重等缺陷，既继承了传统灸法之精华，又达到安全方便、绿色环保的现代标准。百笑灸法通过温度调节装置、设计不同规格控制施灸部位、施灸时间控制、艾灸烟气的控制和利用、艾灸与磁结合、装置体表穴位处固定、配备附具用于特殊部位施灸等，弥补了传统灸法操作方面的不足，从而显著扩大了灸疗的适应范围，提高了艾灸的安全性和工作效率，增强了艾灸的临床疗效。

1. 灸具规格

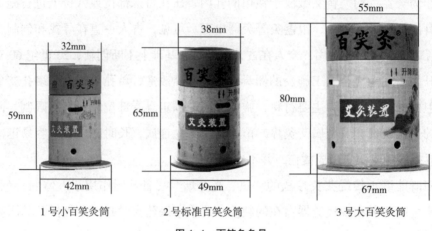

1号小百笑灸筒   2号标准百笑灸筒   3号大百笑灸筒

图1-1   百笑灸灸具

（1）1号小百笑灸筒。

规格：灸盖直径32mm。

灸筒高度59mm。

灸底直径42mm。

适用范围：面部或小儿头部、胸部、背部、四肢、手足心处等位置较表浅、对热度较为敏感的穴位。

（2）2号标准百笑灸筒。

规格：灸盖直径38mm。

灸筒高度65mm。

灸底直径49mm。

适用范围：面部、头部、胸部、背部、四肢、手足心处等位置较表浅、对热度较为敏感的穴位，以及患处较小、病情较轻的病症。

（3）3号大百笑灸筒。

规格：灸盖直径55mm。

灸筒高度80mm。

灸底直径67mm。

适用范围：腹部、臀部、大腿部等肌肉丰厚的位置、对热度较不敏感的穴位，以及患处较大、病情较重的病症。

2. 灸具结构

（1）磁灸盖—灸盖：可以旋转开关进气口或升降灸座来调节温度。

（2）磁铁：采用"钕铁硼"，具有极高的磁能积和矫顽力，能散发近 2000 高斯（Gs）的超强磁场，其磁性不会因高温作用而减弱。

（3）磁灸炷—导磁针：同样采用"钕铁硼"为原料，其高磁性能于高温下释放近2000 高斯（Gs）的高强度磁场，形成无数个非侵入性的小磁针，在施灸过程中反复刺激穴位或病灶。

（4）灸炷：使用 15 ∶ 1 的三年优质陈艾绒，加入独特的中药成分，一方面能强化灸疗效果，另一方面也能保证灸火温缓燃烧，使药效充分释放，增加药性渗透度。

（5）医用胶布：特殊医疗用材质，避免因接触造成的过敏，可稳固灸筒垂直于体表，提高热力和药性渗透能力，实现多穴同灸的加强作用。

（6）特制灸筒：坚韧轻巧的结构可反复使用，纸质材质天然环保，同时能包覆灸炷使热度不散失，达到热足气匀、温度恒定，并控制烟量的释放。

（7）灸筒内层：内层为耐高温的环保材质——热反射膜，不会因高温作用释放有毒物质，同时能够阻燃，集聚热量，吸附燃烧时产生的大颗粒物，过滤艾烟。

（8）进气孔：调节空气的进入量，控制灸火的燃烧力度和温度。

（9）出气孔：使热量和艾烟透出，能控制温度，同时达到芳香治疗的作用。

（10）筛状隔板：筛状孔能方便热量透出，可以隔开施灸部位和灸火，避免烫伤，还能于下方空间垫上其他药材进行隔物灸，同时能让针具透入，进行温针灸。

三、百笑灸法的作用与适应证

百笑灸法是传统艾灸的一种创新应用，其适用范围广泛。艾点燃后的温热刺激，直接或间接地作用于人体体表的特定部位，通过经络联系上下沟通内外的作用，既能产生穴位刺激点的局部效应，又能通过经络传导在远端部位产生作用。有广泛的适应证和作用范围，可用于内、外、妇、儿各科以及急性、慢性等不同疾病的治疗。

百笑灸法的温热刺激可总结为"温通"和"温补"两大作用。"温通"即温热以通行，通过温热刺激来行气活血、疏通经络；"温补"即温热以补益，"补"具有补助、补益、补充等多重意义。利用百笑灸法作用于人体特定部位如穴位的温热刺激，可以结合穴位和艾叶的功效，补益人体气血、提高身体机能。《灵枢·官能》中曾记载："阴阳皆虚，火自当之""陷下则灸之"，也就是说无论阴还是阳的亏虚，都可应用百笑灸法治疗，反言之，百笑灸法既可培补阳气，也可滋补阴气，阴阳互长，达到"阴平阳秘"的状态。朱丹溪在《丹溪心法》中有"大病虚脱，本是阴虚，用艾灸丹田者，所以补阳，阳生阴长故也"的总结，更加说明了艾灸具有强大的滋补阴阳、益气生血作用。

百笑灸法的治疗作用主要可归纳为以下几个方面。

1. 温通经络，活血逐痹

"寒者热之"是艾灸治疗的第一原则。灸法源于北方，主要针对寒证而立，如《素问·异法方宜论》中记载："北方者，天地所闭藏之域也。其地高陵居，风寒冰冽，其民乐野处而乳食。脏寒生满病，其治宜灸焫，故灸焫者，亦从北方来。"故有了《素问·玉机真藏论》中"今风寒客于人……或痹、不仁、肿痛，当是之时，可汤熨及火灸刺而去之……弗治，肾传之心，病筋脉相引而急，病名曰瘈，当此之时，可灸、可药"的记载。说明风寒侵犯人体，出现痹症、麻木、肿痛、瘈等病症，是灸法的适宜病症。

寒证的主要病理特点是"凝滞不通"，是因为寒主收引凝滞，可以导致经络气机的不通畅，出现诸多症状和病症，故温灸治疗主要针对"寒凝不通"病理环节而发挥作用，通过"温通"作用而达到治疗效应。由此可见，寒邪侵犯人体出现的多种症状，可用灸法治疗且效果极佳，关键即在于其"温通"作用。《素问·玉机真藏论》所载"痹症、麻木、肿痛、瘈"都存在经络不通的病理机制。若经络因寒而闭塞不通或通行不畅时，机体可表现为四肢活动障碍、关节疼痛、头痛、腰痛、腹痛、痛经或中风瘫痪、口眼歪斜等症状，如风湿痹痛、闭经、寒疝腹痛等疾病。百笑灸温通经脉，行气活血，自然能驱寒除痹，使气血畅通，痛则自止。

2. 疏风解表，温散寒邪

百笑灸法具有温经散寒、扶正祛邪、疏通经络、调和营卫、振兴机体功能的作用。《素问·生气通天论》有云："阳气者，若天与日，失其所则折寿而不彰"，表明了阳气的重要性。《证治汇补·风》曰："如虚人伤风，屡感屡发，形气病气俱虚者，又当补之而佐以和解"，故疾病虽是由外邪侵袭人体而引起，但与人体正气的强弱有着密切关系。而《医学入门》云："虚则灸之，使火气以助元阳也"，故采用百笑灸法来补虚可增强机体的正气，疏散外来之风邪，解除表证。

若因感受外邪而出现恶寒、畏冷、冷痛、喜热饮、喜蜷卧等症状，以及由于内伤久病人体阳气耗损而致中焦虚寒出现肢冷蜷缩、口淡不渴、痰涎清稀、小便清长、大便溏泻等症状时，均可应用百笑灸法治疗。

3. 补气升阳，举陷固脱

阴阳为人之根本。阳衰则阴盛，进而为寒为厥，甚则成为脱证。人体气血阴阳失调，不仅会出现虚损和衰老的征象，还伴有"陷下""瘀络"等经络瘀滞不畅症状。百笑灸法温补气血，不仅可以使人体气血旺盛，更有益于经络的充盈和通畅，兼有"复脉""通滞"的作用。罗天益在《卫生宝鉴》中有"欲得生精要补虚，先灸中脘，乃胃之经也，使引清气上行，肥腠理；又灸气海，乃生发元气，滋荣百脉，长养肌肉；又灸三里，为胃之合穴，亦助胃气撤上热，使下于阴分"的经验总结。百笑灸法治疗临床各种气血阴阳不足的病证，都是基于其以温达补、扶阳补气，使阳生阴长的作用而实现的。

若因久病体虚或气血暴脱等导致卫阳不固，腠理疏松，则易伤风感冒；重者出现中气下陷，如脏器下垂、脱肛、眼睑下垂、女性崩漏、男性不举等；甚至阳衰至极，阴阳离决，出现面色苍白，四肢厥冷，大汗淋漓，血压下降等阳气外脱的表现，均可使用百笑灸法进行治疗。

4. 消瘀散结，拔毒泄热

《素问·病机气宜保命集》述："凡疮疡……当外灸之，引邪气出而方止。"《外科理例》载："大凡蒸灸，若未溃则拔引郁毒，已溃则补接阳气，祛散寒邪，疮口自合，其功甚大。"皆说明灸法可以扶助正气，提高机体的免疫力，起到杀菌祛邪的作用。而灸疮溃破，艾灸可驱邪外出，因而古人常用艾灸治疗本证。而对于疮疡阴证，用灸可温通经脉，行气活血，使气至病所，血荣疮面。总之，温灸能温经散寒，升提阳气，使阴转阳回，腐去新生，具有扶正驱邪、拔毒泄热之功。若因寒凝或气滞，气血运化无力而痰湿阻滞或血脉瘀阻而出现痈疽、结块、血瘀等症，则可用百笑灸法使其气机通畅，正气足则驱邪外出，营卫和畅，消瘀散结。故百笑灸法可用于治疗如乳痈、瘰疬、瘿瘤及疮疡破口不愈合等证。

5. 防病保健，益寿延年

百笑灸法可防病保健，延年益寿。古书云："灸者，温暖经络、宣通气血，使逆者得顺，滞者得行"（《神灸经纶》），"虚者灸之，使火气以助元气；实者灸之，使实邪随火气发散也；寒者灸之，使其气复温也；热者灸之，引郁热之气外发"（《医学入门》）。还有古籍中提到"取艾之辛香作炷，能通十二经，入三阴，理气血，以治百病，效如反掌"，"灸治却为养生诀"，可见灸法可使"元气坚固，百病不生""虽未得长生，亦可保百余年寿矣"。现代医学研究也已证实艾灸在止痛、抗炎、消除自由基等多方面的作用。所以，可以将百笑灸法这种绿色疗法作为人们日常保健，调节自身体质偏颇以及改善病理状态的常用方法。

四、百笑灸法的作用原理

百笑灸法集光热疗法、药物渗透、芳香疗法、磁疗效用及穴位刺激为一体，具有强化灸疗治病保健作用的功效。

1. 光热疗法

艾绒燃烧后产生的温热效应是艾灸治疗疾病的主要作用。艾的纯阳之性加上火力的引动，让艾的光热刺激能穿透肌表，直达人体深处的病灶，起到温通经脉、疏风散寒、活血化瘀、通络止痛、强壮元阳、祛病延年的功效。

但是传统灸炷在整个施灸过程均需暴露在空气中，燃烧时易受到周围气流影响，加上使用的艾绒质量良莠不齐，常导致燃烧不完全、无法长时间维持一定热度，反而降低温热的渗透度，造成临床疗效的不稳定。

百笑灸法将磁灸炷固定于半包覆式灸筒中，使其可以稳定燃烧，集中热能不散失，始终维持施灸温度在 42℃～60℃之间，强化光热效用，持续刺激患处皮肤，有效激活穴位下的痛温觉感受器，激发人体内的温度－化学偶联联动，产生一系列生物信息级联反应，促进人体的代谢修复机制，发挥祛疾疗病的功效。

2. 药透作用

磁灸炷燃烧的过程中，会将艾绒中的有效成分释放，随着温热刺激渗透入皮下吸收，使局部的毛细血管扩张，加速血液循环，促进体内老旧废物的新陈代谢，起到修复、消炎、止痛的作用。

艾叶燃烧后产生的药效渗透，是艾灸治疗疾病的途径之一，而艾绒的品质好坏也是灸疗起效快慢的决定因素。《本草纲目》提出："艾叶生则微苦太辛，熟则微辛太苦，生温熟热，纯阳也。可以取太阳真火，可以回垂绝元阳，服之走三阴，而逐一切寒湿，转肃杀之气为融合……凡用艾叶，须用陈久者，治令细软，谓之熟艾；若生艾，灸火则易伤人肌脉。"

百笑灸灸炷的成分包括三年陈艾绒及多味温通补益的中药，如乳香、没药、红花等，能更好发挥灸火温热与药物渗透的协同作用，通过维持灸火温缓燃烧，使药效充分释放，增加药物渗透度，从而提高治病功效。

3. 芳香治疗

艾烟是艾灸治病的起效途径之一。古代中医强调"烟熏火燎谓之灸"，只有火和烟同时具备，才真正符合传统灸法的深意。《庄子》中有"越人熏之以艾"的记载，孔璠之在《艾赋》中也提到"奇艾急病，靡身挺烟"，都强调艾烟在灸疗中起到的重要作用，所以真正的艾灸离不开艾绒燃烧产生的烟气。

百笑灸磁灸炷中所含的艾叶及中药成分，会在燃烧过程中释放出芳香的烟气，也可称之为"药气"。芳香气味能随呼吸进入体内，由嗅觉系统传入大脑，影响交感神经、副交感神经和大脑的神经生理活动，同时能从施灸处的皮肤渗透入血液，随血液循环运行至身体其他部位，起到抗菌、抗病毒、杀灭微生物的"祛邪"作用，同时还有安神助眠、镇定神经的"扶正"功效。

临床实验也证实，艾烟具有激发人体免疫力的作用，相关数据表明艾烟能显著提高心率变异性。通过改善交感、迷走和自主神经系统的功能状态，达到调动人体正气、激发活力的目的。因此，近代著名针灸学家承淡安先生也指出："艾灸的特殊作用，不仅在于热，更在于其特具的芳香气味，这种芳香的药物能够行气散气。艾灸后觉有快感，即是因为艾的芳香气味渗入皮下，在热和芳香的双重作用下，神经兴奋，机体活力增加，终而病苦解除。"

4. 磁疗作用

磁疗是使用特殊的金属氧化物所形成的磁场去治疗人体疾病的一种方法。磁疗能通过影响人体的电流分布、电荷微粒的运动以及细胞膜的通透性等，使组织细胞的生理、生化过程产生改变，从而促进人体血液、淋巴的循环，加速炎性物质的消散和吸收，进而产生镇痛、消炎、消肿的作用。

我国早在秦汉时期就开始使用磁石来治疗疾病。《神农本草经》中记载："磁石，味辛酸寒，主治周痹风湿，肢节肿痛，不可持物。"现代科学研究发现，磁疗是一种天然、安全又可靠的物理治疗方法。

百笑灸法通过旋转磁灸盖和磁灸炷达到在灸疗过程中产生磁疗作用的目的，从而促进人体气血循环，增强白细胞的吞噬功能，提高氧气和铁质的吸收，加速体内的新陈代谢，并促进排除老旧废物和毒素。此外，磁疗产生的微电流能增加血管壁弹性，改善微循环状态，进而降低血液黏稠度，避免血栓形成，维护心血管健康。

5. 穴位刺激

辨证取穴是提高艾灸疗效的基本方法之一。清代针灸医家吴亦鼎在其著作《神灸经纶·说原》中就提出："灸法要在明症审穴，症不明，则无以知其病之在阳在阴；穴不审，则多有误于伤气伤血。必精心体究，然后可收灸治之全功，而见愈病之神速也。"

百笑灸法除了能实现辨证取穴施灸之外，磁灸炷中的导磁针能释放 2000 高斯的高强度磁场，进而形成无数个小磁针，在施灸过程中反复刺激穴位或病灶，发挥类似于针刺的效果，使灸针并用、相辅相成，有效提高治病保健的效果。

五、百笑灸法特色

1. 多穴同灸

传统艾灸大多需由专业医师来操作整个过程，施灸时患者需长时间维持同一体位，医师也需要始终保持同一姿势，且一次只能灸治一个穴位，导致整个治疗过程耗时费力，效率低下。

百笑灸小巧轻便，可用医用胶布将灸筒稳定地固定在施灸部位，进行多个穴位的同时施灸，不受体位的限制，亦不影响艾灸时的肢体活动，在方便使用的同时，也可节省操作时间，提高诊疗效率。

（1）辨证施灸："辨证论治"是传统中医的核心理念，也是治病取效的关键。辨证论治强调，即使是相同的疾病，由于病因病机或疾病发展阶段的不同，也需要采取不同的治疗方法，这同样体现在针灸治疗的取穴搭配上。例如同为月经不调，气血两虚证和气滞血瘀证所选取的施灸穴位就不尽相同，除了选用归来、血海、三阴交三大主穴之外，气血两虚证还需再加足三里和肝俞促进气血生化，而气滞血瘀证则需取太冲和膻中疏肝理气，如此才能达到根治病因、调理病机的目的。

百笑灸法在多穴同灸的基础上，进一步实现辨证施灸的可行性，让艾灸者可以根据病证分型，同时选取主穴和配穴进行施灸，并根据主配穴的治疗需要，选择型号不同的灸筒，以最大程度发挥不同穴位之间的协同治疗作用，有效调节人体五脏六腑及气血阴阳的状态，提高临床疗效。

（2）循经重灸：十二经脉是分属十二脏腑的经脉系统，除与脏腑有特定的配属关系之外，还与相关脏腑发生联系。《灵枢·脉度》指出："经脉为里，支而横者为络，络之别者为孙。"经络纵横交错，遍布全身，是人体重要的组成部分。

循经重灸建立在经络辨证的基础上。《灵枢·刺节真邪》云："用针者，必先察其经络之实虚，切而循之，按而弹之，视其应动者，乃后取之而下之。"疾病发生时，可以通过望、问、切、按、测等方法诊察经络状态，判断疾病发展阶段与经络的关系，从而确定病位病性、病变层次及形气盛衰。若患者于某条经络穴位上有明显压痛或其他经络反应，则此处的治疗效果将显著优于他处。

百笑灸法的灸筒可用医用胶布固定于腧穴处，无须医师手持艾灸条治疗，为循经重灸的实现提供了条件。在应用百笑灸法过程中，可将数个灸筒沿着经络循行路线贴敷于各腧穴处。百笑灸法既可精确治疗某一单独穴位，也可循经进行灸疗，通过循经重灸的治疗方法来温通经脉，从而达到治疗目的。

2. 热足气匀

《医宗金鉴·刺灸心法要诀》指出："凡灸诸病，必火足气到，始能求愈。"传统的人工手持艾灸法不容易固定施灸距离和对准穴位，容易导致热气和药效在施灸过程中不断散失，导致热量和药效吸收降低，治疗时间延长。

百笑灸法的灸筒、进气孔及透气底座等结构能持续稳定热源，避免热量的散失；灸炷由陈艾绒及多种中药成分组成，最长燃烧时间可达45分钟。百笑灸法既能够节省灸材，又能显著延长灸时。此外，百笑灸法的灸炷均选用三年陈艾，辅以温通补益的中药成分，较之普通艾灸条，更利于灸火缓和燃烧，充分释放药效，提高药性渗透力，增强治病功效。

3. 定位定量

百笑灸上端的封闭灸筒内设有磁力吸附结构，能将磁灸炷稳固在灸座内与施灸部位保持垂直，施灸时可以对准穴位直接渗透。由于磁灸炷的燃烧时间固定，使用百笑灸进行施灸可以严格控制灸量，让患者以稳定的治疗量进行治疗，利于引发灸感、增强疗效；而独特的旋转磁灸盖设计能通过手动调节进气量，控制磁灸炷燃烧的火力，保持施灸温度在42℃～60℃，治疗过程温和渐进，同时能够避免烫伤。

4. 循环施灸

正如人体会对药物产生耐药性，穴位也会对艾灸的刺激产生耐受性。尤其对于一些需要长期治疗的慢性疾病而言，穴位耐受性的产生会降低疗效、稀释治疗效果，导致治疗周期延长。

循环灸最早见于《马氏温灸法》。百笑灸法以其特有的可固定结构，为多穴同灸提供了前提，也是循环施灸的基础。循环施灸的核心，是根据不同疾病疗程的长度确定数组治疗穴位组合，每日一组，一个疗程结束后再从第一组开始，故称为循环施灸。如中风患者通常以11天为一个疗程，根据循环施灸原则，需要确定11组治疗穴位，每日一组，11 天循环一次后，第 12 天再从第一组穴位开始，进入下一个疗程。

循环施灸有助于延缓穴位对单一刺激产生耐受性，保证了穴位处皮肤感受器对灸疗的敏感性，同时，减少每天的施灸量，兼顾多个经脉脏腑的调理。从而提高治疗效果，对于慢性疾病的治疗具有重要意义。

5. 悬灸结合

我国古代的灸法大部分是艾炷灸，包括瘢痕灸、无瘢痕灸等直接灸法和隔姜灸、隔蒜灸等间接灸法，如明代杨继洲的《针灸大成》记载"灸法用生姜切片如钱厚，搭于舌上穴中，然后灸之"，后张景岳的《类经图翼》中提到治疗痔疾"单用生姜切薄片，放痔痛处，用艾炷于姜上灸三壮，黄水即出，自消散矣"。清代吴尚先的《理瀹骈文》和李学川的《针灸逢源》等书籍中亦对艾炷灸有所载述，而对悬灸的记载则较为少见。就现代的艾灸法而言，考虑到安全、无创、简便等因素，反而以悬灸更为多用。百笑灸法通过磁灸盖和磁灸炷等装置，将艾炷灸与悬灸结合在一起，既可以吸取古代艾炷灸的经验，又融合了现代悬灸安全、清洁、操作简便的特点，进一步拓宽了灸法的治疗范围，提高了艾灸的治疗效果。

六、百笑灸法优势

1. 省时省力

百笑灸独特的结构设计轻巧便利，解决了传统灸疗医者、患者均需长时间维持同一姿势，且单次仅能灸单一穴位、耗力费时的问题。百笑灸法的操作步骤简单、易学易用，患者也可自行施灸，改变了传统艾灸仅能由医者操作的弊端，保证了治疗的连续性。同时，特殊医用胶布能将灸筒贴附于体表，适应任何体位，让施灸过程更为舒适简单，利于患者保持呼吸和匀，有助于体内气血的运行顺畅，进一步提高疗效。

2. 灸感引出率高

百笑灸半包覆式灸筒搭配特制的磁灸炷，改善了传统艾灸暴露在环境中，易受外界气流影响而散失热量和药效，降低灸疗效率的缺陷。特殊设计的半包覆式结构能稳定热源、不耗散药效。磁灸炷固定于灸座上，保持灸火与施灸部位的有效安全距离，让出气口释放的温热刺激能持续作用于穴位或病灶，同时百笑灸法通过灸筒顶部的永磁铁产生的磁场，对穴位局部发挥磁疗作用，调动人体内的自我调节机制，利于灸感的引发。

3.减烟增效

百笑灸灸炷的成分包括三年陈艾绒及多味温通补益的中药等，通过外部结构对氧气入量及温度的控制，保证了灸炷均匀和缓燃烧，能更好地发挥灸火温热与药物渗透的协同作用；底座的出气孔能让艾烟直接作用于患处，穴位定位精准，避免药气和热量不必要的散失；同时，可用配套的隔烟帽罩住筒身，阻止烟气中的大颗粒物外泄，既能增强艾灸效果，也避免了对呼吸道敏感患者造成的刺激以及环境污染等可能存在的问题。

4.安全环保

百笑灸外层结构采用天然的纸质材料，内层为耐高温的环保材质——热量反射膜，不会于施灸过程中释放有毒物质，且能吸附燃烧产生的大颗粒物，过滤艾烟。同时整体结构设计与使用材质皆轻巧简便又经久耐用，符合环境保护、避免资源浪费的要求。此外，百笑灸特殊设计的旋转磁灸盖能手动调控温度，避免烫伤，使用完毕后旋转关闭气孔即可熄灭灸火，无须吹灭。

七、百笑灸法灸具使用方法

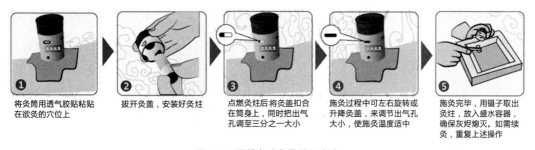

图1-2　百笑灸法灸具使用方法

1.将灸筒穿过医用胶布中央孔洞，撕掉胶布底面的底纸，粘贴在施灸部位。

2.拔开灸盖，将灸炷放入灸筒内并点燃，注意同时旋转灸炷，使其均匀燃烧。

3.将灸盖扣合在灸筒上，将出气孔调节至最大，确保灸炷充分燃烧。

4.约30秒后，视施灸部位不同，通过旋转灸盖对出气孔进行调节。

5.施灸完毕，用镊子取出灸炷，放入盛水容器，确保灰烬熄灭，如需续灸，则重复以上操作。

八、百笑灸法施灸体位选择

常规施灸时常用的体位有坐位、俯卧位、仰卧位和侧卧位四种，而百笑灸法可通过医用胶布稳定地固定于体表，故对体位的要求没有传统灸疗严格。通常为配合针刺及患者舒适的需要进行调整。

1. 坐位

患者正坐，两足蹬地，上肢屈肘或者趴伏在桌子上，暴露项、背部以便施灸。主要适用于项、背部的穴位施灸。

2. 俯卧位

患者俯卧，在腹部下面可垫放一个小枕头，以便使背部肌肉舒展、平坦。主要适用于项、背、腰、臀部以及下肢后侧的穴位施灸，上肢的部分穴位也可采用此体位。

3. 仰卧位

患者仰卧，上肢平放，下肢放直或微曲，主要适用于对胸、腹、上肢、下肢前侧以及头面部的穴位施灸。

4. 侧卧位

患者侧卧，上肢放在胸前，下肢伸直，以便对侧头部、下肢外侧或内侧、部分上肢穴位施灸。

九、不同施灸方法及操作流程

传统的艾灸有许多种操作方法，不同的操作方法可以针对不同的病症发挥治疗的最大功效，而百笑灸法新型艾灸器较之传统的艾灸，其结构的完整性使其能够实现多种操作方法，对于临床多种病症更为实用，扩大了现代灸法的适用范围。

1. 温和灸

温和灸属于艾条悬起灸的一种。操作时需将艾条与施灸处皮肤保持约 3 ～ 4cm 的距离。百笑灸法的灸具结构设计以温和灸为基础，灸座中的磁灸盖可以固定磁灸炷，让灸火与施灸处皮肤始终保持一定距离，随着灸火燃烧、艾炷变短，可逐渐开大进气口，以增加氧气含量，促进灸火燃烧，维持施灸温度。若温度过高，可通过提高筒盖高度，使灸火远离皮肤表面，达到降低温度的效果。

此法适用于临床大多数的疾病，尤其是慢性气管炎、冠心病、胎位不正、疝气等慢性疾病。

2. 温针灸

温针灸是将针刺与艾灸相结合的一种方法。使用百笑灸法进行温针灸治疗时，先在腧穴处进行针刺，得气后给予适当补泻手法并留针，后将百笑灸点燃，使针柄穿过灸筒底部的出气孔插入筒内，将灸筒置于腧穴处皮肤上，即可实现温针灸的作用，待灸炷烧完后取下灸筒，将针起出即可。

此法主要适用于偏寒性且病位较深的疾病，如风寒湿痹证、骨关节病、肌肤冷麻不仁、便溏、腹泻或阳气虚损的患者。

3. 隔物灸

隔物灸也称间接灸，是利用其他药物将艾炷与施灸处的皮肤隔开后再施灸的灸疗方法。临床常见的隔物灸有隔姜灸、隔蒜灸、隔盐灸及隔附子灸等。

使用百笑灸进行隔姜灸法时，先切一片约1元硬币厚的鲜生姜片，在姜片上扎出几个小孔，放置在施灸处的皮肤上，后将生姜片放入百笑灸灸筒底部的凹槽中，待点燃灸炷后，再用胶布将百笑灸固定于腧穴处即可施灸。隔姜灸将艾灸的温热效应协同生姜的辛温散寒之性一起作用于人体，起到升发宣散、调和营卫、祛寒温中、通经活络的作用，临床多适用于呕吐泻痢、腹胀腹痛、风寒湿痹、阳痿遗精、痛经等疾病。

隔蒜灸的操作方法是取新鲜独头大蒜，切成厚0.1～0.3cm的蒜片，用针在蒜片上扎出几个小孔，后将蒜片放置于百笑灸灸筒底部的凹槽中，最后点燃灸炷，用胶布固定灸筒于施灸处皮肤上即可。隔蒜灸具有消肿、拔毒、止痛的作用，临床多适用于痈、疽、疔、疮、疖、疣等一切急性炎症未破溃者。

隔盐灸多在脐部的神阙穴进行灸疗，所以又称为神阙灸。操作方法是将洁净干燥的食盐填平脐孔，将百笑灸置于上方，点燃艾炷后施灸。隔盐灸有回阳、救逆、固脱的作用，临床多适用于急性的寒证腹痛、痢疾、吐泻、中风脱证、虚脱休克等病症。

隔附子灸的操作方法是先取熟附子用水浸透后，切片0.3～0.5cm厚，在上面用针扎几个小孔后放置在百笑灸灸筒底部凹槽中，点燃艾炷，用医用胶布将百笑灸固定于腧穴上方施灸。此外也可将附子切碎研成细粉，加白及粉或面粉增加其黏性，再用水或黄酒调和、捏成薄饼，然后放置在灸筒凹槽下施灸。隔附子灸主要起温肾壮阳的作用，多适用于阳痿、早泄、遗精，以及疮疡伤口流水无脓、久不收口的病症。

4. 实按灸

实按灸也属于艾条灸的一种，通常是使用添加中药成分的艾条进行施灸，也可称为太乙针、雷火针或雷火灸。

使用百笑灸进行实按灸时，先将艾炷点燃，由于实按灸可自行控制单次施灸时长，故进气口可适当调大。后单手持灸筒，将其按压在需要施灸的腧穴处，使其与表皮紧贴，"待腹内觉热，汗出，即瘥"（《寿域神方》卷三）。也可搭配医用绷带代替医用胶布在灸筒外进行固定，待一次灸疗完毕后稍提起片刻，再进行下一次治疗。

与常规艾条灸不同的是，百笑灸的灸炷中已经包含温通补益的中药成分，如乳香、没药、红花等，故可直接点燃使用。特殊的操作手法加上中药的协同作用，能够强化温热刺激及药物功效，提高治病疗效。同时位于灸筒下方的隔热出气垫可以保护皮肤不被烫伤，实现与艾条实按灸相同甚至更佳的治疗功效。

十、百笑灸法取穴原则

1. 一般取穴原则

（1）**近部取穴**：就是在病变局部或距离比较近的范围选取穴位的方法，如胃痛选中脘，小腹痛选关元，面瘫选颊车、地仓、颧髎等。

（2）**远部取穴**：就是在病变部位所属和相关的经络上，距病位较远的部位选取穴位的方法，如胃痛选足阳明胃经的足三里，急性腰痛取手太阳小肠经的后溪等。

（3）**辨证取穴**：根据疾病的证候特点，综合分析病因病机后辨证选取穴位的方法，多用于临床常见的多汗、盗汗、发热、昏迷等无明显病变部位而呈现全身症状的疾病，如肾阴不足导致的虚热选取肾俞、太溪，肝阳化风导致的抽风选太冲、行间等。

2. 百笑灸法特殊取穴配穴原则

在传统对症选穴的基础上，百笑灸法在选穴配穴上还有如下特点。

（1）**短程病症局部灸**：一些病程较短的疾病或突然出现的症状，通常是由于局部的气血瘀滞或经络不通等导致，此时应在症状的局部穴位进行施灸，使治疗更有针对性，同时也避免过度医疗，给身体带来不必要的负担。例如急性腰扭伤这一典型的突发疾病，通常在腰部夹脊穴、肾俞、腰阳关、命门等腰部穴位施灸，温通局部气血以止痛。感冒时可根据具体症状进行选穴，如咳嗽可灸咽喉处穴位天突以止咳，后头痛可灸后头项部穴位大椎以缓解疼痛等。

（2）慢性病证整体灸：中医治疗强调整体观念，即人体是一个阴阳平衡的有机整体，治疗时应遵循形气相合、天人相应、因时因地因人制宜的原则。而慢性病证迁延日久，耗伤气血，其结果往往是整体阴阳的失衡，故艾灸治疗时也应运用整体配穴的方法，考虑各方面因素，从多层次、多系统、多经络的思路出发进行综合治疗。例如痛经一病，首先从近部、远部取穴的基本原则出发，综合选取任脉及督脉穴位神阙、关元、命门等，再加灸肾俞、足三里等穴，同时进行辨证，根据具体临证的不同选择温阳散寒或活血化瘀的穴位。

（3）涉及多脏循环灸：有些疾病病因复杂，涉及多个脏腑系统，或症状分布广泛，此时宜使用循环施灸方法，将疾病看作一个整体，进行全面治疗。循环施灸应先确定数组治疗穴位组合，每日一组，一个疗程结束后再从第一组开始。例如中风一病，风火痰瘀是其主要病因，脑、髓、肝、心、脾、肾等均有涉及，肝肾阴虚导致肝风妄动，五志过极导致肝阳上亢、心火上冲，饮食不节而痰浊内生，或气滞、气虚日久而血瘀，都可能引发中风。中风的症状复杂多样，包括半身不遂、舌謇不语、口角歪斜、肢体麻木及饮水呛咳等，此时仅仅采用局部灸或整体灸都难以应对诸多证候，故应当进行循环施灸，以全面把握和治疗疾病。中风患者通常以 11 天为一个疗程，根据循环施灸原则，需要确定 11 组不同的治疗穴位，每日一组，11 天循环一次后，第 12 天再从第一组穴位开始，进入下一个疗程。

（4）疑难病症特殊灸：疑难病症常常成因难辨、症状混杂且病情顽固反复，常规施灸方法难以获得满意疗效，此时应采用特殊部位施灸方法。如耳灸治疗反复发作的耳鸣或中耳炎，眼灸缓解视疲劳及近视，鼻灸治疗过敏性鼻炎，脐灸调理生殖系统、虚劳诸疾及保健，膝灸改善膝骨关节炎症状，肛灸治疗小儿慢惊风、脐风等，以及动灸治疗颈、腰椎间盘病变等，针对不同部位的疑难问题进行治疗。

（5）强化作用突击灸：突击灸是指用多个灸筒对同一个部位或是病灶进行施灸的方法，通过增加灸量达到突击治疗的目的。①对灸：即同时在两个相对的穴位进行施灸的方法，就局部而言增量增效，使治疗更加充分。如咳嗽——大椎、天突同灸；胃痛胃寒——中脘、胃俞同灸；阳虚——神阙、命门同灸。②三筒并灸：即将三个灸筒并排进行施灸的方法，于腹部、背部等宽阔部位更为适用，便于对整个区域进行治疗，扩大了治疗范围。如消化道疾病、腹腔疾病——神阙、肓俞；腰部疾病、肾脏疾病——肾俞、志室。③丛灸：即选择相应治疗穴位后，在治疗穴位四周分别用多灸筒进行灸疗的方法，这种方法适用于脐部或腰部骶髂关节等处，对局域病所进行集中治疗。④长龙灸：对某些沿经络循行方向或神经肌肉走行方向产生的疾病，在经脉上多个穴位同时施灸的方法，大大增加了灸量，且可以对整条经脉施加治疗。如强直性脊柱炎，可沿督脉施以长龙灸。

十一、百笑灸法操作规范

百笑灸法不仅操作安全便利，施灸过程舒适放松，且临床疗效更快更佳。为避免因疏忽或操作不当等导致不必要的安全问题，使用百笑灸法进行治疗时还需注意以下几点，以预防不适症状出现。

1.细心调温免烫伤

为保证艾绒及药物的充分燃烧，在点燃灸炷时，应缓慢匀速旋转灸炷，使其从外到内均匀燃烧，避免因燃烧不均匀造成的药效折损等情况。

在温度控制方面，可通过调节进气孔的大小调节温度，其装置设计可以避免大多数使用者的烫伤，但是对于某些肢体痛温觉感受较不敏感的人群，如老人、糖尿病患者或肢体瘫痪的患者，需特别注意艾灸温度的控制。施灸时将温度保持在略温的状态即可，或是在施灸处加垫一块生姜片，能隔开皮肤和灸火，预防烫伤。

2.完全灭燃防火患

百笑灸使用完毕后，可以直接将进气孔旋转闭合，待灸筒不再出烟，即可熄灭灸火，但是为避免人为疏忽，每次灸疗结束后，应使用灸炷夹将燃烧完毕的灸炷夹出，用水浇灭未熄灭的火苗，再丢入垃圾桶内，从根本上杜绝火灾的发生。

3.由少增多渐进灸

如果是初次施灸，建议选穴宜少，以2～3个穴位为佳；成人每次施灸时间15～20分钟，儿童则以5～10分钟即可。持续施灸三五天后，人体逐渐适应艾灸的调节机制，同时没有出现不适反应，可以个人感受为标准逐渐增加施灸部位，时间也可以延长至25～30分钟，甚至更久。

4.不饱不饿灸正好

施灸时的身体和精神状态对于最终的疗效也有重要的影响。良好的身心状态能够有效避免不适症状的产生。饮食太饱容易造成心口、腹部顶胀，不利于体内气血的运行，太饿则容易导致头晕、乏力，同时缺少气血助力也会降低灸疗的功效。所以，艾灸前既不要过饱，也不要空腹，施灸前排空尿液，保持身体放松，才能达到最佳的治疗效果。

5.心平气和增疗效

施灸时应尽量保持心情的平静，情绪的过度起伏会影响体内气机的运行，干扰艾灸的作用。此外在意识不清、精神状态不稳定时，如酒醉、昏沉、极度虚弱、疲劳时也不宜施灸，以免控温不当造成意外的伤害或灾祸。

6.先背后腹阳入阴

百笑灸法可以多穴同灸，但应当注意的是，如果针对某些比较特殊、复杂的疾病，需要同时灸疗较多穴位时，仍然应该遵从传统艾灸的施灸顺序——由阳入阴，先灸后背穴位，再灸前胸或腹部的穴位，如此能更好地发挥补益人体阳气的作用。

7.从上到下火归元

同样，当上半身和下半身需要同时施灸治疗时，可先灸上半身穴位，再灸下半身穴位，从上到下的施灸方法可以更好地引导艾灸作用于人体的阳气使之回归丹田，起到温煦命火、强壮元阳的功效。

十二、百笑灸法使用注意事项

1.施灸时取穴要准确，灸穴不要太多，热力应充足，火气应均匀，切勿乱灸暴灸，尤其是对于局部知觉迟钝或知觉消失的患者，注意勿灸过量，避免灼伤，引起不良后果。

2.应用百笑灸进行治疗时，在肌肉丰厚、较为不敏感或病邪较深的腧穴，如腹部、臀部等，可用较大灸筒，或将进气孔旋转至二分之一甚至更大处进行灸疗；如温度过高，也可将灸盖轻轻拔起约 0.5cm。而在肌肉单薄、较为敏感或病邪较浅的腧穴，如头部、背部、四肢等，则可选用较小灸筒。

3.百笑灸法的施灸温度以皮肤有明显的温热感为佳，由于皮肤耐受因人而异，施灸过程中可依据个人实际情况随时调节温度，避免强忍灼热，以防烫伤。

4.若皮肤热感消失，表明灸炷燃烧完毕，也可根据施灸时间，达到预定时间后关闭出气孔，灸炷即可自然熄灭。

5.糖尿病、脊髓及髓外病变、脑血管及脑肿瘤、癫痫、外伤及精神刺激等导致的周围神经炎感觉障碍患者慎灸，若确需灸疗，医师应在患者皮肤及灸筒之间垫敷姜片后再予以艾灸治疗，避免因患者感觉障碍导致烫伤。

6.如需在风池、涌泉等不易固定的穴位施灸时，可额外用医用胶布进行加固。

7.初次施灸或体弱的病人，灸治时间不宜过长；施灸时，患者应避免受风。

8.操作时，注意防止艾火脱落而灼损皮肤及衣物。灸疗过程中随时观察患者反应，及时调整灸火与皮肤间距离；掌握灸疗的量，以免施灸太过引起灸伤。

9.有的病症必须注意施灸时间，如失眠症要在临睡前施灸。不要饭前空腹时和饭后立即施灸。

10.施灸后待艾灸处皮肤温度降至正常即可正常洗澡，需注意半小时内不要用冷水洗手或洗澡。

11.施灸后，宜休息片刻后离开诊室，要喝较平常多量的温开水（绝对不可喝冷水或冰水），建议饮用约300毫升温水，也可食一碗温粥，加强灸治的效果。长时间施灸应避免烈酒、浓茶及咖啡等兴奋性较强的饮品。

12.灸治后要保持情绪乐观，静心调养，勿过度劳累，食用清淡而富有营养的食物。

十三、百笑灸法常见反应及处理方法

一般来讲，百笑灸法治疗过程中的不良反应较少，但灸治过程中也会出现一些特殊反应，而且根据患者体质不同、疾病不同，其反应也不尽相同。百笑灸法治疗后的反应多种多样，根据反应性质，有些是良性反应，有些是不良反应；有些则是机体正气恢复的表现，也是正邪斗争的反应。按照总体来看，有的是穴位和病变的局部表现，有的是机体和疾病的整体表现，也有二者的综合表现。

1.体表和穴位局部反应

艾灸治疗过程中，体表和穴位局部的反应是最常见的反应之一，这也是临床常用来判断艾灸疗效的依据之一。

艾灸时体表和穴位局部的反应表现主要有穴位皮肤出现红点、红白相间点或大片潮红，甚至出现水气、水泡等；或体表皮肤出现皮疹，皮疹可分布在施灸穴位或身体其他部位。

（1）潮红或水气：在艾灸过程中，穴位周围皮肤会出现成片的潮红，甚至有水气，手摸起来有湿润的感觉。一般在用灸盒或灸筒施灸时会出现这种现象，而艾条悬灸较少出现这种反应。这种反应多是表明一次的灸量已经相对足够，可以停止本次施灸。

（2）肤色不均并夹杂白色斑点：如果灸后出现皮肤潮红不均匀，潮红中间夹杂大小不一的浅白色斑点，甚至白多红少的状况，是由于局部经脉不通、气血运行不畅所致，提示要继续进行艾灸治疗，直到患者灸处温热感增强，灸后皮肤白色斑点消失，出现均匀的潮红、汗出方可。

（3）灸疮：又叫灸花，是指艾灸熏灼穴位局部后，该处皮肤起水泡后所致的无菌性化脓状态。灸疮是艾灸中的一个常见现象，属于良性刺激，能改善体质，提高免疫功能，增强抗病能力，从而达到防病治病的目的。

大多数患者出现灸疮是由于本身湿寒较重，阻滞经络。湿寒之气属阴属邪，艾灸的补益作用属阳属正，两方相遇，正邪相搏，在体表形成排出邪气的通道，也就形成了灸疮。有古代医家称这种现象为"开门驱邪"，认为灸疮的起发与否与疗效有着密切的关系。如晋隋时期陈延之《小品方》记载："灸得脓坏，风寒乃出，不坏则病不除也"；南宋王执中在《针灸资生经》中提出："凡灼艾得疮，所患即瘥，不得疮发，其疾不愈"，认为只有灸后出现灸疮，才能达到良好的治疗效果；《外台秘要》曰："得发则疾易愈"；《太平圣惠方》中记载："灸炷虽然数足，得疮发脓坏，所患即瘥，如不得疮发脓坏，其疾不愈"；《针灸易学》强调："灸疮必发，去病如把抓"；《医宗金鉴》中"灸疮调治歌"曰："灸疮不发气血竭，七日发脓病必除"。以上文献均表明，诸多古代医家认为灸疮的发出，是疾病转愈的标志，而灸疮不发则疾病不除。由此可见，古人将灸疮作为判断灸量和衡量治疗效果的一个主要指标。

西医学认为发灸疮时，灸疮化脓所产生的物质刺激人体，可调节人体的免疫功能。灸疮产生的效应类似于"疫苗"，但却是多样、非特异性的，这就是古人强调"灸后必得疮发（脓出多）"的原因。在临床上，瘢痕灸或化脓灸疗法中，医者会在施灸过程中通过外用刺激性物体、增加灸量等手段有意识地让皮肤起泡、化脓、结瘢痕以提高施灸效果，也就是通过灸疮化脓，激活人体非特异性的免疫达到防治疾病的目的。

人体组织结构不同，耐热性亦不同，人体的肌肉耐热性优于骨性组织，故在肌肉丰厚处的穴位不容易出现灸疮，如腰部、腹部等部位；而在骨性组织为主的部位，则容易出现灸疮，如脚踝处、膝关节下方、肘关节等部位。易起灸疮的穴位有：大椎、曲池、足三里、阳陵泉、三阴交、悬钟等。

所以对于想出现灸疮而未出现的患者，多采取加大灸量、增加壮数、局部热敷，并服用辛辣刺激的食物等方法以促使发疮。

对于出灸疮会带来生活不便或本身有慢性疾病需要长期灸治的患者来说，在疾病治疗中，我们要尽量避免灸疮的出现，具体预防灸疮出现的措施有：

①灸前处理：在施灸前，在穴位局部抹上生理盐水后，再进行灸治。

②隔物灸：施灸时可在穴位处放置姜片或附子饼后，再在其上行隔物灸。

③注意施灸温度：施灸时以明显温热感为佳，避免强忍灼热，以免烫伤；而且要根据不同的治疗部位，调控施灸温度，在骨性组织为主的部位施灸温度宜低，在肌肉丰厚的部位施灸温度可稍高。

若施灸过程中，局部出现小水泡，只要注意不擦破，可任其自然吸收。若出现较大的灸疮，可用消毒针头从下方刺破水泡，放出液体，或用无菌注射器抽出液体，再涂抹烫伤膏，必要时可以用消毒敷料或膏药覆盖。

在灸疮无菌性化脓期间不可进行重体力劳动，要注意适当休息，保持局部清洁，以防感染。灸疮长时间不收敛者，多为气虚所致。需要说明的是，正常的灸疮水泡内是白色或略带黄色的透明液体，如果水泡内液体混浊黄稠说明是灸疮感染，应该谨慎处理，及时治疗。

（4）小皮疹：如患者体内湿气较重，灸治过程中面部或身体上会出现小皮疹，并发痒，这是体内湿气外排的表现。此种情况可继续施灸以观察，如皮疹自行消退则罢；不退或加重则可加灸曲池、大陵穴。

2. 疾病所在部位反应

艾灸治疗过程中，病变部位也常会出现多种反应。比如有的在病变部位出现蚁行、跳动、麻痒感，是病变向愈的一种表现。临床中在灸治慢性咽炎时发现，当灸到一定疗程之后，患者会觉得咽部有跳动感、麻痒感，但又觉得舒适，有别于咽炎本身的痛痒，这是疾病向愈的表现。

3. 艾灸的灸感反应和走窜现象

灸感反应是施灸过程中患者自我感觉到的一系列反应，包括各种热感、痒麻感、蚁行感、冷感、传导感应等。通常称这些感应为灸感，也称艾灸得气。灸感是反映施灸量和施灸效果的重要指标。还有学者称灸感为艾灸热敏化反应，是腧穴对艾热异常敏感，常常可达到"小刺激大反应"效果。

灸感的特征有：

第一是透热，灸热从经穴皮肤表面直接向深部组织穿透，甚至直达胸腹腔脏器。

第二是传热，灸热从施灸点开始循某一方向传导。

第三是扩热，灸热以施灸点为中心向周围扩散。

第四是局部不（或微）热远部热，施灸部位不（或微）热，而远离施灸部位的病所处甚热。

第五是其他非热觉，施灸（悬灸）部位或远离施灸部位产生酸、胀、压、重、痛、麻、冷等非热感觉。这些施灸部位产生的热、胀、痛等感觉发生深透远传，所到之处病症随之缓解。

4.不良反应

艾灸的不良反应是指少数患者于灸后出现头晕、乏力、纳呆、过敏等现象。部分患者初灸时有头晕症状，通常是因为患者经络不通，瘀滞严重以致初灸时火性炎上或积聚于上而引起头晕。可减少灸量，继续灸2～3天观察，如头晕症状减轻或好转则可继续施灸，并可逐渐增加灸量；但如果头晕加重，则先灸人体下部穴位，待身体下方经络气血通畅之后再灸人体上部穴位。

（1）艾灸的"上火"反应：有些患者艾灸后会出现所谓的"上火"，表现为发热，头晕，口干舌燥，鼻腔发干或流鼻血，便秘便结，眼屎多，黄鼻涕，黄痰，精神亢奋，皮肤发痒疹等症状。部分患者是由于本身是热性体质而出现此现象，而多数情况下，是因为艾灸补充人体阳气后，与体内病邪进行交争而引起的，是疾病好转的征象。艾灸后很容易出现"上火"反应的患者，大多是阳虚体弱的人，特别是那些脾肾虚寒，严重气血两虚的人，在艾灸初期多出现这种虚不受补的现象。所以在灸治时，患者出现"上火"反应应多喝白开水。若患者平时手脚冰凉，最好艾灸前后喝一杯姜枣红糖热茶。

（2）艾灸后出现腹泻：灸疗后会腹泻，这是因为灸疗是通过艾绒燃烧产生的热量刺激体表特定的穴位，通过神经、体液的调节，激发和调动人体内在的抗病能力，起到扶正祛邪、平衡阴阳、疏通经络的作用。而人体水液的代谢运行全靠"肺气通调、脾气传输、肾气开阖、三焦决渎、膀胱气化、小便通利"的过程。艾灸一段时间后，经络通畅，水液循环和代谢也逐渐旺盛，大肠的水液就会增多，从而引起"腹泻"。其实这是身体调整的一个好现象，只要继续施灸，腹泻会自动消失。

一、耳 灸

百笑灸耳灸是将百笑灸置于耳灸灸具中对患处进行施灸的艾灸方法。

1. 灸具

耳灸的灸具整体设计以常见的全覆耳耳机为基础，配有可调整长度的固定带，以满足不同患者的佩戴需要。固定带材质柔软，避免对头发及头皮造成损伤。原耳机的扩音器部分掏空并设置卡槽，用来固定百笑灸灸筒，与皮肤接触的部分均使用低致敏的纯棉布料。由于百笑灸本身有一定重量，故在设计时整个耳机的重量被严格控制，保证与百笑灸相加的重量不会给使用者带来负担。

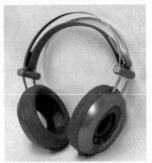

2. 功效与主治

聪耳益智。主治失眠、中耳炎、耳鸣、耳聋或突发性耳聋及各类听力障碍等。

3. 操作方法

患者取坐位或仰卧位，首先确定是否符合耳灸的适应证，准备施灸时先佩戴上灸具，调整固定带长度以保证牢固性，后将已经点燃的百笑灸灸筒嵌入灸具上的两个固定孔并在卡槽中固定，随着艾烟及药性的渗透达到治疗耳部疾病的目的，

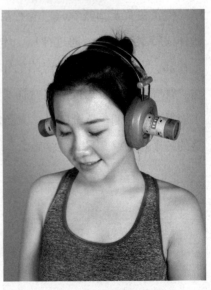

图2-1 百笑灸耳灸灸具

可配合辨证选取其他穴位，以达到更好的整体治疗效果。

二、眼 灸

百笑灸眼灸是将百笑灸置于眼灸灸具中对患处进行施灸的艾灸方法。

1. 灸具

眼灸灸具的整体外形以市面上常见的睡眠眼罩为基础设计完成，主要分为眼罩和弹力固定带两部分。眼罩部分采用软接触的塑料制作，避免对皮肤造成损伤。眼部两个固定孔处掏空，在外侧设计固定卡槽，用以固定百笑灸灸筒并使其与眼球隔开一定距离。弹力带本身有弹性，且长度可自行调节，以适应不同头围的使用需要。由于百笑灸本身有一定重量，故在设计时整个灸具的重量被严格控制，保证与百笑灸相加的重量不会给使用者带来负担。

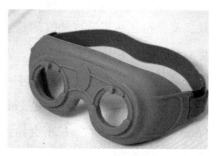

2. 功效与主治

养络明目。主治干眼症、用眼过度造成的眼部疲劳、近视、失眠等。

3. 操作方法

患者取坐位或仰卧位，首先确定是否符合眼灸的适应证，准备施灸时先佩戴上灸具，调整固定带长度以保证牢固性，后将已经点燃的百笑灸

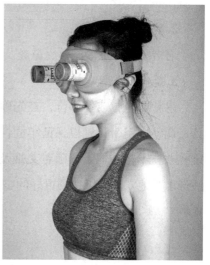

图2-2　百笑灸眼灸灸具

灸筒嵌入灸具上的两个固定孔并在卡槽中固定，随着艾烟及药性的渗透达到治疗眼部疾病的目的。也可配合辨证选取其他穴位，以达到更好的整体治疗效果。

三、鼻 灸

百笑灸鼻灸是将百笑灸置于鼻灸灸具中对患处进行施灸的艾灸方法。

1. 灸具

鼻灸灸具整体外形与眼灸灸具类似，分为鼻罩和弹力带两部分。鼻罩部分采用软接触的塑料制作，避免对皮肤造成损伤。鼻部两个固定孔处掏空，在外侧设计固定卡槽，用以固定百笑灸灸筒。与眼部灸具不同的是，鼻灸灸具另设有一个鼻托，用以覆裹鼻梁，避免挤压鼻梁造成通气困难。弹力带本身有弹性，且长度可自行调节，以适应不同头围的使用需要。由于百笑灸本身有一定重量，故在设计时整个灸具的重量被严格控制，保证与百笑灸相加的重量不会给使用者带来负担。

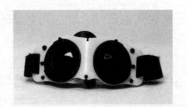
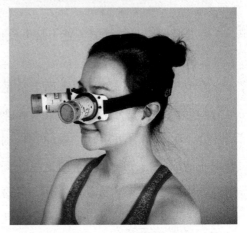

图 2-3　百笑灸鼻灸灸具

2. 功效与主治

通窍醒神。主治流涕、鼻炎及过敏性鼻炎、酒渣鼻、慢性鼻窦炎等。

3. 操作方法

患者取坐位或仰卧位，首先确定是否符合鼻灸的适应证，准备施灸时先佩戴上灸具，调整固定带长度以保证牢固性，后将已经点燃的百笑灸灸筒嵌入灸具上的两个固定孔并在卡槽中固定，随着艾烟及药性的渗透达到治疗鼻部疾病的目的，也可配合辨证选取其他穴位，以达到更好的整体治疗效果。

四、脐　灸

百笑灸脐灸是将百笑灸置于脐部进行施灸的艾灸方法。

1. 灸具

选用灸盖直径 55mm 的 3 号大百笑灸灸筒进行施灸。无须配备特殊灸具，百笑灸自带的医用胶布即可将灸筒固定于脐部。

2. 功效与主治

温阳补气，健脾运胃，固脱救逆。主治腹痛、便秘、腹泻、腹胀、痛经、尿频遗尿及其他泌尿生殖系统疾病。

3. 操作方法

患者取仰卧位，确定符合脐灸的适应证后点燃灸炷并将灸炷置于灸盖内，后将灸盖与灸筒扣紧并将医用胶布套在灸筒外，最后将百笑灸固定在脐部即可，随着艾烟及药性的渗透达到温阳补气、健运脾胃的目的，可同时辨证选取其他穴位，以达到更好的整体治疗效果。

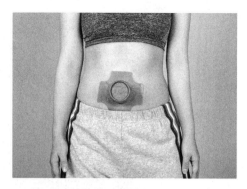

图 2-4　百笑灸脐灸

五、膝　灸

膝灸是将百笑灸置于膝灸灸具中对患处进行施灸的艾灸方法。

1. 灸具

膝灸灸具的整体外形以护膝为基础设计完成，主要由护膝面和弹力带两部分组成。护膝面采用软接触塑料制成，是一个可在一定程度上弯曲的曲面，以贴合膝部皮肤。护膝面留有六个百笑灸固定孔，分别位于血海、梁丘、内外膝眼、阴陵泉及足三里穴附近，并在外侧设置固定卡槽用于固定百笑灸灸筒。除必要的用以连接固定孔的部分外，整个护膝面其他部分均为镂空，既保证最大限度弯曲使活动不受限，又避免皮肤不透气可能造成的湿疹等皮损。弹力带可自行调整长度，以适应不同使用者需要。

2. 功效与主治

舒筋通络，滑利关节。主治膝骨关节炎、滑膜炎、类风湿性关节炎及各种膝腿部疼痛等。

3. 操作方法

患者取坐位或仰卧位，首先确定是否符合膝灸的适应证，准备施灸时先在患侧膝盖佩戴灸具，调整固定带长度以保证牢固性，后将已经点燃的百笑灸灸筒嵌入灸具上的固定孔并在卡槽中固定（最多可同时使用 6 个灸筒，也可根据疼痛部位选择其中几个进行艾灸），随着艾烟及药性的渗透达到治疗膝腿部疾病的目的，也可配合辨证选取其他穴位，以达到更好的整体治疗效果。

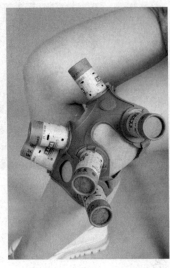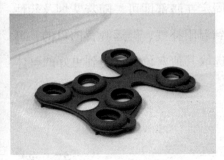

图2-5　百笑灸膝灸灸具

六、涌泉灸

涌泉灸是将百笑灸置于涌泉灸灸具中进行施灸的艾灸方法。

1. 灸具

涌泉灸灸具由灸筒固定器及固定带两部分组成。灸筒固定器实际上是一个独立的灸筒固定孔，外侧同样设置固定灸筒底座的卡槽。固定带从固定器两端的端孔穿过套在脚部，可自行调整长度以保证其固定在涌泉穴处，便于施灸。

2. 功效与主治

温肾助阳。主治尿频遗尿、痛经及月经不调、自汗畏寒及其他泌尿生殖系统疾病。

3. 操作方法

患者取仰卧位，首先确定是否符合涌泉灸的适应证，准备施灸时先佩戴上灸具，调整固定带长度以保证牢固性，后将已经点燃的百笑灸灸筒嵌入灸具上的固定孔并在卡槽中固定，随着艾烟及药性的渗透达到温肾助阳的目的。

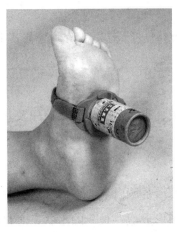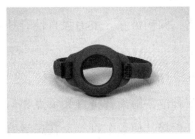

图 2-6 百笑灸涌泉灸灸具

七、肛 灸

百笑灸肛灸是使用百笑灸对肛门处痔疾施灸的艾灸方法。

1. 灸具

使用 2 号百笑灸筒，手持操作，无须特殊灸具。

2. 功效与主治

活血疗痔。主要针对痔疮。

3. 操作方法

患者自己或另一人手持灸筒，底部散热孔朝向患处，在痔疾周围做环绕运动，使艾灸烟雾充分作用于患处，起到治疗痔疾的效果。也可将百笑灸置于盆中，灸盖翻转向上放置在灸筒上方（若高度过高也可去掉灸筒只使用灸盖），使灸炷暴露，便于艾烟更好地向外弥散，后患者坐于盆上，使灸炷对于患处，进行熏灸，随着艾烟及药性的渗透达到治疗痔疮的目的。

八、长龙灸

百笑灸长龙灸是使用百笑灸沿背部督脉等部位施灸的艾灸方法。

1.灸具

使用灸盖直径为 38mm 的 1 号小百笑灸灸筒进行施灸。无须配备其他特殊灸具,百笑灸自带的医用胶布即可将灸筒固定于背部。

2.功效与主治

温经通络,调畅督脉。主治强直性脊柱炎、宫寒不孕、尿频遗尿及其他泌尿生殖系统疾病。

3.操作方法

患者取俯卧位,施灸者将百笑灸点燃后,沿督脉由上而下依次放置并固定,灸筒之间尽量紧密衔接,使数个百笑灸在患者背部形成似一长龙的串状,对督脉背部部分进行整体施灸,随着艾烟及药性的渗透达到治疗相关疾病的目的。此法也可在腹部沿任脉施灸。

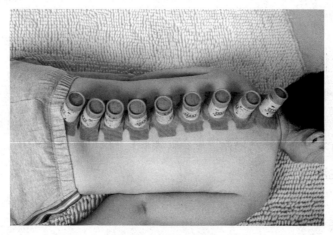

图 2-7　百笑灸长龙灸

九、动　灸

百笑灸动灸是将百笑灸置于动灸灸具中进行施灸的艾灸方法。

1.灸具

动灸灸具由手柄及按摩灸筒两部分组成。手柄大小适宜,表面光滑,适合成年人自行施灸按摩。按摩灸筒根据百笑灸尺寸制作,内有固定卡槽,可将百笑灸牢固固定便于施灸,同百笑灸一样,设有可旋转调节的调温孔,便于使用者根据个人情况进行调整。与皮肤直接接触的部分触感光滑，避免对皮肤造成损伤。

2. 功效与主治

放松开穴，增强灸效。主治颈椎病、肩周炎、腱鞘炎、腰背疼痛等运动系统疾病。

3. 操作方法

首先确定与动灸适应证相符，后一手持动灸灸具，将其放置于患处并上下左右移动按摩，利用艾灸的温热及艾烟的药气放松患处及周围穴位，可用于正式针灸治疗前开穴，使穴位感受器更敏感，增强后续疗效。也可用于治疗结束后收官封穴，避免药气外泄，延长起效时间。

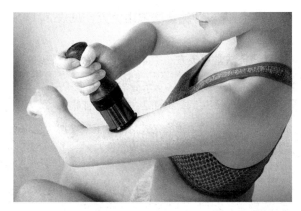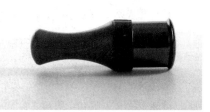

图 2-8　百笑灸动灸灸具

第三章
百笑灸法常用灸方

赵百孝教授在临床上注重腧穴配伍，总结了许多百笑灸法常用灸方，见表 3-1。

表 3-1　百笑灸法常用灸方

序号	灸方名称	灸方配伍	功效主治
1	背心五穴灸	身柱、心俞、至阳、神道	失眠、抑郁症、焦虑抑郁状态
2	补肾固阳灸	命门、肾俞、腰眼	肾阳虚衰之腰骶痛及下肢痿痹、遗精阳痿、月经不调诸疾
3	交通心肾灸	心俞、肾俞、命门	心肾不交证
4	健脾益胃灸	脾俞、胃俞、肾俞	久病脾胃虚弱，气虚不运，或中焦气滞，腹泻、腹胀、便秘等证
5	疏散外风灸	大椎、风池、风门	外感病风寒之证
6	骑竹马灸/四花灸	膈俞、胆俞	妇女绝经后潮热、肺痿、帕金森病、白细胞减少、失眠、抑郁症、中风、高黏血症、呃逆等病症
7	动车十三太保灸	大椎、陶道、身柱、神道、灵台、至阳、筋缩、中枢、脊中、悬枢、命门、腰阳关、腰俞	强直性脊柱炎、腰背痛、中风偏瘫，以及久病之沉疴痼疾
8	气化五穴灸	神阙、中脘、天枢、气海	气化功能失常性疾病
9	斡旋中焦灸	天枢、中脘、气海、足三里	便秘、泄泻、腹胀等肠胃气机不畅之证
10	妇科大"V"灸	中极、子宫、维道	月经不调、围绝经期综合征、带下、不孕、月经不调、痛经、子宫脱垂、盆腔炎等
11	妇科小"V"灸	次髎、长强	盆腔炎、痛经、月经不调、赤白带下、子宫脱垂、脱肛、痔疾、尿频遗尿等
12	妇科调经灸	照海、三阴交、血海	月经不调、闭经、更年期综合征等
13	小儿益智助长灸	百会、身柱、脾俞、肾俞	小儿发育迟缓，生长缓慢
14	壮膝六穴灸	内膝眼、犊鼻（外膝眼）、阴陵泉、阳陵泉、血海、膝阳关	膝骨关节炎

序号	灸方名称	灸方配伍	功效主治
15	宽胸理气灸	膻中、内关、足三里	哮喘、咳嗽、心痛、胸闷等肺气不降，或胸中气滞之证
16	和降肺胃灸	天突、中脘、足三里	咳嗽、呃逆等肺胃气逆之虚寒证
17	祛风止痒灸	血海、曲池、足三里、三阴交	荨麻疹、神经性皮炎、慢性湿疹、皮肤瘙痒等气血不和、营卫失调之证

1. 背心五穴灸

【穴方】神道、心俞、至阳、身柱。

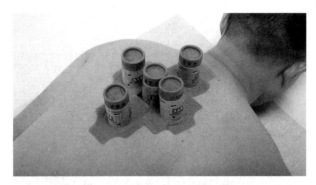

图 3-1　背心五穴灸

【功效】通督调神。

【主治】失眠、抑郁症、焦虑抑郁状态。

【方解】中医称脑为"诸阳之会""人神所注"，督脉循行于人体背部，主干贯脊且上通于脑，总督人身诸阳之气；而循行于督脉两侧的足太阳膀胱经，则是纵贯人体上下最长的阳经，人体的五脏六腑之气皆能输注于膀胱经上的背俞穴，并受督脉经气的支配。西医认为，人体脊柱上承头颅、下连盆腔，是支撑人体的中柱，同时也负责保护人体通讯的总干线——脊神经。现代研究已证实，依赖于大脑的中枢调节机制，也就是脑 - 脊髓神经回路，对几乎所有躯体刺激发挥了最为重要的作用。因此，当脊柱发生异常，也会影响人体内脏的生理功能，而当内部脏腑出现病变，脊柱上也能发现阳性病理反应，这便呼应了中医临床诊疗"有诸内必形诸外"的总则。

身柱、神道、至阳均为督脉之穴。神道穴位于第 5 胸椎棘突下，为"胸中之神气出入的通道"，平齐心俞，下接灵台，也就是心神出入之道路。至阳穴位于第 7 胸椎棘突下，为阳气至盛之处。身柱为全身支柱之意，穴位上接巅顶，下通背腰，平齐两肩，居冲要之地，而又梁柱之用也。心俞位于足太阳膀胱经第一侧线，为背俞穴之一。"心藏神"，主神志，神志活动皆由心所主。灸身柱、神道、至阳、心俞可以通督调神，调理一身之阳气，从而能够治疗失眠、抑郁症等。

【按语】赵百孝教授于临床上使用经络诊察理论，在多年临床实践中，总结出"背心调神五穴"，即是介于 T3～T7 节段之间，大概以 T4、T5 为中心再向其偏上或偏下一节段延伸扩展的区域；于最疼痛的节段及其上下左右旁开的背俞穴各取五穴施针或艾灸，对于失眠有相当好的疗效。本组"背心五穴灸"方以"背心调神五穴"为基础，结合艾灸特点，加以应用。

2. 补肾固阳灸

【穴方】命门、肾俞、腰眼。

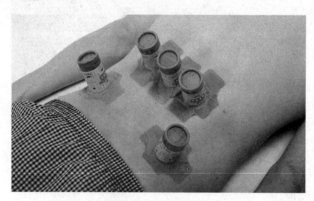

图 3-2　补肾固阳灸

【功效】补肾固阳。

【主治】肾阳虚衰之腰骶痛及下肢痿痹、遗精阳痿、月经不调诸疾。

【方解】"腰为肾之府"，且督脉起于胞中，贯脊属肾，肾的位置在于腰部，腰是肾之精气所覆盖的区域。肾精充足，则腰脊有力，肾精不足，就会出现腰脊不举，足不任地。肾阳虚，腰部脉络失于温煦、濡养，可致腰部冷痛。命门位于督脉，第二腰椎棘突下，为生气出入通达与维系生命之处，为人体真火之所在，为人之根本，内通肾脏，引水藏精。肾俞位于足太阳膀胱经第 1 侧线，第 2 腰椎棘突下旁开 1.5 寸，为背俞穴之一，为藏精之关。腰眼穴为经外奇穴，位于第四腰椎棘突下，旁开约 3.5 寸凹陷中，具有益肾强腰的功效。

【按语】肾喜温恶寒，常灸位于腰部的命门、肾俞、腰眼穴，能温煦肾阳、畅达气血、益肾壮腰，治疗腰骶痛及肾阳虚衰之下肢痿痹、遗精阳痿、月经不调诸疾。

3. 交通心肾灸

【穴方】心俞、肾俞、命门。

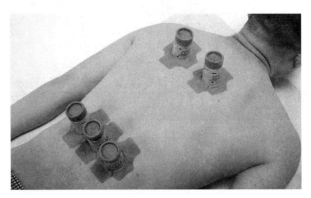

图 3-3 交通心肾灸

【功效】交通心肾。

【主治】心肾不交证。

【方解】心在上，心阳下温肾阳，使肾水不寒；肾在下，肾阴上济心阴，使心火不亢。心肾不交时会导致腰膝酸软、眩晕耳鸣、心悸失眠、多梦遗精等症。心俞是足太阳经的背部腧穴，与心脏有内外相应的联系，为心经经气输注于背部之处，可补心气，养心血，振奋心阳。命门位于督脉，第二腰椎棘突下，为生气出入通达与维系生命之处，内通肾脏，引水藏精。肾俞位于足太阳膀胱经第 1 侧线，第 2 腰椎棘突下旁开 1.5 寸，为背俞穴之一，为藏精之关。诸穴相配，交通心肾，使心火不亢，肾水不寒。

【按语】多用于神经官能症及慢性虚弱患者。

4. 健脾益胃灸

【穴方】脾俞、胃俞、肾俞。

【功效】健脾益胃。

【主治】久病脾胃虚弱，气虚不运，或中焦气滞，出现腹泻、腹胀、便秘等证。

【方解】脾胃为后天之本，肾为先天之本，先天要靠后天的濡养。慢性脾胃疾病患者，日久及肾，脾肾双亏，火不生土，运化更加无权，沉疴缠绵。明代张世贤《图注八十一难经辨真》中说："阴病行阳，当从阴引阳，其治在俞。"脾胃疾病病变部位于腹之深部，《灵枢·官能》云："针所不为，灸之所宜。"背俞穴为五脏六腑之气输注于背部的腧穴，故临床常用背俞穴扶正补虚，以脾俞、胃俞健运脾胃化生气血，肾俞加强元气推动之力，共奏调和气血、健脾益胃之功。

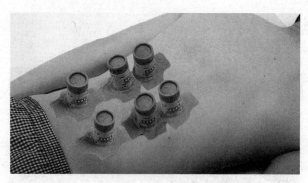

图 3-4　健脾益胃灸

【按语】慢性脾胃亏虚的病人补脾兼以益肾，往往取得佳效。

5. 疏散外风灸

【穴方】大椎、风池、风门。

【功效】疏风散寒。

【主治】外感病风寒之证。

【方解】督脉统摄诸阳，循达于体表则可卫外御邪；通达于内，则可温通经脉，温煦脏腑。故督脉为病，在外不能卫外御邪则会出现感冒等症。诸阳之会大椎振奋阳气、解表通阳；风池为搜风要穴，能疏散风邪、宣畅经气；风门为足太阳经背部腧穴，也是足太阳经与督脉交会穴，亦能搜风散邪，三穴相配，能振奋阳气，解表驱邪。

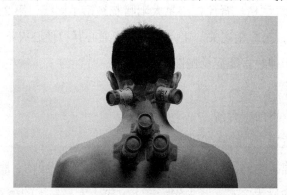

图 3-5　疏散外风灸

【按语】可以配合隔姜灸使用。

6. 骑竹马灸 / 四花灸

【穴方】膈俞、胆俞。

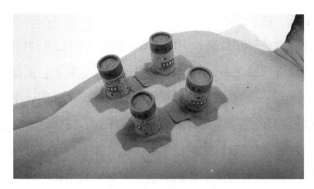

图 3-6 骑竹马灸 / 四花灸

【功效】宽胸利膈，调节气血，补虚扶正。

【主治】妇女绝经后潮热、肺痿、帕金森病、白细胞减少、失眠、抑郁症、中风、高黏血症、呃逆等病症。

【方解】《针灸聚英》曰："崔知悌云，灸骨蒸劳热，灸四花穴。"《针灸大成·卷十一》谓："崔氏取四花穴法，治男妇五劳七伤，气虚血弱，骨蒸潮热，咳嗽痰喘，尪羸瘤疾。"膈俞穴是足太阳膀胱经的背部俞穴之一，内应于膈，又为八会穴之血会，具有宽胸利膈、降逆止呕、调节气血、活血化瘀作用，临床上常用于治疗各种血证及胃肠道疾病。文献记载膈俞穴对潮热、盗汗、四肢怠惰、饮食不下、咳嗽、气喘、吐血、胃脘痛、胸满胁胀、呃逆、呕吐、背痛、脊强、嗜卧等均有调治作用。胆俞为胆腑经气输注的穴位，"胆主骨所生病"，可用于治疗骨蒸潮热。两穴相配，在功能上相互协调，具有宽胸利膈、调节气血、补虚祛疲等作用。

【按语】艾灸四花穴治疗妇女绝经后潮热、肺痿，历史源远流长，现代研究将艾灸四花穴的治疗范围进一步扩大。

7. 动车十三太保灸

【穴方】大椎、陶道、身柱、神道、灵台、至阳、筋缩、中枢、脊中、悬枢、命门、腰阳关、腰俞。

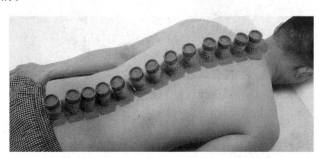

图 3-7 动车十三太保灸

【功效】激发阳气，益气活血。

【主治】强直性脊柱炎、腰背痛、中风偏瘫，以及久病之沉疴痼疾。

【方解】督脉为奇经八脉之一，"起于下极之腧，并于脊里，上至风府，入属于脑"。督脉与多条经脉循行相关，手足三阳经与督脉会于大椎，带脉出于第二腰椎，阳维脉与督脉会于风府、哑门，阳跷脉通过足太阳经与风府相通。督脉络肾，肾藏元阳，且诸阳经均交会于督脉，故在功能上督脉统摄诸阳，循达于体表则可卫外御邪，通达于内，则可温通经脉、温煦脏腑、敷布命火、转输阴精，参与生化精血。督脉为阳脉之海，具有统率一身诸阳的作用，灸之可振奋人体阳气，达到"壮阳之火，以消阴翳"的目的。故督脉为病，在外不能卫外御邪则会出现感冒、寒热等症。督脉总统全身之阳气，可以沟通全身经络。通过艾灸督脉的综合作用激发协调诸经，发挥经络内连脏腑、外络肢节、沟通内外、运行气血、平衡阴阳、抗御病邪、调整虚实的功效，从而达到预防保健的目的。基于督脉这些特点，在治疗上无论是一身之阳还是一经之阳有病，均可选用督脉治疗。动车十三太保灸以督脉在背部的穴位为主穴，以督调神，以督调节诸经，调畅一身之阳气，适应证以阳虚证、寒证、气虚证为主，可用于治疗肌肉骨骼系统疾病、结缔组织疾病、呼吸系统疾病、精神和行为障碍、消化系统疾病、泌尿生殖系统疾病。

【按语】本方的配伍体现了赵百孝教授重视调理督脉的思想，临床运用时，可根据具体病情适当加减，或联合背俞穴使用。

8. 气化五穴灸

【穴方】神阙、中脘、天枢、气海。

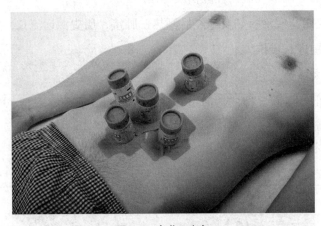

图 3-8　气化五穴灸

【功效】补益元气，益气健脾。

【主治】气化功能失常性疾病。

【方解】"百病生于气也"，气化过度或气化不足，精、气、神转化障碍，升降出入紊乱都可导致疾病。脐为先天之结蒂，后天之气舍，神阙穴位于脐中，属任脉，既与十二经脉相联，又与五脏六腑相通，为经络之总枢，有转枢上下、承上接下的作用。艾灸神阙穴可调整胃肠气机，通行全身气血，激发肾间动气和脾胃之气，起到补益元气的作用。"气海者，盖人之元气所生也。"气海穴为任脉腧穴，主一身气机，有疏导任脉，调一身之气之功效。神阙为元神之阙门，配主一身气机的气海穴，重灸施治，可培补元气，回阳救逆。中脘为胃之募穴、腑之会穴，调脾胃理中焦。天枢属足阳明胃经，为大肠募穴，可行中焦气机。四穴合用益气健脾，以助气化。

【按语】对于气化功能失常性疾病首选本方，可调整全身状态，促进全身气机的恢复。

9. 斡旋中焦灸

【穴方】天枢、中脘、气海、足三里。

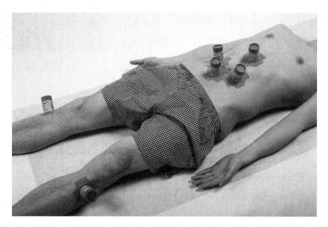

图 3-9 斡旋中焦灸

【功效】调畅中焦，通腑降浊。

【主治】便秘、泄泻、腹胀等肠胃气机不畅之证。

【方解】天枢为足阳明胃经的腹部腧穴，位于脐旁二寸，为大肠募穴，乃大肠经气聚集之处。《素问·灵兰秘典论》言："大肠者，传导之官，变化出焉。"大肠主传送糟粕，以排出体外。大肠属脾胃系统，故凡脾胃虚弱，运化失司，可直接影响大肠，导致传导功能失常。中脘、气海属任脉，中脘为胃之募穴、腑之会穴，调脾胃理中焦；气海补气；天枢属足阳明胃经，为大肠募穴，可行中焦气机。三穴合用益气健脾，以助运化。民间俗话说"若要身体安，三里常不干""三里灸不绝，一切灾病息"。灸足三里、中脘可使胃气常盛，而胃为水谷之海，荣卫之所出，五脏六腑，皆以受气，胃气常盛，则气血充盈。艾灸上述穴位可使人胃气常盛，阳气足，精血充，从而增强身体抵抗力，病邪难犯，达到防病保健之功。

【按语】病在脾胃，可用此方艾灸以利中焦气机，益气健脾，助运化。病在他脏，兼有中焦不运或气滞者，也可合用本方。

10. 妇科大"V"灸

【穴方】中极、子宫、维道。

【功效】通调冲任。

【主治】月经不调、围绝经期综合征、带下、不孕、月经不调、痛经、阴挺及阑尾炎、盆腔炎。

【方解】冲任失调是月经失调的主要病机。中极穴位于丹田处，为人之根源，人身阴阳元气之交会。中极穴为膀胱的募穴，又为任脉与肝脾肾足三阴之交会穴，具有培补元气、振奋膀胱气机的作用。子宫穴为经外奇穴，可以调带脉、理下焦、舒筋、益肾，亦能调经理气，升提下陷。《针灸大成》中用治"妇人久无子嗣"。维道穴属足少阳胆经，

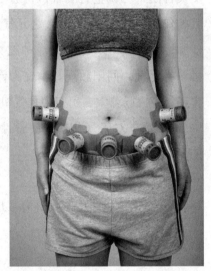

图 3-10　妇科大"V"灸

少阳、带脉之会，为带脉经气所过之处，能通调冲任、调理下焦、利水止痛，主治妇女经带疾患。三穴配伍，为治疗寒凝胞宫、通调冲任之要穴，三穴均位于下腹部，合用温暖胞宫、活血通经、固涩止带。

【按语】本组与下文妇科小"V"灸方分别从盆腔腹侧、腰骶侧进行艾灸，均含有调畅盆腔气机之意，而各有侧重。《妇人大全良方》指出："妇人以血为本"，《女科撮要》说："夫经水，阴血也，属冲任二脉主，上为乳汁，下为月水"。大"V"、小"V"取意VIP（Very Important Points，重要穴位），且与穴位分布形状相合，便于临床记忆操作。

11. 妇科小"V"灸

【穴方】次髎、长强。

【功效】调经清热，散寒除湿。

【主治】盆腔炎、痛经、月经不调、赤白带下、子宫脱垂、脱肛、痔疾、尿频遗尿等。

【方解】次髎穴意指膀胱经上部经脉下行的地部水液，至本穴后，由本穴的地部孔隙从地之天部流入地之地部。次髎穴位于盆、骶部，是冲、任、督脉会合之处，是支配盆腔内脏器官的神经血管会聚之所，可调节人一身的气血。艾灸次髎穴对于女性宫寒不孕效果好。督脉起于胞中，贯脊属肾，为阳脉之海，长强穴属督脉，位于督脉之端，通

于任脉，可调和阴阳，行气通督，调经止痛。与次髎穴相配，治疗盆腔炎、痛经等疾病。

【按语】本方与妇科大"V"灸方可以交替使用，共同调理月经失调、围绝经期综合征、带下病等。

12. 妇科调经灸

【穴方】照海、三阴交、血海。

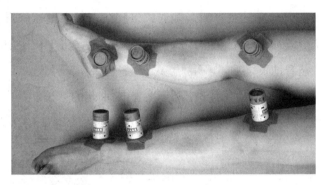

图 3-11　妇科调经灸

【功效】益气养血，补肾调经。

【主治】月经不调、闭经、更年期综合征等。

【方解】肾为天癸之源，肾气盛则天癸至，月事以时下。肾为气血之根，女子月经的排泄以气血为物质基础，受肾的封藏功能的调节。照海穴为肾经穴位，偏于滋补肾阴，艾灸照海可以起到补益肾精的作用，用于治疗各种肾精不足或亏虚之证。血海、三阴交均属脾经，且三阴交还与肝、肾二经交会，可健脾摄血、补肝益肾，为妇科调经理血要穴。三穴相配，可以补肾健脾，活血通经。

【按语】本方操作简便，对于血瘀、血虚型的月经不调疗效好。

13. 小儿益智助长灸

【穴方】百会、身柱、脾俞、肾俞。

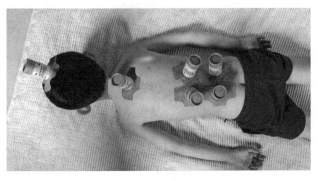

图 3-12　小儿益智助长灸

【功效】益智助长。

【主治】小儿发育迟缓，生长缓慢。

【方解】百会为手足三阳之会，内络于脑，可宁心安神，健脑益智。身柱位于督脉，为全身支柱之意，穴位上接巅顶，下通背腰，平齐两肩，居冲要之地，而又梁柱之用也。背俞穴是五脏六腑之气输注于背部的腧穴，临床常用于扶正补虚，脾俞、肾俞均为背俞穴，位于足太阳膀胱经第一侧线，以脾俞、肾俞健运脾胃化生气血，肾俞加强元气推动之力，与督脉之百会合用既属上下相配，又可平衡阴阳。四穴共奏通督调神、健脾益肾、益智助长之功。

【按语】"五迟""五软"为儿科难治疾病，影响小儿的生长发育，使用本方艾灸先后天同补，以百会、身柱升提一身之阳气，对于小儿的发育不良有较好的效果。

14. 壮膝六穴灸

【穴方】内膝眼、犊鼻（外膝眼）、阴陵泉、阳陵泉、血海、膝阳关。

【功效】活血散寒，温经通络。

【主治】膝骨关节炎。

【方解】膝骨关节炎在中医学中多称之为"痹证"。《素问·痹论》云："所谓痹者，各以其时，重感于风寒之气也。"本病多因风寒湿之邪痹阻于膝部，寒凝湿瘀，经脉不通而致。本方主要为局部取穴，内膝眼、犊鼻为百笑灸法治疗膝骨关节炎的主穴。犊鼻为阳明经穴，为足阳明脉气所发。《灵枢·经脉》云："胃，足阳明也，是主血所生病者，膝膑肿痛。"说明足阳明胃经腧穴善于治疗膝关节疾病，而犊鼻穴具有通经活络的作用，善于治疗膝痛、

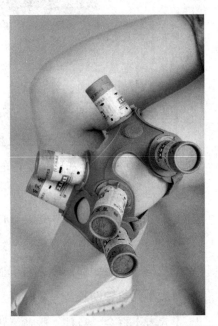

图 3-13 壮膝六穴灸

麻木、屈伸不利、脚气。艾灸犊鼻可以活血通络，温经散寒。《针灸资生经》云："犊鼻、髀关、阳陵泉主膝不仁，宜灸环跳、风市、犊鼻、膝关、三里、绝骨等穴。"内膝眼、犊鼻、血海、膝阳关、阴陵泉、阳陵泉分别位于膝关节的两侧、上下，为足阳明胃经、足太阴脾经、足少阳胆经的穴位，诸穴相配，艾灸以温经活血，通络止痛。

【按语】赵百孝教授在临证之时，以特制的固灸环带将 6 个灸盒进行固定，便于临床操作。

15. 宽胸理气灸

【穴方】膻中、内关、足三里。

【功效】宽胸理气。

【主治】哮喘、咳嗽、心痛、胸闷等肺气不降，或胸中气滞之证。

【方解】膻中是任脉位于胸部的腧穴，乃心包络之募穴，又是宗气聚会之处，为气之会穴，具有调畅全身气机、宽胸理气、降逆祛痰的作用。内关为手厥阴之络穴，通于阴维脉，通畅心络，宁心安神。足三里为足阳明之合穴，阳明经多气多血，艾灸足三里可补益气血，调畅三焦。本组穴位重在调畅气血，调和营卫。三穴相配，能调畅气机、补血养阴、通畅心络、宁心安神。

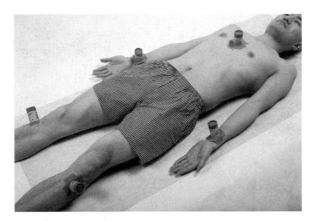

图 3-14　宽胸理气灸

16. 和降肺胃灸

【穴方】天突、中脘、足三里。

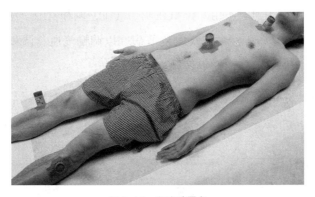

图 3-15　和降肺胃灸

【功效】和降肺胃。

【主治】咳嗽、呃逆等肺胃气逆之虚寒证。

【方解】中脘、足三里调畅中焦气机，天突位于胸骨上窝中央，功可宣通肺气，消痰止咳，三穴合用宣降肺气，降胃中逆气。

【按语】对于因虚寒所致的呃逆不止的患者，急慢性均有良效。

17. 祛风止痒灸

【穴方】血海、曲池、足三里、三阴交。

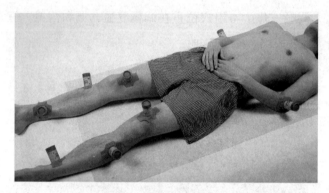

图 3-16　祛风止痒灸

【功效】调和气血。

【主治】荨麻疹、神经性皮炎、慢性湿疹、皮肤瘙痒等气血不和、营卫失调之证。

【方解】曲池、足三里分别为手足阳明之合穴，阳明经多气多血，二穴合用以调畅气血。曲池为大肠经合穴，肺与大肠相表里，故曲池又可调整肺卫功能。血海属脾经，为足太阴脉气所发，气血归聚之海，与曲池合用可调和营卫，清热活血。三阴交为足三阴经交会穴，亦可调阴血。本组穴位重在调畅气血，调和营卫。

【按语】对于荨麻疹、神经性皮炎等皮肤病，以调畅气血、调和营卫之法治疗，取穴多取阳明经经穴与血海、三阴交等调阴血之穴合用。

第四章
百笑灸法常用穴位及功能主治

一、手太阴肺经

1. 中府

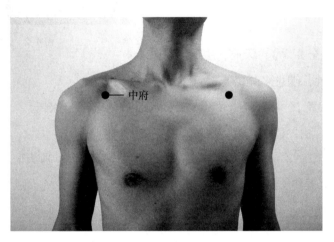

图 4-1　中府穴

【定位】胸骨中线旁开 6 寸，第 1 肋间隙外侧。

【功能】宣肺利气，止咳平喘。

【主治】咳嗽、气喘、胸满痛等肺部病症；寒热皮痛；肩背痛；腹胀、消化不良、水肿等。

【古代文献】

（1）《备急千金要方》：奔豚上下，腹中与腰相引痛，灸中府百壮，穴在乳上三肋间。上气咳逆，短气，气满食不下，灸肺募五十壮。

（2）《针灸甲乙经》：肺系急，胸中痛，恶寒，胸满悒悒然，善呕胆，胸中热，喘，逆气，气相追逐，多浊唾，不得息，肩背风，汗出，面、腹肿，膈中食噎，不下食，喉痹，肩息肺胀，皮肤骨痛，寒热烦满，中府主之。

【按语】本穴为肺之募穴，是治疗肺部疾患的重要穴位。

2. 天府

【定位】臂内侧面，腋前纹头下3寸，肱二头肌桡侧缘凹陷处，当腋前纹头与肘横纹尺侧端连线上1/3折点的外方。

【简便取穴】臂向前平举，俯头鼻尖接触上臂侧处是穴。

【功能】清宣肺气，清热凉血。

【主治】咳嗽、气喘、鼻衄等肺系病症；瘿气；上臂痛。

【古代文献】

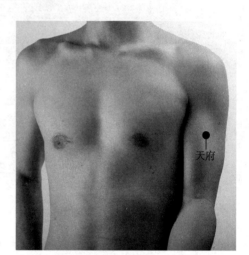

图4-2 天府穴

（1）《备急千金要方》：天府，主身胀逆息不得卧，风汗身肿，喘息多唾。

（2）《针灸大成》：主暴痹，口鼻衄血，中风邪，泣出，喜忘，飞尸恶疰，鬼语，喘息，寒热疟，目眩，远视眩眩，瘿气。

（3）《灵枢·寒热病》：暴瘅内逆，肝肺相搏，血溢鼻口，取天府。

【按语】多本古代文献如《针灸甲乙经》《针灸铜人》《针灸大成》记载本穴禁灸，但现代多不遵从禁灸之说。

3. 尺泽

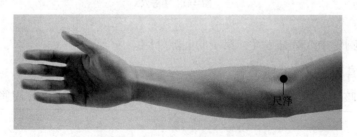

图4-3 尺泽穴

【定位】在肘横纹中，肱二头肌腱桡侧凹陷处，微屈肘取穴。

【功能】清肺泻热，降逆利水。

【主治】咳嗽、气喘、咳血、咽喉肿痛等肺系实热性病症；肘臂挛痛、急性吐泻、中暑、小儿惊风等急症。

【古代文献】

（1）《针灸甲乙经》：振寒瘈疭，手不伸，咳嗽唾浊，气膈善呕，鼓颔不得汗，烦满身痛，因为疿䵷，尺泽主之。

（2）《针灸资生经》：呕吐上气，灸尺泽，不三则七壮。气走咽喉，不能言，喉肿，胸胁支满，灸尺泽百壮。

（3）《医学纲目》：小儿慢惊风，灸尺泽二穴（各七壮，在肘横纹内正中，炷如小麦大）。

（4）《灵光赋》：吐血定喘补尺泽。

【按语】本穴为疏通上肢经筋之主穴，对肺脏疾病有良性调节作用。鼻气通于天，肺开窍于鼻，可治疗过敏性鼻炎。

4. 孔最

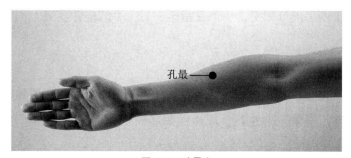

图 4-4　孔最穴

【定位】在前臂掌面桡侧，在尺泽与太渊连线上，腕横纹上 7 寸。

【功能】润肺止血，解表清热。

【主治】咳血、咳嗽、气喘、咽喉肿痛等肺系病症；肘臂挛痛。

【古代文献】

（1）《针灸大成》：主热病汗不出，咳逆，肘臂厥痛屈伸难，手不及头，指不握，吐血，失音，咽肿头痛。

（2）《铜人腧穴针灸图经》：治热病汗不出，此穴可灸三壮即汗出；咳逆，臂厥痛，针三分，灸五壮。

【按语】肺经郄穴。主管所有毛孔、孔洞。为治疗流鼻血、痔疮以及急性咳嗽、急性咽喉痛等急性病的要穴。

5. 列缺

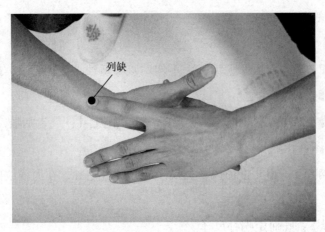

图 4-5　列缺穴

【定位】前臂桡侧缘，桡骨茎突上方，腕横纹上 1.5 寸处，当肱桡肌与拇长展肌腱之间。

【简便取穴】两手虎口相交，一手食指压在另一手的桡骨茎突上，食指尖端到达的凹陷处即为此穴。

【功能】宣肺解表，通经活络，通调任脉。

【主治】伤风外感、咳嗽、气喘、咽喉肿痛等肺系病症；头痛项强、口眼歪斜、齿痛等头项部疾患；遗尿、小便热、尿血、阴茎痛；掌中热、上肢不遂、手腕无力或疼痛。

【古代文献】

（1）《针灸甲乙经》：热病先手臂瘈疭，唇口聚，鼻张，目下汗出如转珠，两乳下三寸坚，胁下满悸，列缺主之。

（2）《四总穴歌》：头项寻列缺。

（3）《灵光赋》：偏正头痛泻列缺。

（4）《备急千金要方》：男子阴中疼痛，溺血精出，灸列缺五十壮。

【按语】本穴为肺经的络穴，通于任脉，具有疏卫解表、宣肺利气和宣畅精气的作用，为治疗肺、喉、鼻、头项、面部疾患和肺经、大肠经体表循行通路上病变的常用穴。

6. 太渊

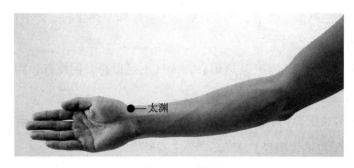

图 4-6 太渊穴

【定位】掌侧腕横纹上，桡动脉搏动处。

【功能】止咳化痰，扶正祛邪，通调血脉。

【主治】咳嗽、气喘等肺系疾患，无脉症，腕臂痛。

【古代文献】

（1）《针灸大成》：主胸痹逆气，善哕，呕饮食，咳嗽，烦闷不得眠，肺胀膨，臂内廉痛，目生白翳，眼痛赤，乍寒乍热，缺盆中引痛，掌中热，数欠，肩背痛寒，喘不得息，噫气上逆，心痛，脉涩，咯血呕血，振寒，咽干，狂言，口僻，溺色变，卒遗矢无度。

（2）《针灸甲乙经》：咳逆烦闷不得卧，胸中满，喘不得息，背痛，太渊主之。

【按语】①本穴为肺经原穴，脉之会穴，且为大补穴。②不宜瘢痕灸。

7. 鱼际

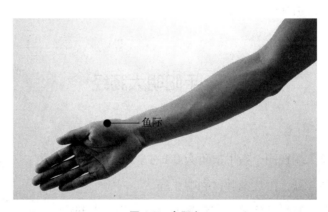

图 4-7 鱼际穴

【定位】第 1 掌骨桡侧中点，赤白肉际处。

【简便取穴】微握掌，腕关节稍向下屈，于第 1 掌骨中点赤白肉际处即本穴。

【功能】清肺利咽，疏风泄热。

【主治】咳嗽、咳血、咽干、咽喉肿痛、失音等肺系热性病症；小儿疳积。

【古代文献】

（1）《针灸甲乙经》：寒厥及热烦心，少气不足以息，阴湿痒，腹痛不可以食饮，肘挛支满，喉中焦干渴，鱼际主之。

（2）《灵枢·经脉》：胃中寒，手鱼之络多青矣；胃中有热，鱼际络赤。

【按语】鱼际为手太阴经之荥穴，"荥主身热"，故鱼际多用于治疗肺经、肺脏之实热证。

8.少商

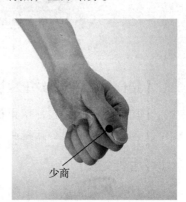

图4-8　少商穴

【定位】拇指桡侧指甲根角旁0.1寸。

【功能】清热利咽，苏厥救逆。

【主治】咽喉肿痛、鼻衄、高热、昏迷等肺系实热证；癫狂。

【古代文献】

（1）《针灸甲乙经》：疟，寒厥及热厥，烦心善哕，心满而汗出，刺少商出血，立已。

（2）《针灸大成》：主颔肿喉闭，烦心善哕，心下满，汗出而寒，咳逆，疟疾振寒，腹满，唾沫，唇干引饮，食不下，膨膨，手挛指痛，掌热，寒栗鼓颔，喉中鸣，小儿乳蛾。

【按语】本穴为治疗咽喉疾患的要穴。

二、手阳明大肠经

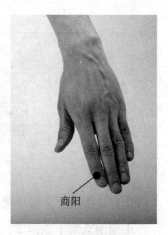

图4-9　商阳穴

1.商阳

【定位】食指末端桡侧，指甲根角旁0.1寸。

【功能】开窍苏厥，泻热消肿，利咽止痛。

【主治】齿痛、咽喉肿痛等五官疾患；热病、昏迷等热证、急症。

【古代文献】

（1）《素问·缪刺论》：邪客于手阳明之络，令人气满胸中，喘息而支肤，胸中热，刺手大指次指爪甲上，去端如韭叶各一痏，左取右，右取左，如食顷已。

（2）《针灸甲乙经》：耳中生风，耳鸣耳聋时不闻，商阳主之。

（3）《针灸大成》：主胸中气满，喘咳支肿，热病汗不出，耳鸣聋，寒热疬疟，口干，颐颔肿，齿痛，恶寒，肩背急相引缺盆中痛，目青盲，灸三壮，左取右，右取左，如食顷立已。

【按语】①商阳为手阳明大肠经的井穴，"井主心下满"，故商阳可以治疗神志病。②不宜瘢痕灸。

2. 三间

【定位】微握拳，在食指桡侧，第2掌指关节后凹陷处，即赤白肉际处。

【功能】清热通腑。

【主治】齿痛、咽喉肿痛等五官疾患；腹胀、肠鸣等肠腑病症；嗜睡。

【古代文献】

（1）《针灸甲乙经》：寒热，唇口干，喘息，目急痛，善惊，三间主之。多卧善唾，胸满肠鸣，三间主之。

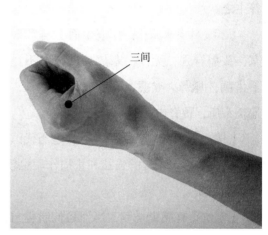

图4-10 三间穴

（2）《针灸大成》：主喉痹，咽中如梗，下齿龋痛，嗜卧，胸腹满，肠鸣洞泄，寒热疟，唇焦口干，气喘，目眦急痛，吐舌，戾颈，喜惊多唾，急食不通，伤寒气热，身寒结水。

【按语】①三间为手阳明大肠经的输穴，"输主体重节痛"，故三间可以治疗热证及神志病。②不宜瘢痕灸。

3. 合谷

【定位】在第一、二掌骨之间，当第二掌骨桡侧之中点处。

【简便取穴】①拇、食两指张开，以另一手的拇指关节横纹放在虎口上，当

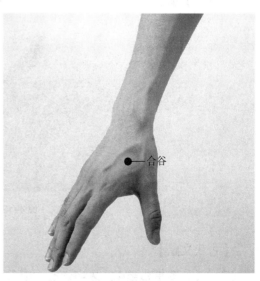

图4-11 合谷穴

虎口与第一、二掌骨结合部连线的中点。②拇、食指合拢，在肌肉的最高处即本穴。

【功能】疏风清热，开窍醒神，通经活络。

【主治】身热、头痛、眩晕、目赤肿痛、鼻衄鼻渊、咽喉肿痛、齿痛面肿、耳聋、失音、牙关紧闭、口眼歪斜、疳腮；发热、恶寒、咳嗽、无汗或多汗、疟疾；脘腹疼痛、呕吐、便秘、痢疾；小儿惊风、抽搐、癫狂、癫痫；痛经、闭经、滞产；瘾疹、皮肤瘙痒、疔疮、丹毒；肩臂疼痛、手指肿痛、麻木、半身不遂。

【古代文献】

（1）《针灸甲乙经》：痱痿，臂腕不用，唇吻不收，合谷主之。聋，耳中不通，合谷主之。

（2）《针灸大成》：疔疮生面上与口角，灸合谷。主伤寒大渴，脉浮在表，发热恶寒，头痛脊强，无汗，寒热疟，鼻衄不止，热病汗不出，目视不明，生白翳，头痛，下齿龋，耳聋，喉痹，面肿，唇吻不收，喑不能言，口噤不开，偏风，风疹，痂疥，偏正头痛，腰脊内引痛，小儿单乳鹅。

【按语】"面口合谷收"，本穴是历代医家公认的治疗头面、眼、目、鼻疾患的常用有效穴；另外，本穴的强壮和止痛作用也较为显著。

4.阳溪

【定位】在腕上桡侧，当拇短伸肌腱与拇长伸肌腱之间凹陷处；拇指上翘，在手腕桡侧，当两筋（拇长伸肌腱与拇短伸肌腱）之间，腕关节桡侧处取穴。

【功能】清热散风。

【主治】手腕痛；头痛、目赤肿痛、耳聋等头面五官疾患；风疹。

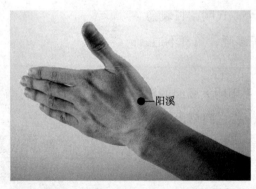

图4-12　阳溪穴

【古代文献】

（1）《针灸甲乙经》：热病烦心，瞤目，目痛泣出，厥逆头痛，胸满不得息，阳溪主之。

（2）《针灸资生经》：既而牙疼甚，有道人为之灸，屈手大指本节后陷中，灸三壮，初灸觉病牙痒，再灸觉牙有声，三壮痛止。

（3）《席弘赋》：牙痛腰痛并咽痹，二间阳溪疾怎逃。

【按语】大肠经的经穴，并且大肠经分支由此与下肢膀胱经相接，故可以治疗大肠经和下肢膀胱经的疾病。

5. 偏历

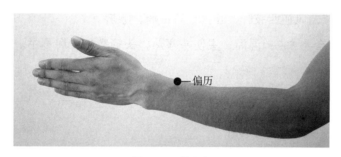

图4-13 偏历穴

【定位】屈肘，在阳溪穴与曲池穴连线上，腕横纹上3寸处。

【功能】祛风清热，通调水道。

【主治】耳鸣、鼻衄等五官疾患；手臂酸痛；腹部胀满，水肿。

【古代文献】

（1）《针灸大成》：主肩膊肘腕酸疼，瞤目䀮䀮，齿痛，鼻衄，寒热疟，癫疾多言，咽喉干，喉痹，耳鸣，风汗不出，利小便。实则龋聋，泻之，虚则齿寒痹膈，补之。

（2）《标幽赋》：刺偏历利小便，医大人水蛊。

【按语】为大肠经络穴，一络治两经，故偏历可治疗肺和大肠两经的疾病。

6. 温溜

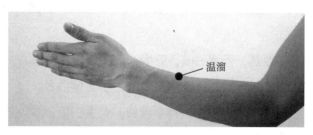

图4-14 温溜穴

【定位】屈肘，在阳溪穴与曲池穴连线上，腕横纹上5寸。

【功能】清热解毒，通调肠胃。

【主治】急性肠鸣、腹痛等肠腑病症；疔疮；头痛、面肿、咽喉肿痛等头面病症；肩背酸痛。

【古代文献】

（1）《针灸甲乙经》：肠鸣而痛，温溜主之。

（2）《针灸大成》：主肠鸣腹痛，伤寒哕逆噫，膈中气闭，寒热，头痛，喜笑，狂言，见鬼，吐涎沫，风逆四肢肿，吐舌，口舌痛，喉痹。

（3）《备急千金要方》：温溜，主伤寒寒热，头痛哕衄，肩不举。温溜，主疟，面赤肿。

【按语】大肠经的郄穴，可补阳气。

7. 手三里

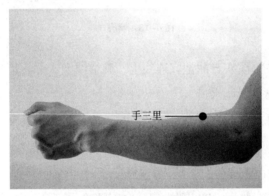

图4-15　手三里穴

【定位】在阳溪穴与曲池穴连线上，肘横纹下2寸处。

【功能】祛风通络，调气和中。

【主治】手臂无力、上肢不遂等上肢病症；腹痛、腹泻；齿痛、颊肿。

【古代文献】

（1）《医学纲目》：寒热，颈瘰，咳，呼吸，灸手三里，左取右，右取左。

（2）《针灸甲乙经》：肠腹时寒，腰痛不得卧，手三里主之。

（3）《灸法秘传》：偏风手麻不仁，拘挛难伸，灸手三里，亦灸腕骨。倘颊肿牙痛，灸风池；红肿牙痛灸手三里。

【按语】手三里是强壮穴，用艾灸法，每次灸5～10分钟，能显著增强免疫力。

8. 曲池

【定位】屈肘成直角，肘横纹外端凹陷处，当尺泽与肱骨外上髁连线中点。

【简便取穴】屈肘横纹尽头处，桡骨内侧。

【功能】祛风解表，清热利湿，疏经通络，宽中利节。

【主治】手臂痹痛、上肢不遂等上肢病症；热病，高血压，癫狂；腹痛、吐泻等肠胃病症；咽喉肿痛、齿痛、目赤肿痛等五官热性病症；瘾疹、湿疹等皮肤科、外科疾患。

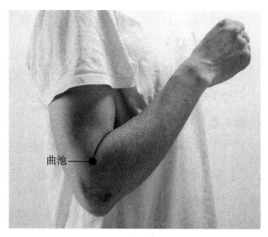

图 4-16 曲池穴

【古代文献】

（1）《针灸甲乙经》：胸中满，耳前痛，齿痛，目赤痛，颈肿，寒热，渴饮辄汗出，不饮则皮干热，曲池主之。目不明，腕急，身热惊狂，躄瘘痹，瘾疢，曲池主之。癫疾吐舌，曲池主之。

（2）《普济方·针灸》：治瘾疹痒痛方。灸曲池二穴，小儿随年壮。

（3）《针灸聚英》：疗生面上与口角，须灸合谷疮即落；若生手上灸曲池。

（4）《通玄指要赋》：但见两肘之拘挛，仗曲池而平扫。

【按语】①本穴是大肠经的合穴，合穴治脏腑，可治疗腹部的疾患，有通大便的功效。②老年人温和灸曲池可使眼睛明亮，牙齿坚固，配合灸足三里可以提高老年人的免疫力，预防疾病。

9. 肩髃

【定位】在肩峰前下方，当肩峰与肱骨大结节之间凹陷处；将上臂外展平举，肩关节部即可呈现出两个凹窝，前面一个凹窝中即为此穴；或者垂肩，当锁骨肩峰端前缘直下约2寸，当骨缝之间，手阳明大肠经的循行线上处取穴。

【简便取穴】手伸平后，肩部有两个凹窝，前面凹窝处就是肩髃。

【功能】疏经利节，祛风通络，理气化痰。

【主治】肩臂痛，上肢不遂，手臂挛痛，不

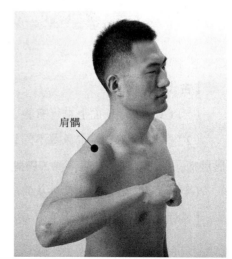

图 4-17 肩髃穴

能上举等肩关节及上肢病症；瘿气；乳痈等。

【古代文献】

（1）《针灸甲乙经》：肩中热，指臂痛，肩髃主之。

（2）《备急千金翼方》：肩髃主偏风，半身不遂，热风，头风，刺风，手不上头，捉物不得，挽弓不开，臂冷酸疼无力。

（3）《长桑君天星秘诀歌》：手臂挛痹取肩髃。

【按语】①肩髃穴为疏通上肢气血、治疗肩关节局部疾病的主穴；②肩髃穴易受风寒，要注意防寒保暖。

10. 迎香

【定位】鼻翼外缘中点旁，当鼻唇沟中。

【功能】疏散风热，通利鼻窍。

【主治】鼻塞，鼻衄，鼻渊；口眼歪斜，面痒，面浮肿；胆道蛔虫等病症。

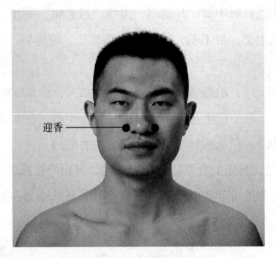

迎香

图 4-18　迎香穴

【古代文献】

（1）《百症赋》：面上虫行有验，迎香可取。

（2）《针灸大成》：主鼻塞不闻香臭，偏风口㖞，面痒浮肿，风动叶落，状如虫行，唇肿痛，喘息不利，鼻㖞多涕，鼽衄骨疮，鼻有息肉。

（3）《玉龙歌》：不闻香臭从何治，迎香二穴可堪功。

【按语】迎香对于治疗各种鼻病效果好。

三、足阳明胃经

1. 四白

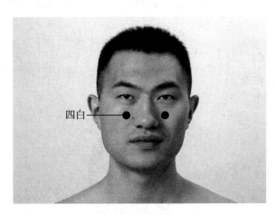

图 4-19 四白穴

【定位】在面部瞳孔直下，当眶下孔凹陷处。

【简便取穴】同身拇指横放在眼下，拇指指间关节横纹垂直正对瞳孔，横纹上端在眼眶下缘中点，横纹下端即本穴。

【功能】明目祛风。

【主治】目赤痛痒，迎风流泪，目翳，眼睑𥆧动，口眼㖞斜，头面疼痛。

【古代文献】

（1）《针灸甲乙经》：目痛口僻，戾目不明，四白主之。

（2）《针灸大成》：主头痛，目眩，目赤痛，僻泪不明，目痒，目肤翳，口㖞僻不能言。

【按语】眼部保健要穴。眼保健操中，有"揉四白穴"一节。

2. 巨髎

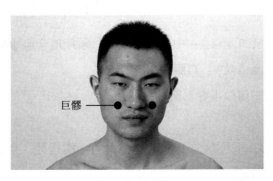

图 4-20 巨髎穴

【定位】在面部瞳孔直下，平鼻翼下缘处，当鼻唇沟外侧。

【功能】散风活络，消肿止痛。

【主治】口眼㖞斜，眼睑瞤动，鼻衄，齿痛，面痛。

【古代文献】

（1）《世医得效方》：青盲无所见，远视，目中淫肤白膜覆瞳子，巨髎主之，其穴在鼻孔下夹水沟旁。

（2）《针灸资生经》：巨髎、天窗，主颊肿痛。

【按语】面部宜温和灸。

3.地仓

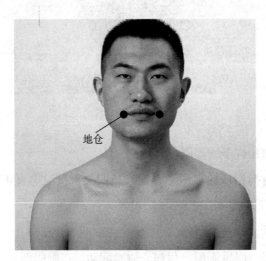

图4-21　地仓穴

【定位】在面部口角外侧，上直对瞳孔。

【简便取穴】口角向外旁开约0.4寸。

【功能】疏风行气，活络通经。

【主治】口眼㖞斜，口角瞤动，唇缓不收，齿痛，流泪。

【古代文献】

（1）《扁鹊神应针灸玉龙经》：中风口眼歪斜，须疗地仓连颊车。

（2）《十四经要穴主治歌》：口眼歪斜灸地仓。

【按语】对于口角歪斜效果好，面部宜温和灸。

4.颊车

【定位】在面颊部，下颌角前上方，耳下大约一横指处，当闭口咬紧牙时咬肌隆起、放松时按之有凹陷处取穴。

【功能】开关通络，疏风清热。

【主治】颊肿，口㖞，下牙痛，牙关紧急，张口困难。

【古代文献】

（1）《针灸甲乙经》：颊肿，口急，颊车痛，不可以嚼，颊车主之。

（2）《铜人腧穴针灸图经》：治牙关不开，口噤不语，失音，牙车疼痛，颔颊肿，颈强不得回顾。

【按语】颊车为治疗面部疾病的要穴。

5.下关

【定位】在面部耳前方，当颧弓与下颌切迹所形成的凹陷中。

【简便取穴】闭口，由耳屏向前循摸有一高骨，其下有一凹陷即本穴。

【功能】疏风清热，开闭镇痛。

【主治】牙关紧闭，下颌疼痛，齿痛，面痛，口眼㖞斜，耳鸣，耳聋。

【古代文献】

（1）《针灸甲乙经》：下关，在客主人下，耳前动脉下空下廉，合口有孔，张口即闭，足阳明少阳之会，刺入三分，留七呼，灸三壮。

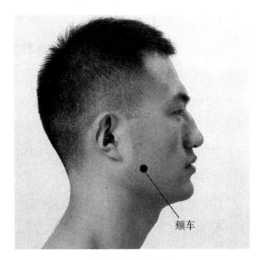

图4-22 颊车穴

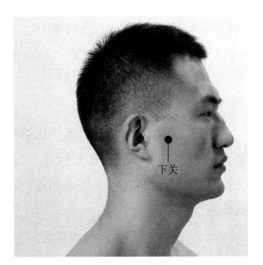

图4-23 下关穴

（2）《针灸甲乙经》：失欠，下齿龋，下牙痛，颇肿，下关主之。

（3）《类经图翼》：主治偏风口眼㖞斜，耳鸣耳聋，痛痒出脓，失欠牙关脱臼。

【按语】耳有脓时不可灸。

6.乳根

【定位】在胸部，乳头直下，乳房根部，第五肋间隙，距前正中线4寸。

【功能】降逆平喘，利肺消肿。

【主治】乳痈，乳汁少；胸痛；咳喘。

【古代文献】

（1）《十四经要穴主治歌》：膺肿乳痛灸乳根，小儿龟胸灸亦同。

（2）《黄帝明堂灸经》：乳根二穴，在乳下一寸六分陷者中，仰取之。灸五壮。主胸下满闷，臂肿及乳痛也。《华佗明堂》云：膈气不下食噎病。

【按语】本穴是治疗乳证的局部要穴。

7. 承满

【定位】在上腹部，当脐中上5寸，距前正中线2寸。

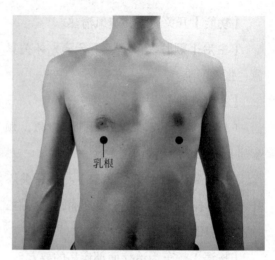

图4-24　乳根穴

【功能】和胃理气，除胀降逆。

【主治】胃痛，呕吐，腹胀，纳呆，吞酸，肠鸣，泄泻等。

【古代文献】

（1）《备急千金要方》：肠中雷鸣相逐，痢下，灸承满五十壮。

（2）《针灸甲乙经》：肠鸣相逐，不可倾侧，承满主之。

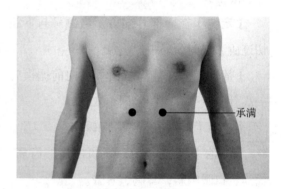

图4-25　承满穴

（3）《针灸大成》：主肠鸣腹胀，上气，喘逆，食欲不下，肩息，唾血。

（4）《黄帝明堂灸经》：承满二穴，在不容下一寸陷者中。灸三壮。主肠鸣腹胀，上喘气逆，及膈气唾血。

【按语】本穴为治疗各种胃病的常用穴。

8. 天枢

【定位】腹部，横平脐中，前正中线旁开2寸。

【功能】调理肠胃，理气化湿。

【主治】腹胀肠鸣，绕脐痛，便秘，泄泻，痢疾，月经不调，癥瘕，痛经，闭经。

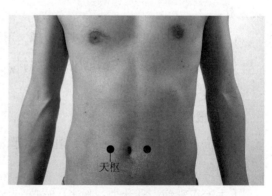

图4-26　天枢穴

【古代文献】

（1）《针灸甲乙经》：腹胀肠鸣，气上冲胸，不能久立，腹中痛濯濯。冬日重感于寒则泄，当脐而痛，肠胃间游气切痛，食不化，不嗜食，身肿，夹脐急，天枢主之。疟，振寒，热甚狂言，天枢主之。脐疝，绕脐而痛，时上冲心，天枢主之。气疝哕呕，面肿，奔豚，天枢主之。大肠胀者，天枢主之。阴疝，气疝，天枢主之。女子胞中痛，月水不依时休止，天枢主之。

（2）《针灸大成》：主奔豚，泄泻，胀疝，赤白痢，水痢不止，食不下，水肿腹胀肠鸣，上气冲胸，不能久立，久积冷气，绕脐切痛，时上冲心，烦满呕吐，霍乱，冬月感寒泄利，疟寒热狂言，伤寒饮水过多，腹胀气喘，妇人女子癥瘕，血结成块，漏下赤白，月事不时。

（3）《医学正传》：治霍乱吐泻不止，灸天枢、气海、中脘四穴，立愈。

【按语】本穴为大肠募穴，具有双向调节作用，可用于治疗各种肠胃疾病。

9. 水道

【定位】在下腹部，脐中下 3 寸，距前正中线 2 寸。

【功能】通利三焦。

【主治】小腹胀满，小便不利，痛经，不孕，疝气，便秘，肾炎，膀胱炎，睾丸炎。

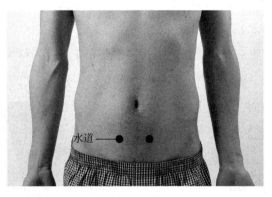

图 4-27 水道穴

【古代文献】

（1）《针灸甲乙经》：三焦约，大小便不通，水道主之。小腹胀满，痛引阴中，月水至则腰脊痛，胞中瘕，子门有寒，引髋髀，水道主之。

（2）《备急千金要方》：三焦、膀胱、肾中热气，灸水道随年壮。小腹胀满，痛引阴中，月水至则腰背痛，胞中瘕，子门寒，大小便不通，刺水道入二寸半，灸五壮。

【按语】本穴为下腹部理气利水的重要穴位。

10. 归来

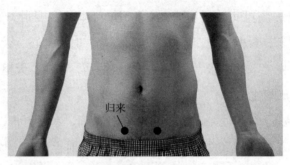

图 4-28　归来穴

【定位】在下腹部，脐中下 4 寸，距前正中线 2 寸。

【功能】平冲降逆，益气固脱。

【主治】小腹胀满，阴挺，月经不调，闭经，白带，疝气，腹痛。

【古代文献】

（1）《针灸甲乙经》：奔豚，卵上入，痛引茎，归来主之。女子阴中寒，归来主之。

（2）《针灸大成》：主小腹奔豚，卵上入腹，引茎中痛，七疝，妇人血脏积冷。

（3）《胜玉歌》：小肠气痛归来治。

（4）《备急千金要方》：妇人阴冷肿痛，灸归来三十壮。

【按语】本穴为下腹部理气散寒之要穴，主要用于男、妇科疾病。

11. 伏兔

【定位】在大腿前面，髂前上棘与髌底外侧端的连线上，髌底上 6 寸。

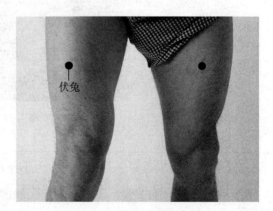

【功能】强腰益肾，疏风活络。

【主治】下肢不遂，腰膝冷痛。

【古代文献】

（1）《备急千金要方》：狂邪鬼语，灸伏兔百壮。

（2）《铜人腧穴针灸图经》：治风劳气逆，膝冷不得温。

图 4-29　伏兔穴

（3）《针灸甲乙经》：寒疝下至腹腠，膝腰痛如清水，大腹诸疝，按之至膝上，伏兔主之。

（4）《针灸大成》：主膝冷不得温，风劳痹逆，狂邪，手挛缩，身瘾疹，腹胀少气，头重，脚气，妇人八部诸疾。

【按语】伏兔为治疗下肢肌肉萎废不用的常用穴。

12. 梁丘

【定位】屈膝，在大腿前面，髂前上棘与髌底外侧端的连线上，髌底上2寸。

【简便取穴】当下肢用力蹬直时，髌骨外上缘上方可见一凹陷（股外直肌与股直肌之间结合部），该凹陷正中即此穴。

【功能】通经活络，和胃止痛。

【主治】急性胃痛，乳痈，膝关节肿痛，下肢不遂。

【古代文献】

（1）《针灸甲乙经》：大惊，乳痛，梁丘

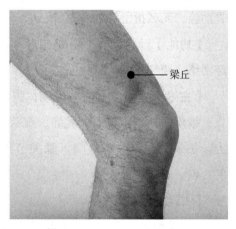

图4-30 梁丘穴

主之。胫苦苔痹，膝不能屈伸，不可以行，梁丘主之。

（2）《针灸大成》：主膝脚腰痛，冷痹不仁，跪难屈伸，足寒，大惊，乳肿痛。

【按语】梁丘为胃经郄穴，对于急性胃痛效果好。

13. 犊鼻

【定位】屈膝，在膝部，髌骨与髌韧带外侧凹陷中。

【功能】通经活络，散寒止痛。

【主治】膝关节肿痛，屈伸不利。

【古代文献】

（1）《针灸大成》：膝以下病，灸犊鼻、膝关、三里、阳陵。

（2）《针灸资生经》：予冬月膝亦酸疼，灸犊鼻而愈，以此见药与灸不可偏废也。若灸膝关、三里亦得。但按其穴酸疼，即是受病处，灸之不拘。

【按语】犊鼻，又名外膝眼，与内膝眼同为治疗

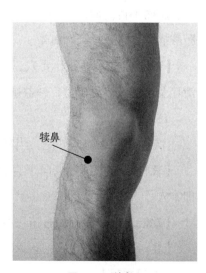

图4-31 犊鼻穴

膝骨关节炎的要穴。

14. 足三里

【定位】在小腿前外侧，当犊鼻下 3 寸，距胫骨前缘一横指。

【简便取穴】掌根置于膝盖上缘，掌心向下，中指放在胫骨前缘，无名指所对之处为足三里穴。

【功能】健脾和胃，消积化滞，扶正培元，疏风化湿，通经活络，调和气血。

【主治】胃痛，呕吐，噎膈，腹胀，肠鸣，泄泻，消化不良，痢疾，便秘，腹痛，乳痛，虚劳羸瘦，心悸气短，纳差乏力，头晕失眠，咳嗽气喘，膝关节疼痛，中风偏瘫，脚气水肿，癫狂。

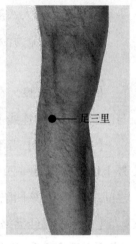

图 4-32　足三里穴

【古代文献】

（1）《外台秘要》：凡人年三十以上，若不灸三里，令人气上眼暗，所以三里下气也。

（2）《灸法秘传》：男子血损者，灸天枢。女子阴虚，灸足三里。

（3）《针灸大成》：主胃中寒，心腹胀满，肠鸣，脏气虚惫，真气不足，腹痛食不下，大便不通，心闷不已，卒心痛，腹有逆气上攻，腰痛不得俯仰，小肠气，水气蛊毒，鬼击，痃癖，四肢满，膝胻酸痛，目不明，产妇血晕。

【按语】本穴是强壮要穴，也是长寿要穴。对于急慢性胃病的治疗及增强人体免疫力、补益虚弱效果好。

15. 上巨虚

【定位】在小腿前外侧，当犊鼻下 6 寸，距胫骨前缘一横指。

【简便取穴】犊鼻穴向下直量两次四横指处，当胫、腓骨之间即本穴。

【功能】理脾和胃，通腑化滞，疏经调气，起痿缓挛。

【主治】肠痛，腹痛，肠鸣，便秘，泄泻，下肢痿痹，脚气。

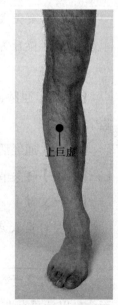

图 4-33　上巨虚穴

【古代文献】

（1）《备急千金要方》：骨髓冷疼，灸上廉七十壮。

（2）《灵枢·邪气脏腑病形》：大肠病者，肠中切痛而鸣濯濯。冬日重感于寒而泄，当脐而痛，不能久立，与胃同候，取巨虚上廉。

（3）《针灸大成》：主脏气不足，偏风脚气，腰腿手足不仁，脚胫酸痛屈伸难，不能久立，风水膝肿，骨髓冷疼，大肠冷，食不化，飧泄，劳瘵，夹脐腹两胁痛，肠中切痛雷鸣，气上冲胸，喘息不能行，不能久立，伤寒胃中热。

【按语】为大肠经的下合穴。

16. 丰隆

【定位】在小腿前外侧，当外踝尖上 8 寸，条口外 1 横指，距胫骨粗隆前缘二横指。

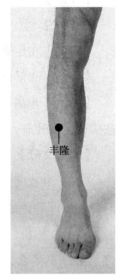

【简便取穴】犊鼻与外踝前缘平外踝尖处的连线中点，距胫骨前嵴约两横指处即本穴。

【功能】和胃化痰。

【主治】咳嗽，痰多，哮喘，癫狂，癫痫，头痛，眩晕，下肢不遂。

【古代文献】

（1）《黄帝明堂灸经》：丰隆二穴，在外踝上八寸陷者中。灸七壮，主厥逆胸痛，气刺不可忍，腹中如刀，大小便难，肢不收，身体倦怠，膝腿酸痛，屈伸难也。

图 4-34　丰隆穴

（2）《针灸甲乙经》：厥头痛，面浮肿，心烦，狂见鬼，善笑不休，发于外有所大喜，喉痹不能言，丰隆主之。

【按语】化痰要穴。

17. 内庭

【定位】在足背，当第 2、第 3 趾间，趾蹼缘后方赤白肉际处。

【功能】利泄湿热，理气镇痛。

【主治】上牙痛，咽喉肿痛，口喎，鼻衄，腹胀，便秘，胃痛，足背肿痛。

【古代文献】

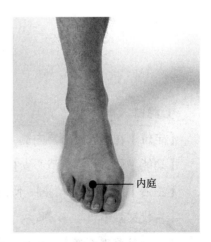

（1）《医学集成》：倘有四肢厥冷，宜灸内庭，又灸行间，不可误也。

（2）《医学纲目》：小儿疟久不愈，灸内庭（在

图 4-35　内庭穴

足大指次指外间陷中，各一壮）、大椎、百会（各随年壮）。

（3）《针灸甲乙经》：四厥，手足闷者，使人久持之，逆冷胫痛，腹胀皮痛，善伸数欠，恶人与木音，振寒，嗌中引外痛，热病汗不出，下齿痛，恶寒目急，喘满寒栗，龈口㖞僻，不嗜食，内庭主之。

【按语】本穴为足阳明胃经的荥穴，对于治疗胃火热盛证疗效好。

18. 厉兑

【定位】在足第2趾末节外侧，距趾甲角0.1寸。

【功能】和胃化痰，清热安神。

【主治】齿痛，口㖞，咽喉肿痛，鼻衄，癫狂，热病，足背肿痛。

【古代文献】

（1）《针灸甲乙经》：热病汗不出，鼽衄，眩时仆，面浮肿，足胫寒，不得卧，振寒，恶人与木音，喉痹，龋齿，恶风，鼻不利，多善惊，厉兑主之。疟，不嗜食，厉兑主之。寒，腹胀满，厉兑主之。

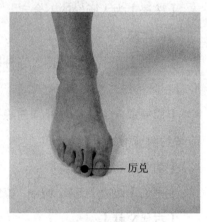

图 4-36　厉兑穴

（2）《铜人腧穴针灸图经》：治尸厥，口噤气绝，状如中恶，心腹胀满，热病汗不出，寒热疟，不嗜食，面肿，足胕寒，喉痹，齿龋，恶风，鼻不利，多惊，好卧。

（3）《神应经》：尸厥如死人及不知人事，灸厉兑三壮。

【按语】本穴为足阳明胃经的井穴。

四、足太阴脾经

1. 隐白

【定位】在足大趾末节内侧，距趾甲角0.1寸。

【功能】调血益脾，清心安神。

【主治】月经过多，崩漏，便血，尿血，腹胀，癫狂，惊风。

【古代文献】

（1）《针灸甲乙经》：气喘，热病，衄不止，烦心善悲，腹胀，逆息热气，足胫中寒，不得卧，气满胸中热，暴泄，仰息，足下寒，膈中闷，呕吐，不欲食饮，隐白主之。腹中有寒气，隐白主之。饮渴，身伏多唾，隐白主之。

（2）《针灸大成》：主腹胀，喘满不得安卧，呕吐食不下，胸中热，暴泄，衄血，尸厥不识人，足寒不能温，妇人月事过时不止。

【按语】本穴为脾经的井穴。

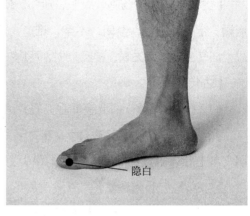

图 4-37　隐白穴

2. 公孙

【定位】在足内侧，第 1 跖骨基底部的前下方，赤白肉际处。

【简便取穴】由足大趾内侧后一关节（第一跖趾关节）往后用手推有一弓形骨，弓形骨后端下缘的凹陷。

【功能】健脾理气，化湿和胃。

【主治】胃痛、呕吐、腹痛、腹泻、痢疾等胃肠病症；心烦、失眠、狂证等神志病症；逆气里急、气上冲心（奔豚气）等病症。

【古代文献】

（1）《针灸甲乙经》：实则肠中切痛，厥，头面肿起，烦心，狂，多饮，虚则鼓胀，腹中气大满，热痛不嗜卧，霍乱，公孙主之。

（2）《医宗金鉴》：公孙主治痰壅膈，肠风下血积块疴，兼治妇人气蛊病，先补后泻自然瘥。

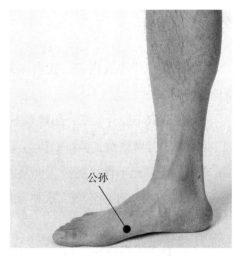

图 4-38　公孙穴

【按语】本穴可促进胃肠蠕动，治疗消化不良、腹胀的效果非常明显。

3. 三阴交

【定位】在小腿内侧，内踝尖上 3 寸，胫骨内侧缘后际。

【简便取穴】以手四指并拢，小指下边缘紧靠内踝尖上，食指上缘所在水平线与胫骨后缘的交点即本穴。

【功能】补血助运，通经调气，补益肝肾，平冲降逆。

【主治】腹痛，肠鸣，腹胀，泄泻，便溏，月经不调，崩漏，带下，阴挺，经闭，不孕，难产，遗精，阳痿，遗尿，疝气，足痿，失眠，神经衰弱，荨麻疹，神经性皮炎。

【古代文献】

（1）《眼病锦囊》：上睑低垂，轻症者灸三阴交。

（2）《圣济总录·针灸门》：霍乱若手足逆冷，灸三阴交各七壮，不愈加壮数，穴在内踝尖上三寸。

（3）《备急千金要方》：劳淋，灸足太阴百壮，在内踝上三寸，三报之。卵偏大入腹，灸三阴交随年壮。梦泄精，灸三阴交二七壮。

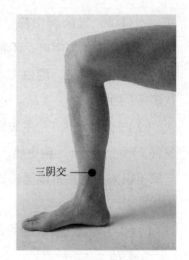

图4-39　三阴交穴

（4）《针灸甲乙经》：足下热痛，不能久坐，湿痹不能行，三阴交主之。飧泄，补三阴交。

【按语】三阴交为脾、肝、肾三经交会穴，可健脾摄血、补肝益肾，为妇科调经理血要穴。

4. 地机

【定位】位于小腿内侧，在内踝尖与阴陵泉连线上，阴陵泉穴下3寸。

【简便取穴】胫骨后缘，阴陵泉下四横指处即本穴。

【功能】健脾理血，调血固精。

【主治】月经不调、痛经、崩漏等妇科病症；腹痛、腹泻等脾胃病症；小便不利、水肿等脾不运化水湿病症。

【古代文献】

（1）《针灸甲乙经》：溏瘕，腹中痛，脏痹，地机主之。

（2）《铜人腧穴针灸图经》：治女子血瘕，按之如汤沃股内至膝，丈夫溏泄，腹胁气胀，水肿，腹坚，不嗜食，小便不利。

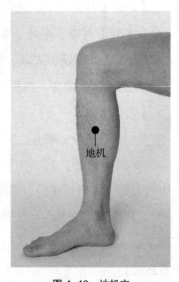

图4-40　地机穴

（3）《百症赋》：论妇人经事常改，自有地机血海。

【按语】地机穴为脾经之郄穴，是本经经气深聚的部位，具有较强的解痉止痛、行气活血之功。

5. 阴陵泉

【定位】小腿内侧，胫骨内侧髁后下方凹陷处。

【功能】健脾化湿，通利三焦。

【主治】腹胀、腹泻、水肿、黄疸、小便不利等脾不运化水湿病证；膝痛。

【古代文献】

（1）《备急千金翼方》：水肿不得卧，灸阴陵泉百壮。

（2）《针灸甲乙经》：腹中气盛，腹胀逆，不得卧，阴陵泉主之。肾腰痛不可俯仰，阴陵泉主之。溏泄，不化食，寒热不节，阴陵泉主之。妇人阴中痛，少腹坚急痛，阴陵泉主之。

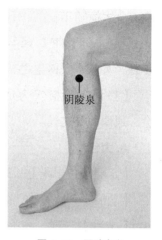

图 4-41　阴陵泉穴

【按语】本穴为脾经的合穴，善利水湿，故能治水肿、黄疸等病。

6. 血海

【定位】位于股前区，髌底内侧端上 2 寸，股内侧肌隆起处。

【简便取穴】①患者坐在椅子上，将腿绷直，在膝盖内侧会出现一个凹陷的地方，在凹陷的上方有一块隆起的肌肉，肌肉的顶端就是血海穴。②掌心盖住膝盖，大拇指所指处。

【功能】理血调经，祛风散湿。

【主治】妇科病，血热性皮肤病，膝股内侧痛。

【古代文献】

（1）《针灸甲乙经》：妇人漏下，若血闭不通，逆气胀，血海主之。

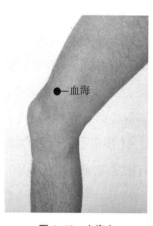

图 4-42　血海穴

（2）《类经图翼》：主治女子崩中漏下，月事不调，带下，逆气腹胀，先补后泻，又主肾脏风，两腿疮痒湿不可挡。

【按语】血海为气血汇集的地方。经常揉血海对血证、贫血、血瘀证等病证有治疗效果。

7. 大横

【定位】腹中部，距前正中线 4 寸，平脐。

【功能】温中理肠，宣通腑气。

【主治】脐周腹痛，泄泻痢疾，腹胀便秘，肠痈腹水。

【古代文献】

（1）《备急千金要方》：惊怖心忪，少力，灸大横五十壮。四肢不可举动，多汗洞痫，灸大横随年壮。

（2）《针灸甲乙经》：大风，逆气，多寒，善悲，大横主之。

【按语】大横穴为足太阴、阴维之会，通调两经之气。

8. 大包

【定位】腋中线上，第六肋间隙。

【功能】利胁宽胸，束骨强筋。

【主治】气喘，哮喘，胸闷，心内膜炎，胸膜炎，肋间神经痛，胸胁病；全身疼痛，四肢无力，食多身瘦。

【古代文献】

（1）《针灸大成》：主胸胁中痛，喘气，实则身尽痛，泻之；虚则百节皆纵，补之。

（2）《针灸甲乙经》：大气不得息，息即胸胁中痛，实则其身尽寒，虚则百节尽纵，大包主之。

【按语】大包穴为脾经的大络穴，能联系全身，运行输送气血，营养周身。

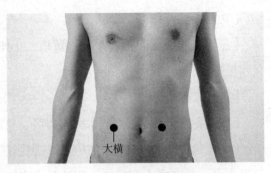

图 4-43　大横穴

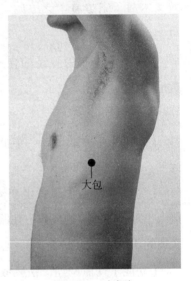

图 4-44　大包穴

五、手少阴心经

1. 少海

【定位】屈肘，当肘横纹内侧端与肱骨内上髁连线的中点处。

【简便取穴】屈肘，在肘横纹尺侧头陷凹中取穴。

【功能】益心安神，疏经调气。

【主治】心痛、癫病等心与神志病；肘臂挛痛，臂麻手颤，头项痛，腋胁痛，瘰疬等。

【古代文献】

（1）《针灸甲乙经》：疟，背膂振寒，项痛引肘腋，腰

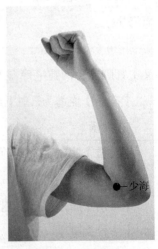

图 4-45　少海穴

痛引少腹，四肢不举，少海主之。

（2）《铜人腧穴针灸图经》：治寒热，齿龋痛，目眩，发狂，呕吐涎沫，项不得回顾，肘挛，腋胁下痛，四肢不得举。

（3）《席弘赋》：心疼手颤少海间。

【按语】少海穴为心经合穴，用于心系疾病和肘部病变的治疗。

2. 神门

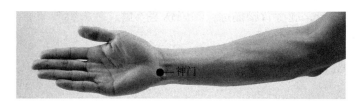

图 4-46　神门穴

【定位】腕横纹尺侧端，尺侧腕屈肌腱的桡侧凹陷处。

【功能】清心定志，和营安神。

【主治】心痛，心烦，惊悸，健忘，失眠，痴呆，癫狂病等心与神志病症；高血压，胸胁痛。

【古代文献】

（1）《铜人腧穴针灸图经》：治疟，心烦，甚欲得饮冷，恶寒则欲处温中，咽干，不嗜食，心痛，数噫，恐悸，少气不足，手臂寒，喘逆，身热，狂悲哭，呕血，上气，遗溺，大小人五痫。

（2）《通玄指要赋》：神门去心性之痴呆。

【按语】神门穴为心经原穴，对于心系病证疗效好。

六、手太阳小肠经

1. 后溪

【定位】在手掌尺侧，微握拳，当第5掌指关节后的远侧掌横纹头赤白肉际处。

【功能】清热宁心，祛风通络。

【主治】头项强痛，目赤，耳聋，咽喉肿痛，腰背痛，癫狂痫，疟疾，手指及肘臂挛痛。

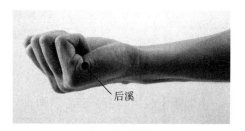

图 4-47　后溪穴

【古代文献】

（1）《拦江赋》：后溪专治督脉病，癫狂此穴治还轻。

（2）《肘后歌》：胁肋腿疼后溪妙。

（3）《玉龙歌》：时行疟疾最难禁，穴法由来未审明，若把后溪穴寻得，多加艾火即时轻。

（4）《针灸大成》：主头面项颈病，与申脉主客相应。手足拘挛战掉，中风不语痫癫，头痛眼肿泪涟涟，腿膝背腰痛遍，项强伤寒不解，牙齿腮肿喉咽，手麻足麻破伤牵，盗汗后溪先砭。

【按语】后溪通督脉，能治疗督脉的疾病。

2. 养老

【定位】在前臂背面尺侧，当尺骨小头近端桡侧凹陷中。

【功能】疏经通络，明目散风。

【主治】目视不明，肩、背、肘、臂酸痛，急性腰扭伤。

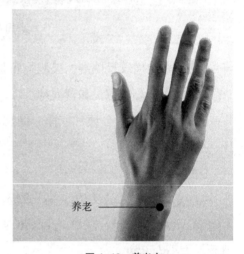

图 4-48　养老穴

【古代文献】

（1）《针灸甲乙经》：肩痛欲折，臑如拔，手不能自上下，养老主之。

（2）《扁鹊神应针灸玉龙经》：肩背强急，眼痛。

【按语】养老穴为小肠经的郄穴，对于本经循行部位的急症疗效较好。

3. 支正

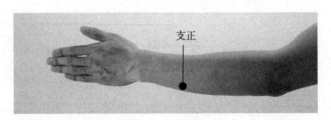

图 4-49　支正穴

【定位】屈肘俯掌位，在腕后 5 寸，当阳谷与小海的连线上取穴。

【功能】疏风解表，清心宁神。

【主治】头痛，目眩，热病，癫狂，项强，肘臂酸痛，扁平疣。

【古代文献】

（1）《针灸甲乙经》：振寒，寒热，颈项肿，实则肘挛，头项痛，狂易，虚则生疣，小者痂疥，支正主之。风疟，支正主之。

（2）《景岳全书》：正虚则血气不行，大则为疣，小则为痂疥之类，用灸法常效验。

（3）《医宗金鉴》：支正穴治七情郁，肘臂十指尽皆挛，兼治消渴饮不止，补泻分明自可安。

【按语】支正穴为小肠经络穴，对于治疗人体的赘生物疗效好。

4. 天宗

【定位】天宗穴位于肩胛部，当冈下窝中央凹陷处，与第四胸椎相平。

【简便取穴】垂臂，由肩胛冈下缘中点至肩胛下角作连线，上 1/3 与下 2/3 交点即本穴，用力按压时有明显酸痛感。

【功能】舒筋散风，行气宽胸。

【主治】肩胛疼痛，气喘，乳痈。

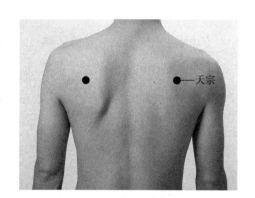

图 4-50　天宗穴

【古代文献】

（1）《针灸甲乙经》：肩重肘臂痛，不可举，天宗主之。

（2）《铜人腧穴针灸图经》：治肩胛痛，臂肘外后廉痛，颊颔肿。

【按语】天宗穴为治疗肩周炎的要穴。

七、足太阳膀胱经

1. 大杼

【定位】在第 1 胸椎棘突下，督脉旁开 1.5 寸处取穴。

【功能】散风清热，通经止痛，宣肺降逆。

【主治】头痛，项背痛，肩胛痛，咳嗽，发热，颈项强直，肩胛酸痛，骨性病变。

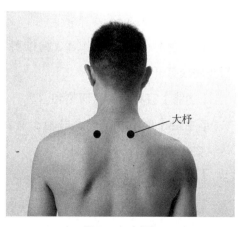

图 4-51　大杼穴

【古代文献】

（1）《针灸甲乙经》：颈项痛不可俯仰，头痛，振寒，瘭疯，气实则胁满，夹脊有寒气，热，汗不出，腰背痛，大杼主之。筋癫疾者，身卷挛急，脉大，刺项大经之大杼。

（2）《黄帝明堂灸经》：小儿斑疮入眼，灸大杼二穴，各一壮。

【按语】大杼穴为骨会，用于治疗骨性病变及局部病变。

2. 风门

【定位】在背部，当第2胸椎棘突下，旁开1.5寸。

【功能】祛风通络，宣肺清热。

【主治】伤风，咳嗽，发热头痛，项强，胸背痛。

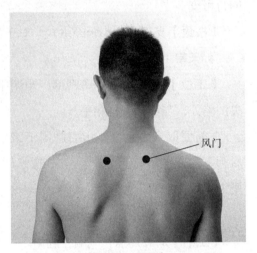

图4-52　风门穴

【古代文献】

（1）《类经图翼》：此穴能泻一身热气，常灸之，永无痈疽疮疥等患。

（2）《神农本草经》：伤风咳嗽，头痛鼻流清涕，可灸十四壮。治头疼风眩，鼻衄不止。

（3）《备急千金要方》：治诸风，灸风门二处，各七壮。

（4）《玉龙歌》：腠理不密咳嗽频，鼻流清涕气昏沉，须知喷嚏风门穴，咳嗽宜加艾火深。

【按语】风门穴为祛外风要穴，对于上半身，特别是驱除项背、肩背之风邪疗效好。

3. 肺俞

【定位】在背部，当第3胸椎棘突下，后正中线旁开1.5寸。

【功能】宣肺利气，清热和营。

【主治】咳嗽，气喘，吐血，骨蒸，潮热，盗汗，鼻塞。

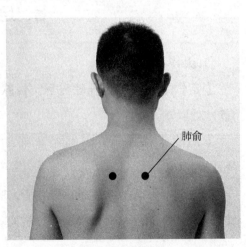

图4-53　肺俞穴

【古代文献】

（1）《备急千金要方》：喉痹，气逆咳嗽，口中涎唾，灸肺俞七壮，亦可随年壮，至百壮。

（2）《医宗金鉴》：肺俞内伤嗽吐红，兼灸肺痿与肺痈，小儿龟背亦堪灸，肺气舒通背自平。

【按语】肺俞穴是肺脏之气转输、输注之处，是治疗肺疾的重要腧穴。

4. 心俞

【定位】在背部，当第5胸椎棘突下，旁开 1.5 寸。

【功能】清心安神，通络宽胸。

【主治】心痛，惊悸，咳嗽，吐血，失眠，健忘，盗汗，梦遗，癫痫。

【古代文献】

（1）《普济方·针灸》：膈上逆气闷热。灸心俞二七壮。小儿减之。

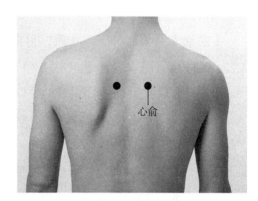

图 4-54 心俞穴

（2）《备急千金要方》：吐逆，呕不得食，灸心俞百壮。中风心急，灸心俞百壮，当权其缓急可也。

【按语】心俞穴为治疗心疾患的要穴。

5. 膈俞

【定位】在背部，当第7胸椎棘突下，旁开 1.5 寸。

【功能】宽胸和营，理脾降逆。

【主治】呕吐，呃逆，气喘，咳嗽，吐血，潮热，盗汗。

【古代文献】

（1）《针灸甲乙经》：凄凄振寒，数欠伸，膈俞主之。背痛恶寒，脊强俯仰难，食不下，呕吐多涎，膈俞主之。

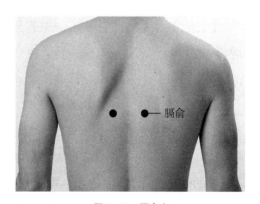

图 4-55 膈俞穴

（2）《类经图翼》：此血会也，诸血病者，皆宜灸之，如吐血衄血不已、虚损昏晕、血热妄行、心肺二经呕血、脏毒便血不止。

（3）《备急千金要方》：吐呕逆不得下食，今日食明日吐者，灸膈俞百壮。

【按语】膈俞穴为血会，适用于各种血证。膈俞与胆俞穴相配伍为"四花穴"。

6.肝俞

【定位】在背部，当第9胸椎棘突下，旁开1.5寸。

【功能】疏肝利胆，清热除湿，息风定志，清利头目。

【主治】黄疸，胁痛，吐血，目赤，目眩，雀目，癫狂痫，脊背痛。

【古代文献】

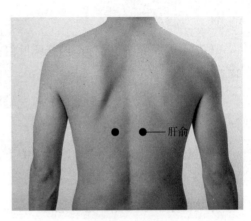

图4-56　肝俞穴

（1）《备急千金要方》：吐血，灸肝俞百壮。

（2）《备急千金要方》：肝虚目不明，灸肝俞二百壮。

（3）《诸病源候论》：肝中风，但踞坐，不得低头，若绕两目连额上，色微有青，唇青面黄者可治，急灸肝俞百壮。

【按语】肝俞穴为肝之背俞穴，对于各种肝脏疾病具有良性调节作用。

7.胆俞

【定位】在背部，当第10胸椎棘突下，旁开1.5寸。

【功能】泻肝胆，清湿热，宽胸膈，和脾胃。

【主治】黄疸，口苦，胁痛，肺痨，潮热。

【古代文献】

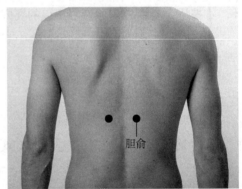

图4-57　胆俞穴

（1）《圣济总录》：病人体上黄绿色，胸中气满，或硬，不下饮食，此是胆黄。先烙胆俞、下脘穴，次烙手足心、并十指。次烙心俞、百会、神庭、风门穴，不瘥灸胆俞并后心百壮。

（2）《针灸甲乙经》：胸满呕无所出，口苦舌干，饮食不下，胆俞主之。

（3）《针灸大成》：主头痛，振寒汗不出，腋下肿胀，口苦舌干，咽痛干呕吐，骨蒸劳热食不下，目黄。

【按语】胆俞穴为胆之背俞穴，常用于治疗黄疸。

8.脾俞

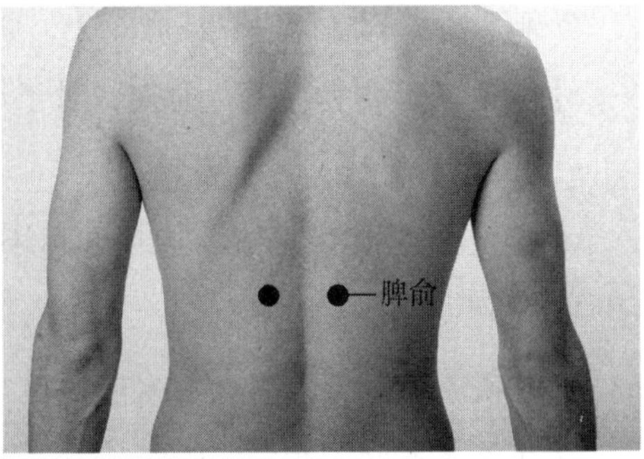

【定位】在背部，当第 11 胸椎棘突下，旁开 1.5 寸。

【功能】健脾化湿，理气和中。

【主治】腹胀，黄疸，呕吐，泄泻，痢疾，便血，水肿，背痛。

【古代文献】

（1）《备急千金要方》：虚劳，尿血，白浊，灸脾俞百壮。泄痢食不消，不作肌肤，灸脾俞，随年壮。

（2）《卫生宝鉴》：脾俞二穴治小儿胁下满，泻痢，体重，四肢不收，痃癖积聚，腹痛不嗜食，痎疟寒热，又治腹胀引背，食饮不多；渐渐黄瘦，灸十一椎下两旁相去各一寸五分七壮。小儿黄疸灸三壮。

（3）《针灸甲乙经》：腹中气胀，引脊痛，食饮多身羸瘦，名曰食晦，先取脾俞，后取季肋。大肠转气、按之如覆杯，热引胃痛，脾气寒，四肢急，烦不嗜食，脾俞主之。黄瘅善欠，胁下满欲吐，脾俞主之。

【按语】脾俞穴为脾之背俞穴，对于治疗脾胃系统疾病疗效好。

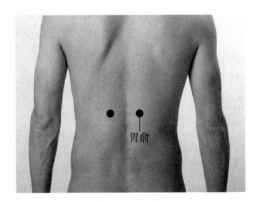

图 4-58 脾俞穴

9.胃俞

【定位】在背部，当第 12 胸椎棘突下，旁开 1.5 寸。

【功能】调中和胃，理气消滞。

【主治】胃脘痛，食少，反胃，呕吐，脘腹胀满，肠鸣，噎膈，完谷不化，小儿消化不良，胃下垂。

【古代文献】

（1）《针灸甲乙经》：胃中寒胀，食多身体羸瘦，腹中满而鸣，腹膜风厥，胸胁支满，呕吐，脊急痛，筋挛，食不下，胃俞主之。

（2）《针灸资生经》：胃俞、脾俞治腹痛不嗜食。胃俞、肾俞主胃中寒胀，食多身瘦。

（3）《十四经要穴主治歌》：胃俞主治黄疸病，食毕头目即眩晕，疟疾善饥不能食，艾火多加自可瘥。

图 4-59 胃俞穴

（4）《百症赋》：胃冷食而难化，魂门、胃俞堪责。

【按语】胃俞为胃之背俞穴，对于治疗脾胃系统疾病疗效好，尤其是阳虚证。

10. 三焦俞

【定位】在腰部，当第1腰椎棘突下，旁开1.5寸处。

【功能】通利三焦，利湿健脾。

【主治】肠鸣，腹胀，呕吐，泄泻，痢疾，水肿，腰背强痛。

【古代文献】

（1）《针灸甲乙经》：头痛食不下，肠鸣，腹胀，欲呕，时泄注，三焦俞主之。

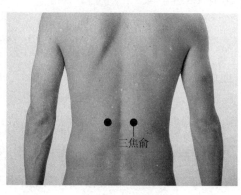

图4-60　三焦俞穴

（2）《类经图翼》：少腹坚大如盘盂，胸腹胀满，饮食不消，妇人聚瘦瘕，灸三焦俞百壮，三报之，仍灸气海百壮。

（3）《普济方·针灸》：治虚劳腰脊冷疼、溺多白浊，穴灸脾募百壮，又灸三焦俞百壮，又灸章门百壮。

【按语】三焦俞对于调节水液代谢效果较好。

11. 肾俞

【定位】在腰部，当第2腰椎棘突下，旁开1.5寸处。

【功能】益肾气，强腰脊，利水湿，充耳目。

【主治】肠鸣，腹胀，呕吐，泄泻，痢疾，水肿，腰背强痛。

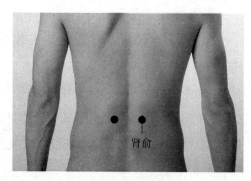

图4-61　肾俞穴

【古代文献】

（1）《针灸甲乙经》：寒热，食多身羸瘦，两胁引痛，心下贲痛，心如悬，下引脐，少腹急痛，热，面黑，目䀮䀮，久喘咳，少气，溺浊赤，肾俞主之。骨寒热溲难，肾俞主之。

（2）《玉龙歌》：肾弱腰痛不可当，施为行止甚非常，若知肾俞二穴处，艾火频加体自康。

（3）《备急千金要方》：治肾寒方，灸肾俞百壮。

【按语】肾俞穴为肾的背俞穴，长于补益肾气，为治疗肾性疾病的重要穴位。

12. 气海俞

【定位】在腰部，当第 3 腰椎棘突下，旁开 1.5 寸处。

【功能】强腰通络，散风活血。

【主治】肠鸣腹胀，痔漏，痛经。

【古代文献】

《针灸大成》：气海俞，十五椎下两旁相去脊各一寸五分。主腰痛痔漏。针三分，灸五壮。

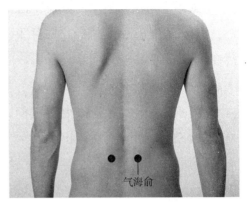

图 4-62 气海俞穴

【按语】用于治疗腰腹部疾病。

13. 大肠俞

【定位】在腰部，当第 4 腰椎棘突下，旁开 1.5 寸。

【简便取穴】髂棘最高点的连线与脊柱之交点即为第四腰椎棘突下，由此向双侧各旁开两横指（食、中指）处即本穴。

【功能】调肠腑，化积滞，舒经络，利腰膝。

【主治】腹胀，泄泻，便秘，腰痛。

【古代文献】

（1）《备急千金要方》：大肠中风者，卧而肠鸣不止，灸大肠俞百壮，可服续命汤。

（2）《医宗金鉴》：大肠俞治腰脊疼，大小便难此可通，兼治泄泻痢疾病，先补后泄要分明。

【按语】大肠俞对于治疗腰椎间盘病变所致坐骨神经痛疗效好。

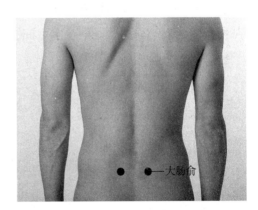

图 4-63 大肠俞穴

14. 小肠俞

【定位】第 1 骶椎棘突下，旁开 1.5 寸，约平第 1 骶后孔。

【简便取穴】俯卧位，先摸髂后上嵴内缘，其与背脊正中线之间为第一骶后孔，平齐该孔的椎体为第一骶椎，由此向双侧各旁开两横指（食、中指）处即本穴。

【功能】调理肠腑，清利湿浊。

【主治】遗精，遗尿，尿血，白带，泄泻，痢疾，疝气，腰腿痛，小腹肿胀，小腹疼痛，脚部肿胀，夜尿症等。

【古代文献】

（1）《备急千金要方》：泄注五痢，便脓血，重下腹痛，灸小肠俞百壮。

（2）《针灸资生经》：膀胱三焦津液少，大小肠寒热，或三焦寒热，灸小肠俞五十壮。

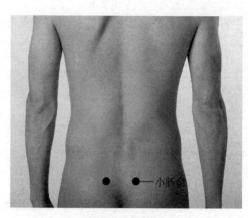

图4-64 小肠俞穴

（3）《普济方·针灸》：治腰脊痛，灸小肠俞五十壮。

【按语】为小肠背俞穴，主要治疗肠道病变及局部症状。

15. 次髎

【定位】在骶部，适对第2骶后孔。

【简便取穴】俯卧位，骨盆后面，从髂棘最高点向内下方角两侧循摸一高骨凸起，为髂后上嵴，与之平齐，骨正中突起处为第一骶椎，髂后上嵴与第二骶椎棘突之间，即第二骶后孔，为次髎穴。

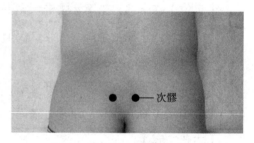

图4-65　次髎穴

【功能】强腰膝，调经血。

【主治】疝气，月经不调，痛经，带下，小便不利，遗精，腰痛，下肢痿痹。

【古代文献】

（1）《针灸甲乙经》：腰痛怏怏不可以俯仰，腰以下至足不仁，入脊腰背寒，次髎主之。

（2）《针灸资生经》：次髎、胞肓、承筋，主腰脊痛恶寒。

【按语】本穴对于治疗妇科疾病、盆腔炎等盆腔疾病疗效好。

16. 委中

【定位】腘横纹中点，当股二头肌肌腱与半腱肌肌腱的中间。

【功能】舒筋通络，凉血泻热，强壮腰膝。

【主治】腰痛，下肢痿痹，腹痛，吐泻，小便不利，遗尿，丹毒。

【古代文献】

（1）《灵枢·邪气脏腑病形》：膀胱病者，小腹偏肿而痛，以手按之，即欲小便而不得，肩上热，若脉陷，及足小趾外廉及胫踝后皆热，若脉陷，取委中央。

（2）《外台秘要》：若从头至连背痛，寒热如疟，及腰痛者，灸委中，头项背痛，随身痛即灸，不在正穴也。

（3）《卫生易简方》：治疼甚不可抬举者，令倚物立定，灸委中穴三壮。

【按语】"腰背委中求"，本穴为治疗腰痛的经验要穴。

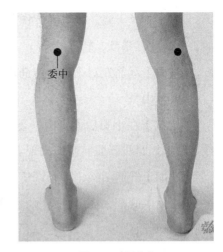

图 4-66 委中穴

17. 秩边

【定位】平第4骶后孔，骶正中嵴旁开3寸。

【功能】舒筋通络，强健腰膝。

【主治】小便不利，大便难，阴痛，痔疾，腰腿痛，下肢痿痹，膀胱炎，睾丸炎，痔疮，坐骨神经痛。

【古代文献】

《针灸甲乙经》：腰痛骶寒，俯仰急难，阴痛下重，不得小便，秩边主之。

【按语】秩边穴对于治疗腰骶部病变疗效好。

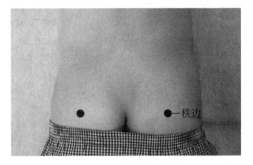

图 4-67 秩边穴

18. 承筋

【定位】在小腿后面，当委中与承山的连线上，腓肠肌肌腹中央，委中下5寸。

【功能】舒筋活络，调肠提肛。

【主治】痔疾，霍乱转筋，腰背拘急，小腿痛，腓肠肌痉挛，坐骨神经痛。

【古代文献】

（1）《外台秘要》：又疗霍乱转筋不止，渐欲入腹，凡转筋能杀人，起死之法，无过于灸，灸法唯三处要穴第一承筋穴，在股下际取穴法。

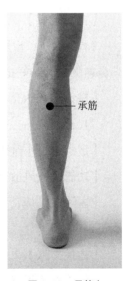

图 4-68 承筋穴

（2）《针灸大成》：主腰背拘急，大便秘，腋肿，痔疮，胫痹不仁，腨酸，脚急跟痛，鼻衄衄，霍乱，转筋。

【按语】承筋穴对于治疗转筋疗效好。

19. 承山

【定位】在小腿后面正中，委中与昆仑之间，伸直小腿或足跟上提时腓肠肌肌腹下出现尖角凹陷处。

【功能】舒筋活络，理肠调痔。

【主治】腹痛，疝气，痔疾，便秘，腰背痛，腿痛转筋，脱肛，腓肠肌痉挛，坐骨神经痛。

【古代文献】

（1）《针灸甲乙经》：衄衄，腰脊痛，脚腨酸重，战栗不能久立，腨如裂，脚跟急痛，足挛引少腹痛，喉咽痛，大便难，腹胀，承山主之。

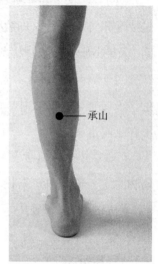

图 4-69　承山穴

（2）《外科大成》：若大解则鲜血如箭，不问粪前粪后，宜灸承山穴。

【按语】本穴对于治疗腰腿痛、痔疾疗效较好。

20. 申脉

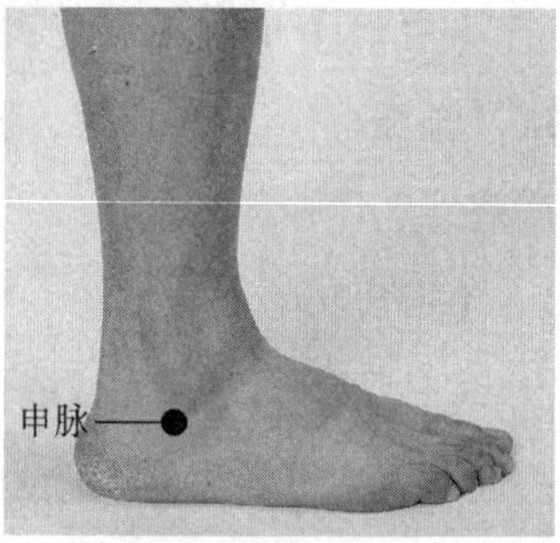

【定位】在足外侧部，外踝正下方凹陷中。

【功能】补阳益气，疏导水湿，清利头目。

【主治】头痛，眩晕；癫狂、痫证、失眠等神志疾患；腰腿酸痛。

【古代文献】

《拦江赋》：申脉能除寒与热，头风偏正及心惊，耳鸣鼻衄胸中满，好把金针此穴寻。

图 4-70　申脉穴

【按语】八脉交会穴之一，通阳跷脉。可治疗髋骨两边的腰痛。

21. 至阴

【定位】足小趾外侧趾甲角旁 0.1 寸。

【功能】祛风散热，清利头目，顺气理胎。

【主治】头痛，鼻塞，鼻衄，目痛，胞衣不下，胎位不正，难产。

【古代文献】

（1）《世医得效方》：治横生逆产，诸药不效，灸右脚

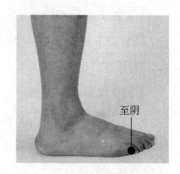

图 4-71　至阴穴

小趾尖头三壮，艾炷如小麦大，下火立产。

（2）《杂病穴法歌》：三里、至阴催孕妇。

【按语】对于治疗难产、产后胞衣不下及胎位不正疗效显著。

八、足少阴肾经

1.涌泉

【定位】足底部，蜷足时足前部凹陷处，约当足底第2、3跖趾缝纹头端与足跟连线的前1/3与后2/3交点上。

【功能】开肾醒神，滋阴清热，除烦救逆。

【主治】头顶痛，头晕，休克，中暑，偏瘫，耳鸣，肾炎，阳痿，遗精，各类妇科病和生殖类疾病。

【古代文献】

（1）《素问·缪刺论》：邪客于足少阴之络，令人嗌痛不可内食，无故善怒，气上走贲上，刺足下中央之脉各三痏。

（2）《扁鹊心书》：涌泉二穴，在足心宛宛中。治远年脚气肿痛，或脚心连胫骨痛，或下粗腿肿，沉重少力，可灸此穴五十壮。

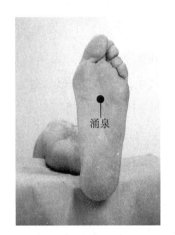

图4-72 涌泉穴

（3）《肘后歌》：顶心头痛眼不开，涌泉下针定安康；伤寒痞气结胸中，两目昏黄汗不通，涌泉妙穴三分许，速使周身汗自通。

【按语】涌泉穴是人体长寿大穴，经常灸此穴有保健益寿之功，是老年人保健要穴。按压无力、无弹性、体质虚弱者适宜用艾灸的方法。

2.然谷

【定位】在足内侧缘，足舟骨粗隆下方，赤白肉际。

【功能】滋阴补肾，清利湿热。

【主治】月经不调、阴挺、阴痒等妇科病；遗精、阳痿、小便不利等泌尿生殖系统疾病；咳血，咽喉肿痛，消渴，腹泻，小儿脐风等。

【古代文献】

（1）《灵枢·厥病》：厥心痛，痛如以锥刺其心，心痛

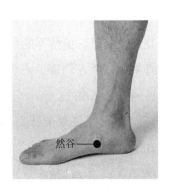

图4-73 然谷穴

甚者，脾心痛也，取然谷、太溪。

（2）《备急千金翼方》：石水，灸然谷、气冲、四满、章门。

（3）《卫生宝鉴》：初生小儿脐风撮口，灸然谷穴三壮。

【按语】对于肾阳虚患者适宜大剂量灸。

3.太溪

【定位】足内侧，内踝后方与脚跟骨筋腱之间的凹陷处。

【功能】滋肾降火，通调冲任，清肺止嗽。

【主治】月经不调，阴挺，阴痒，遗精，阳痿，小便不利；咽喉肿痛，齿痛，目眩，耳鸣，耳聋；咳嗽，气喘，咳血，消渴；失眠，健忘；腰脊痛，下肢冷痛。

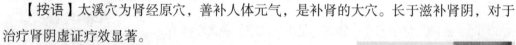

图4-74　太溪穴

【古代文献】

《备急千金要方》：瘰疬，灸内踝后宛宛中，随年壮。

【按语】太溪穴为肾经原穴，善补人体元气，是补肾的大穴。长于滋补肾阴，对于治疗肾阴虚证疗效显著。

4.照海

【定位】在足内侧，内踝尖下方凹陷处。

【功能】利咽明目，宽胸利膈，通经安神。

【主治】痫证，失眠，咽干咽痛，目赤肿痛，小便不利，月经不调，痛经，赤白带下。

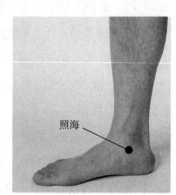

图4-75　照海穴

【古代文献】

（1）《针灸甲乙经》：目痛引眦，少腹偏痛，背伛瘘疬，视昏，嗜卧，照海主之。惊，善悲不乐如堕坠，汗不出，面尘黑病，饮不欲食，照海主之。卒疝，少腹痛，照海主之，病在左取右，右取左，立已。偏枯不能行，大风默默不知所痛，视如见星，溺黄，小腹热，咽干，照海主之，泻左阴蹻、右少阴俞。女子不下月水，照海主之。妇人阴挺出，四肢淫泺，身闷，照海主之。

（2）《普济方·针灸》：足踝以下病，宜灸照海、申脉，然须按其穴酸痛处，灸之方效。

（3）《标幽赋》：取照海治喉中之闭塞。

（4）《奇经八脉考》：阴病则热，可灸照海。

【按语】照海穴为八脉交会穴，通于阴跷脉。

5.复溜

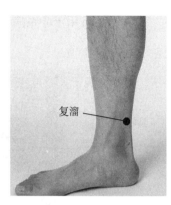

图 4-76 复溜穴

【定位】在太溪直上 2 寸，跟腱的前缘。

【功能】益肾强筋，利湿通淋。

【主治】泄泻，肠鸣，水肿，腹胀，腿肿，足痿，盗汗，身热无汗，腰脊强痛。

【古代文献】

（1）《灵光赋》：复溜治肿如神医。

（2）《百症赋》：复溜去舌干口燥之悲。

（3）《肘后歌》：疟疾三日得一发，先寒后热无他语，寒多热少取复溜；伤寒四肢厥逆冷，脉气无时仔细寻，神奇妙穴真有二，复溜寸半顺骨行；伤寒自汗发黄复溜凭。

【按语】本穴具有滋阴益肾、利水、止汗之功效。凡由肾阴不足而出现的各种病证均可补本穴以滋肾益阴。

九、手厥阴心包经

1.天池

【定位】在第 4 肋间隙，乳头外侧 1 寸处（或前正中线旁开 5 寸）。

【功能】开胸顺气，清肺止咳。

【主治】咳嗽，气喘，胸闷，心烦，胁肋疼痛，瘰疬，乳痈。

【古代文献】

（1）《黄帝明堂灸经》：天池二穴，在乳后一寸着胁，直腋撅胁间。灸三壮。主寒热疟，热病汗不出，胸满头痛，四肢不举，腋下肿，上气，胸中有声，喉鸣也。

（2）《备急千金翼方》：颈漏，灸天池百壮。

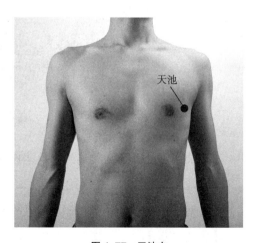

图 4-77 天池穴

【按语】可用于心系病证及乳痈等局部病证的治疗。

2. 曲泽

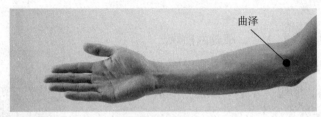

图 4-78　曲泽穴

【定位】在肘横纹中，当肱二头肌腱尺侧缘。

【功能】降逆止呕，除烦宁心，活络镇痉。

【主治】心痛，心悸，胃痛，呕吐，泄泻，热病，肘臂挛痛。

【古代文献】

（1）《针灸甲乙经》：心澹澹然，善惊，身热，烦心，口干，手清，逆气，呕血，时瘛，善摇头，颜青，汗出不过肩，伤寒温病，曲泽主之。

（2）《圣济总录》：曲泽穴，在肘内廉下陷者中，屈肘得之，各灸七壮，主呕血，兼心痛血出。

【按语】本穴可调节心血的供应，可以治疗心血管方面的疾病，可治疗胸闷、高血压、头目眩晕等。

3. 间使

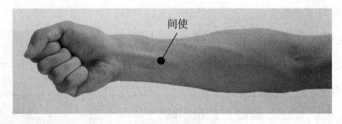

图 4-79　间使穴

【定位】在曲泽与大陵连线上，当腕横纹上 3 寸，掌长肌腱与桡侧腕屈肌腱之间。

【功能】益心宁神，宽胸化痰。

【主治】心痛，心悸，胃痛，呕吐，热病，疟疾，癫狂痫，臂痛。

【古代文献】

（1）《备急千金要方》：鬼魅，灸入发一寸百壮，又灸间使、手心各五十壮。

（2）《肘后方》：灸两腕后两筋中一穴，名间使，各七壮。

（3）《黄帝明堂灸经》：间使二穴，在掌后三寸两筋间陷者中。灸七壮。主卒狂惊悸，臀中肿痛，屈伸难。岐伯云：主鬼神邪也。

【按语】间使为十三鬼穴之鬼路，多用于治疗神志病。

4. 内关

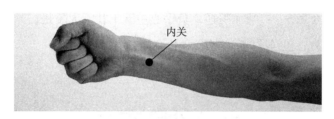

图 4-80 内关穴

【定位】在腕横纹上 2 寸，掌长肌腱与桡侧腕屈肌腱之间。

【功能】宽胸醒神，除烦宁心，理气和胃，降逆止呕。

【主治】心痛，心悸，胸闷，胸痛，胃痛，呕吐，呃逆，癫痫，热病，上肢痹痛，偏瘫，失眠，眩晕，偏头痛。

【古代文献】

（1）《针灸甲乙经》：面赤皮热，热病汗不出，中风热，目赤黄，肘挛，腋肿，实则心暴痛，虚则烦心，心惕惕不能动，失智，内关主之。心憺憺而善惊恐，心悲，内关主之。

（2）《拦江赋》：胸中之病内关担。

【按语】内关为手厥阴经络穴，一络通两经。可调节心律，治疗心理压力过大引起的失眠等。

5. 大陵

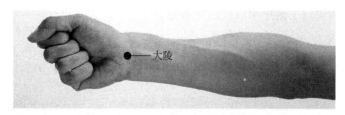

图 4-81 大陵穴

【定位】在腕掌侧横纹正中，掌长肌腱与桡侧腕屈肌腱之间。

【功能】清心宁神，和胃宽胸，清营凉血。

【主治】心痛，心悸，胃痛，呕吐，癫狂，疮疡，胸胁痛，桡腕关节疼痛。

【古代文献】

（1）《针灸甲乙经》：热病烦心而汗不止，肘挛腋肿，善笑不休，心中痛，目赤黄，小便如血，欲呕，胸中热，苦不乐，太息，喉痹嗌干，喘逆，身热如火，头痛如破，短气胸痛，大陵主之。

（2）《备急千金翼方》：吐血呕逆，灸手心主五十壮，大陵是。

【按语】大陵为心包经原穴，多用于治疗神志病。

十、手少阳三焦经

1. 中渚

【定位】在手背第4、5掌指关节之间后方凹陷中，液门穴后0.1寸处。握拳取穴。

【功能】散风，清热，通络。

【主治】头痛，目赤，耳鸣，耳聋，喉痹，热病，手指不能屈伸。

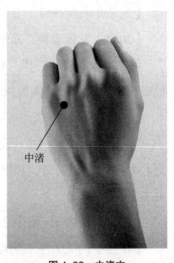

图4-82　中渚穴

【古代文献】

（1）《针灸甲乙经》：嗌外肿，肘臂痛，五指瘈不可屈伸，头眩，颔额颅痛，中渚主之。狂，互引头痛，耳鸣，目痛，中渚主之。耳聋，两颞颥痛，中渚主之。

（2）《通玄指要赋》：脊间心后者，针中渚而立痊。

（3）《席弘赋》：久患伤寒肩背痛，但针中渚得其宜。

【按语】中渚穴对于治疗水液疾病疗效好。

2. 阳池

【定位】在腕背横纹中，当指总伸肌腱的尺侧缘凹陷处。

【功能】散风清热，舒筋活络。

【主治】目赤肿痛，耳聋，咽喉肿痛，疟疾，消渴，臂腕痛。

【古代文献】

（1）《针灸甲乙经》：肩痛不能自举，汗不出，颈痛，阳池主之。

（2）《备急千金要方》：消渴，口干烦闷，灸足厥阴百壮，又灸阳池五十壮。

（3）《针灸大成》：主消渴，口干烦闷，寒热疟，或因折伤手腕，捉物不得，肩臂痛不得举。

【按语】阳池穴可激发人体阳气，对虚寒怕冷有缓解作用。

3.外关

【定位】在阳池与肘尖的连线上，腕背横纹上2寸，尺骨与桡骨之间。

【功能】祛邪清热，疏通经络。

【主治】热病，头痛，颊痛，目赤肿痛，耳鸣，耳聋，瘰疬，胁肋痛，上肢痹痛。

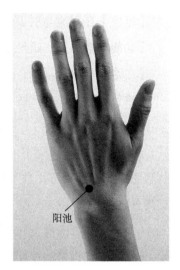

图 4-83 阳池穴

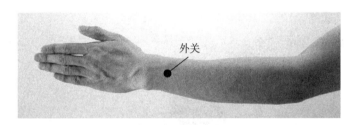

图 4-84 外关穴

【古代文献】

（1）《黄帝明堂灸经》：外关二穴，在腕后二寸陷者宛宛中，灸三壮。主肘腕酸重，屈伸难，手十指尽痛不得握，兼主耳浑浑，聋无所闻也。

（2）《拦江赋》：伤寒在表并头痛，外关泻动自然安。

【按语】外关为手少阳三焦经的络穴，一络通两经，可以治疗心包和三焦两经的疾病。为八脉交会穴之一，可以治疗阳维脉和目外眦的疾病。

4.支沟

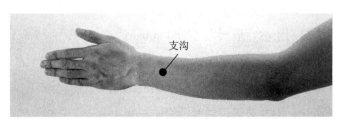

图 4-85 支沟穴

【定位】在阳池与肘尖连线上，腕背横纹上 3 寸，尺骨与桡骨之间。

【功能】清三焦，疏经络，通腑气，利胁肋。

【主治】耳鸣，耳聋，暴喑，瘰疬，胁肋痛，便秘，热病。

【古代文献】

（1）《针灸甲乙经》：咳，面赤热，支沟主之。马刀肿瘘，目痛，肩不举，心痛支满，逆气，汗出，口噤不可开，支沟主之。热病汗不出，互引，颈嗌外肿，肩臂酸重，胁腋急痛不举，痂疥，项不可顾，支沟主之。男子脊急目赤，支沟主之。暴喑不能言，支沟主之。

（2）《杂病穴法歌》：大便虚闭补支沟。

【按语】支沟是治疗便秘的经验要穴。

5. 肩髎

【定位】在肩峰后下方，上臂外展平举时，于肩峰后下方呈现凹陷处。

【功能】祛风通络。

【主治】肩臂痛，颈项强急。

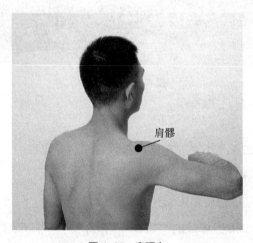

图 4-86   肩髎穴

【古代文献】

《针灸甲乙经》：肩重不举，臂痛，肩髎主之。

【按语】本穴主要用于治疗肩周炎等局部病证。

6. 翳风

【定位】在耳垂后方，当乳突与下颌角之间的凹陷处。

【功能】疏风清热，聪耳通窍，通经活络。

【主治】耳鸣，耳聋，口眼歪斜，牙关紧闭，齿痛，颊肿，瘰疬。

【古代文献】

（1）《黄帝明堂灸经》：翳风二穴，在耳后尖角陷者中，按之引耳是也。灸三壮。主耳鸣聋失欠，暴哑不能言，口噤不开，及口吻也。

（2）《玉龙歌》：耳聋气闭痛难言，须刺翳风穴始痊，亦治项上生瘰疬，下针泻动即安然。

【按语】本穴是治疗腮腺炎、面神经麻痹的常用穴。

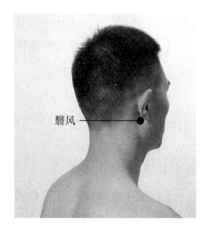

图 4-87 翳风穴

7. 耳门

【定位】张口，在耳屏上切迹前，下颌骨髁状突后缘陷中。

【简便取穴】耳屏上切迹前，张口用手掐时有一凹陷，闭口时穴位关闭处即为本穴。

【功能】开窍益聪，通络止痛。

【主治】耳鸣，耳聋，聤耳，齿痛。

【古代文献】

（1）《幼幼新书》：牙关紧，口不开，灸耳门相对一寸，七壮，穴在直耳门近眼。

（2）《针灸入门》：耳门耳中有脓无灸。

【按语】本穴是治疗各种耳病的主穴。

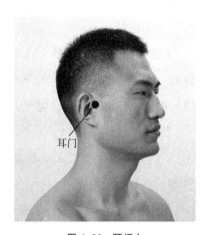

图 4-88 耳门穴

8. 耳和髎

【定位】在鬓发后缘，平耳郭根之前方，颞浅动脉的后缘。

【功能】祛风通络止痛。

【主治】头痛，耳鸣，牙关紧闭，口㖞。

【古代文献】

（1）《黄帝明堂灸经》：和髎二穴，在鼻孔下夹水沟旁五分。灸三壮。主鼻窒口僻，清涕出不可止，鼻衄有疮，口不可开，及尸厥也。

（2）《铜人腧穴针灸图经》：针七分，灸三壮。主头重痛，牙车引急，颈颔肿，耳中嘈嘈，鼻涕，

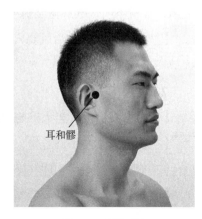

图 4-89 耳和髎穴

面风寒，鼻准上肿，㿔痛，招摇视瞻，瘛疭，口僻。

【按语】本穴治疗局部病证。

十一、足少阳胆经

1. 风池

【定位】在胸锁乳突肌与斜方肌上端之间凹陷中，与风府穴相平处。

【简便取穴】俯伏坐位，医者从枕骨粗隆两侧向下推按，当至枕骨下凹陷处与乳突之间时，用力按有麻胀感处即为本穴。

【功能】醒神开窍，祛风发表，清利头目，活血通经。

【主治】头痛，眩晕，目赤肿痛，鼻渊，鼻衄，耳鸣，耳聋，颈项强痛，感冒，癫痫，中风，热病，疟疾，瘿气。

【古代文献】

（1）《十四经要穴主治歌》：风池主治肺中寒，兼治头痛偏正痛。

（2）《通玄指要赋》：头晕目眩，要觅于风池。

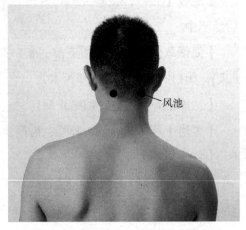

图 4-90　风池穴

（3）《针灸甲乙经》：颈痛，项不得顾，目泣出，多眵䁾，鼻鼽衄，目内眦赤痛，气厥，耳目不明，喉痹伛偻引项筋挛不收，风池主之。

【按语】风池穴为治风要穴，对风寒感冒，颈椎病，眼睛酸涩、疲劳，头部眩晕等疗效突出。

2. 肩井

【定位】在肩上，当大椎与肩峰连线中点处。

【简便取穴】左手搭右肩，中指尖下是穴。

【功能】疏经通络，理气降痰。

【主治】头项强痛，肩背疼痛，上肢不遂，难产，乳痈，乳汁不下，瘰疬。

【古代文献】

（1）《普济方·针灸》：治卵偏大疝。灸肩井。

（2）《备急千金要方》：凡难产，针两肩井一寸，泻之，须臾即生也。上气咳逆，短气，风劳百病，灸肩井二百壮。

（3）《产鉴》：产后手足厥冷，宜灸肩井穴。

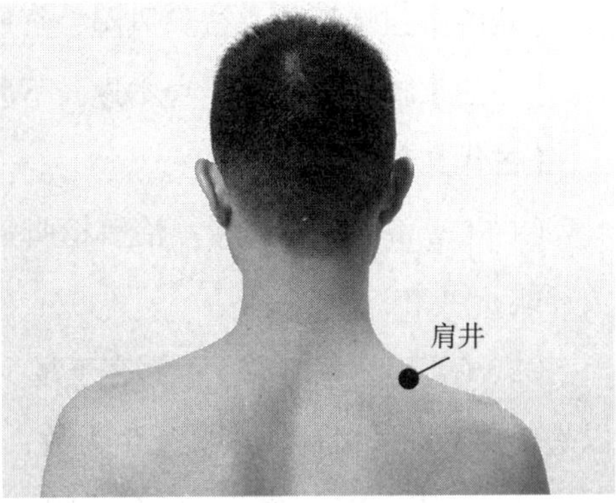

（4）《针灸甲乙经》：肩背痹痛，臂不举，寒热凄索，肩井主之。

（5）《百症赋》：肩井乳痈而极效。

【按语】本穴为治疗颈肩疾病、局部疾病的常用主穴。

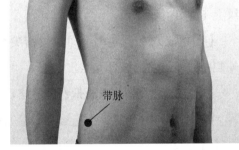

图 4-91　肩井穴

3. 带脉

【定位】在第 11 肋端直下平脐处。

【功能】调经止带，清利湿热。

【主治】经闭，月经不调，带下，腹痛，疝气，腰胁痛。

【古代文献】

（1）《灵枢·本输》：癫疾者，暴仆，四肢之脉皆胀而纵，脉满，尽刺之出血；不满，灸之夹项太阳，灸带脉于腰相去三寸，诸分肉本输。

（2）《普济方·针灸》：有妇人患赤白带。林氏得予针灸经。初为灸气海穴未效。次日为灸带脉。

（3）《针灸甲乙经》：妇人少腹坚痛，月水不通，带脉主之。

【按语】本穴长于治疗妇女肥胖、乳腺增生等疾病。

图 4-92　带脉穴

4. 环跳

【定位】侧卧屈股，在股骨大转子高点与骶管裂孔连线的外 1/3 与内 2/3 交界处。

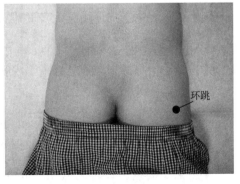

图 4-93　环跳穴

【功能】强腰利髀，祛除风湿，舒筋活络。

【主治】腰胯疼痛，半身不遂，下肢痿痹。

【古代文献】

（1）《普济方·针灸》：治髀枢脚痛。穴丘墟治髀枢不仁，穴阳辅治膝以上病，宜灸环跳、风市。

（2）《素问·缪刺论》：邪客于足少阳之络，令人留于枢中痛，髀不可举，刺枢中，以毫针，寒则久留针。以月死生为数，立已。

（3）《针灸甲乙经》：腰胁相引痛急，髀筋瘛，胫痛不可屈伸，痹不仁，环跳主之。

（4）《长桑君天星秘诀歌》：冷风湿痹针何处，先取环跳次阳陵。

【按语】本穴是治疗坐骨神经痛的要穴。

5. 风市

【定位】在大腿外侧部的中线上，当腘横纹上7寸处。

【简便取穴】直立垂手时，中指尖在大腿外侧中线所点之处，即是穴。

【功能】祛风湿，强筋骨，舒经络。

【主治】半身不遂，下肢痿痹，遍身瘙痒，脚气。

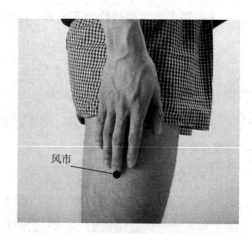

图 4-94　风市穴

【古代文献】

（1）《全生指迷方》：若时觉脚弱，速灸风市、三里二穴各一二百壮。若觉热闷，慎不可灸，大忌酒面房劳。

（2）《玉龙歌》：膝腿无力身立难，原因风湿致伤残，倘知二市穴能灸，步履悠然渐自安。

【按语】治疗一切风证、疔疮、皮肤瘙痒等皮肤疾病。

6. 阳陵泉

【定位】在小腿外侧，当腓骨头前下方凹陷处。

【功能】疏肝利胆，泻热利湿，舒筋活络，通利关节。

【主治】胁痛，口苦，呕吐，黄疸，小儿惊风，半身不遂，

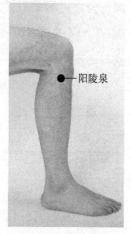

图 4-95　阳陵泉穴

下肢痿痹，脚气。

【古代文献】

（1）《普济方·针灸》：治有人身屈不可，亦有膝上肿疼动不得，灸阳陵泉皆愈。

（2）《备急千金要方》：治诸风，灸阳陵泉二处各七壮。

（3）《灵枢·邪气脏腑病形》：胆病者，善太息，口苦，呕宿汁，心下憺憺，恐人将捕之，嗌中吩吩然，数唾，在足少阳之本末，亦视其脉之陷下者灸之，其寒热者取阳陵泉。

（4）《铜人腧穴针灸图经》：治膝伸不得屈，冷痹脚不仁，偏风半身不遂，脚冷无血色。

【按语】阳陵泉为筋之会穴，主治胆腑病证，筋病和局部病证，对中风脑血栓后遗症等筋病有治疗作用，也可用于治疗小儿多动症等。

7. 绝骨

【定位】在外踝尖上 3 寸，腓骨前缘处。

【功能】祛风湿，利筋骨，清髓热，泻胆逆。

【主治】项强，胸胁胀痛，下肢痿痹，咽喉肿痛，脚气，半身不遂，痔疾。

【古代文献】

（1）《普济方·针灸》：治冷痹，胫膝疼，腰脚挛急，足冷气上，不能久立，有时厌厌嗜卧，手足沉重，日觉羸瘦，名复连病，令人急无情，常愁不乐，健忘，嗔喜，有如此候，即当穴灸绝骨。

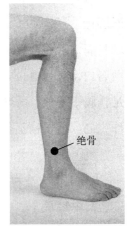

图 4-96　绝骨穴

（2）《备急千金要方》：灸百壮，治风，身重心烦，足胫痛。主湿痹流肿，髀筋急瘛，胫痛。主髀枢痛，膝胫骨摇，酸痹不仁，筋缩，诸节酸折，风劳身重。

【按语】悬钟为髓会穴，对于治疗虚劳疾病有效，能够提高免疫力。

十二、足厥阴肝经

1. 太冲

【定位】在足背，第 1、2 跖骨间，跖骨底结合部前方凹陷中，或触及动脉搏动。

【功能】疏肝利胆，息风宁神，通经活络。

【主治】头痛，眩晕，目赤肿痛，口眼歪斜，郁证，胁痛，腹胀，呃逆，下肢痿痹，行路困难，月经不调，崩漏，疝气，遗尿，癫痫，小儿惊风。

【古代文献】

（1）《备急千金翼方》：不得尿，灸太冲五十壮。虚劳、浮肿，灸太冲百壮。

（2）《普济方·针灸》：冬月重感于寒则泄，食不化，嗜食，身肿，夹脐急，穴天枢治腹中雷鸣。灸太冲，无限壮数。

（3）《针灸甲乙经》：痓互引善惊，太冲主之。呕厥寒，时有微热，胁下支满，喉痛，嗌干，膝外廉痛，淫泺胫酸，腋下肿，马刀瘘，唇肿，吻伤痛，太冲主之。

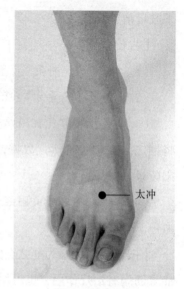

图 4-97　太冲穴

环脐痛，阴骞，两丸缩，腹坚痛不得卧，太冲主之。暴胀，胸胁支满，足寒，大便难，面唇白，时呕血，太冲主之。腰痛，少腹满，小便不利如癃状，羸瘦，意恐惧，气不足，腹中怏怏，太冲主之。狐疝，太冲主之。飧泄，太冲主之。黄疸热中，善渴，太冲主之。男子精不足，太冲主之。女子疝，及少腹肿，溏泄，癃，遗溺，阴痛，面尘黑，目下眦痛，太冲主之。女子漏血，太冲主之。

【按语】太冲为肝经的原穴，肝经的总开关，为调节情绪的要穴，也叫消气穴。

2. 中封

【定位】在足背侧，商丘与解溪连线之间，胫骨前肌腱的内侧凹陷处。

【功能】疏肝利胆，通经活络。

【主治】疝气，腹痛，遗精，小便不利。

【古代文献】

（1）《普济方·针灸》：治虚劳失精，筋挛阴缩入腹，相引痛，灸中封，五十壮。

（2）《针灸资生经》：瘿气面肿，通天五十壮。瘿，灸中封，随年壮。

（3）《针灸甲乙经》：色苍苍然，太息，如将死状，振寒，溲白，便难，中封主之。疝，癃，脐少腹引痛，腰中痛，中封主之。身黄时有微热，不

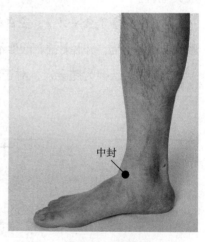

图 4-98　中封穴

嗜食，膝内、内踝前痛，少气，身体重，中封主之。女子少腹大，乳难，嗌干，嗜饮，中封主之。女子夹脐疝，中封主之。

【按语】本穴为肝经的经穴。

3. 蠡沟

【定位】在小腿内侧，当足内踝尖上5寸，胫骨内侧面中央。

【功能】疏泄肝胆，调经利湿。

【主治】外阴瘙痒，阳强，月经不调，带下，小便不利，疝气，足肿疼痛。

【古代文献】

（1）《外科大成》：玄疽，生夹缝之下，在右，灸蠡沟穴三七壮。

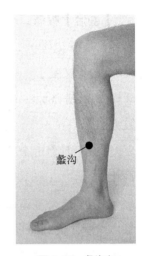

图4-99 蠡沟穴

（2）《针灸甲乙经》：阴跳，腰痛，实则挺长，寒热，挛阴暴痛，遗溺，偏大虚则暴痒气逆，肿睾，卒疝，小便不利如癃状，数噫，恐悸，气不足，腹中悒悒，少腹痛，嗌中有热，如有息肉状，如著欲出，背挛不可俯仰，蠡沟主之。女子疝，小腹肿，赤白淫，时多时少，蠡沟主之。

【按语】肝经的络穴，为治疗男科和妇科疾病的常用穴位。

4. 膝关

【定位】在足小腿内侧，当胫骨内上髁的后下方，阴陵泉后1寸，腓肠肌内侧头的上部。

【功能】散寒除湿，通关利节。

【主治】膝部肿痛，下肢痿痹，咽喉肿痛。

【古代文献】

（1）《针灸资生经》：予冬月膝亦酸疼，灸犊鼻而愈。以此见药与灸不可偏废也，若灸膝关、三里亦得。

（2）《针灸甲乙经》：膝内廉痛引髌，不可屈伸，连腹，引咽喉痛，膝关主之。

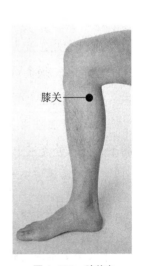

图4-100 膝关穴

【按语】本穴多用于膝关节病症的治疗。

5. 曲泉

【定位】屈膝，在膝内侧横纹头上方凹陷中。

【功能】舒筋通络，清热利湿。

【主治】腹痛，小便不利，遗精，阴痒，膝痛，月经不调，痛经，带下。

【古代文献】

（1）《普济方·针灸》：灸曲泉治冷病面黑，肌体羸瘦，四肢力弱。

（2）《备急千金要方》：男子失精，膝胫疼痛冷，灸曲泉百壮。

（3）《针灸甲乙经》：女子疝瘕，按之如以汤沃其股内至膝，飧泄，灸刺曲泉。少腹肿，阴挺出，痛经水来下，阴中肿或痒，漉青汁若葵羹，血闭无子，不嗜食，曲泉主之。

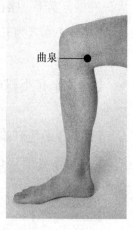

图 4-101　曲泉穴

【按语】本穴不宜瘢痕灸。

6. 章门

【定位】在侧腹部，当第十一肋游离端的下方。

【功能】疏肝健脾，化积消滞。

【主治】腹痛，腹胀，泄泻，胁痛，痞块。

【古代文献】

（1）《景岳全书》：若因食而成疟痞者，宜芍药枳术丸，及大小和中饮之类调之。若痞成难消者，须灸章门、水道等穴，炷宜稍大，多灸，或连灸两三次，方得全愈。

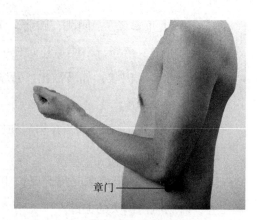

图 4-102　章门穴

（2）《景岳全书》：治卒胁痛不可忍者，用蜡绳横度两乳中，半屈绳，从乳斜趋痛胁下，绳尽处灸三十壮，更灸章门（七壮）、丘墟（三壮，可针入五分）。

（3）《普济方·针灸》：治小儿身羸瘦，奔豚腹肿，四肢懈惰，肩背不举，灸章门二穴，二七壮。

（5）《备急千金要方》：吐逆，灸脾募百壮；男子腰脊冷痛，溺多白浊，灸脾募百壮。

【按语】本穴为脾之募穴，并为八会穴之脏会，可以调节五脏。

7. 期门

【定位】在胸部，当乳头直下，第六肋间隙，前正中线旁开 4 寸。

【功能】疏肝理气，健脾和胃。

【主治】郁证，胸肋胀痛，胸中热，腹胀，呃逆，吞酸，乳痈，奔豚，疟疾。

【古代文献】

（1）《针灸资生经》：小腹胀，上抢心，胸胁满，灸期门。

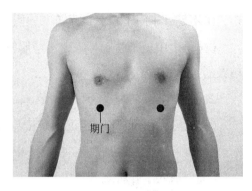

（2）《证治准绳》：产后呃逆，此恶候也。急灸期门三壮，神效。

图4-103 期门穴

（3）《铜人腧穴针灸图经》：治胸中烦热，奔豚上下，目青而呕，霍乱泄利，腹坚硬，大喘不得安卧，胁下积气，女子产余疾，食饮不下，心中切痛，善噫，若伤寒过经不解，当刺期门，使经不传。

【按语】本穴为肝之募穴，为肝之经气聚集之处。对于治疗情志疾病、肝胆疾病疗效好。

十三、任脉

1. 中极

【定位】在下腹部，前正中线上，脐下4寸。

【功能】壮元阳，利膀胱，调经血，理下焦。

【主治】小便不利，遗尿，疝气，遗精，阳痿，月经不调，崩漏，带下，不孕。

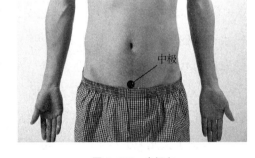

图4-104 中极穴

【古代文献】

（1）《针灸资生经》：阳气虚惫，失精绝子，宜灸中极。

（2）《玉龙歌》：妇人赤白带下难，只因虚败不能安，中极补多宜泻少，灼艾还须着意看。

（3）《针灸甲乙经》：脐下疝，绕脐痛，冲胸不得息，中极主之；奔豚上抢心，甚则不得息，忽忽少气，尸厥，心烦痛，饥不能食，善寒中，腹胀引膜而痛，小腹与脊相控暴痛，时窘之后，中极主之。丈夫失精，中极主之。女子禁中痒，腹热痛，乳余

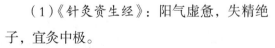

疾，绝不足，子门不端，少腹苦寒，阴痒及痛，经闭不通，中极主之。

【按语】中极是膀胱募穴，内应胞宫、精室，临床多用于治疗泌尿系疾病、男女生殖系病。孕妇禁灸。

2. 关元

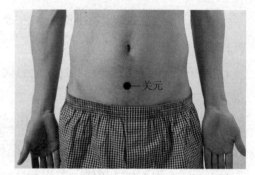

图 4-105　关元穴

【定位】在下腹部，前正中线上，脐下3寸。

【简便取穴】肚脐直下4横指。

【功能】温肾壮阳，培元固精，通调冲任，理气除寒。

【主治】遗尿，小便频数，尿闭，泄泻，少腹疼痛，霍乱吐泻，疝气，遗精，阳痿，早泄，月经不调，带下，不孕，中风脱证，虚劳羸瘦，过度疲劳，眩晕，下消，尿道炎，盆腔炎，肠炎，肠粘连，神经衰弱。

【古代文献】

（1）《肘后备急方》：若达脐痛急者，灸脐下三寸，三七壮。

（2）《备急千金要方》：妇人绝嗣不生，胞门闭塞，灸关元三十壮，报之。

（3）《圣济总录》：关元穴，灸一七壮，主转胞不得小便。

（4）《扁鹊心书》云：每夏秋之交，即灼关元千壮，久久不畏寒暑。人至三十，可三年一灸脐下三百壮；五十，可二年一灸脐下三百壮；六十，可一年一灸脐下三百壮，令人长生不老。

（5）《灵枢·寒热病》：身有所伤，血出多及中风寒，若有所堕坠，四肢懈惰不收，名曰体惰。取其小腹脐下三结交。三结交者，阳明、太阴也，脐下三寸关元也。

【按语】关元为下丹田所在，元气寓居之所，有强壮作用，为保健要穴。孕妇慎用。

3. 气海

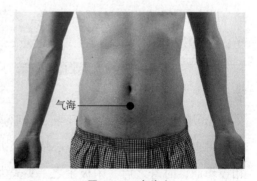

图 4-106　气海穴

【定位】在下腹部，前正中线上，脐下1.5寸。

【简便取穴】肚脐直下，食指、中指两横指（约1.5寸）处即本穴。

【功能】益气培元，补肾固精，理气和血，祛除寒湿。

【主治】虚脱，形体羸瘦，脏气衰惫，

乏力，水谷不化，绕脐疼痛，腹泻，痢疾，便秘，小腹冷痛，月经不调，痛经，闭经，崩漏，带下，阴挺，产后恶露不止、胞衣不下，遗精，阳痿，疝气，奔豚，小便不利，遗尿，水肿，鼓胀等。

【古代文献】

（1）《针灸甲乙经》：少腹疝，卧善惊，气海主之。

（2）《胜玉歌》：诸般气疝从何治，气海针之灸亦益。

（3）《备急千金要方》：胀满瘕聚，滞下疼冷，灸气海百壮。

（4）《铜人腧穴针灸图经》：治脐下冷气上冲，心下气结成块，状如覆杯，小便赤涩，妇人月事不调，带下崩中，因产恶露不止，绕脐疞痛，针入八分，得气即泻，泻后宜补之，可灸百壮。今附气海者，是男子生气之海也。治脏气虚惫，真气不足，一切气疾久不瘥，悉皆灸之，慎如常法。

【按语】气海有强壮作用，为保健要穴，能调整全身虚弱状态，对于下焦气机有特殊的双向良性调节作用，应用范围极广。孕妇慎用。

4. 神阙

【定位】在腹中部，脐中央。

【功能】温阳救逆，苏厥固脱，补脾益胃，理气和肠。

【主治】腹痛，泄泻，绕脐腹痛，虚脱，脱肛，五淋，妇人血冷不受胎，中风脱证，尸厥，角弓反张，风痫，水肿鼓胀，肠炎，痢疾，产后尿潴留。

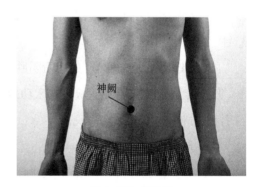

图 4-107 神阙穴

【古代文献】

（1）《针灸甲乙经》：水肿大平脐，灸脐中，无理不治。肠中常鸣，时上冲心，灸脐中。绝子，灸脐中，令有子。

（2）《备急千金要方》：少年房多短气，灸鸠尾头五十壮，又盐灸脐孔中二七壮。病寒冷脱肛出，灸脐中，随年壮。

（3）《备急灸法》：葛仙翁、徐嗣伯治卒转胞小便不通，烦闷气促欲死者，用盐填脐孔，大艾炷灸二十一炷，未通更灸，已通即住。

（4）《铜人腧穴针灸图经》：治泄利不止，小儿奶利不绝，腹大，绕脐痛，水肿，鼓胀，肠中鸣，状如流水声，久冷伤惫，可灸百壮。

【按语】神阙穴既与十二经脉相联，又与五脏六腑相通，为经络之总枢，有转枢上下、承上接下的作用。神阙为元神之阙门，艾灸神阙穴可调整胃肠气机，通行全身气血，激发肾间动气和脾胃之气，起到补益元气的作用。

5. 水分

【定位】在上腹部，前正中线上，当脐上1寸。

【功能】利水化湿，健脾和胃。

【主治】腹坚肿如鼓，绕脐痛冲心，肠鸣，肠胃虚胀，反胃，泄泻，水肿，小儿陷囟，腰脊强急，肠炎，胃炎，肠粘连，泌尿系炎症。

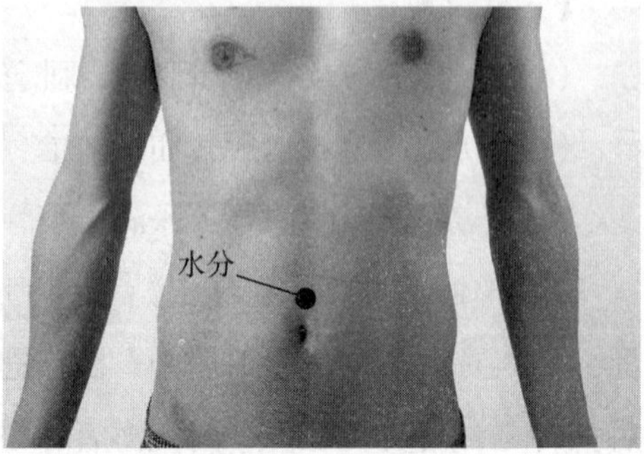

【古代文献】

（1）《备急千金要方》：腹胀转筋，灸脐上一寸，二七壮。

（2）《备急千金翼方》：水分，主水肿胀满不能食，坚硬，灸，日七壮，至四百止，忌针。

（3）《针灸资生经》：若久病而阴肿，病已不可救，宜速灸水分穴。

图 4-108　水分穴

【按语】本穴深部为小肠，临床功效以分利水湿、利水消肿为主，尤为消心、肝、肾引起水肿之要穴。孕妇禁灸。

6. 中脘

【定位】在上腹部，前正中线上，脐上4寸。

【简便取穴】脐中央与胸骨体下缘两点的中点处。

【功能】健脾和胃，化湿消滞，降逆和中，理气止痛。

【主治】胃痛，呕吐，吞酸，呃逆，腹胀，泄泻，黄疸，癫狂。

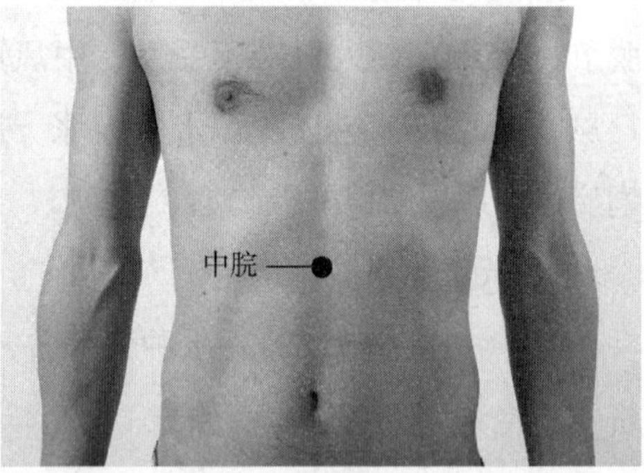

图 4-109　中脘穴

【古代文献】

（1）《扁鹊心书》：一人病痫三年余，灸中脘五十壮即愈。

（2）《扁鹊心书》：产后血晕，灸中脘五十壮。

（3）《针灸甲乙经》：心痛身寒，难以俯仰，心疝气冲胃，死不知人，中脘主之。

伤忧悁思气积，中脘主之。腹胀不通，寒中伤食，饮食不化，中脘主之。小肠有热，溺赤黄，中脘主之。溢饮胁下坚痛，中脘主之。

【按语】本穴为八会穴之腑会、胃之募穴，可以治疗各种胃腑疾病。本穴为健脾要穴。

7. 巨阙

【定位】在上腹部，前正中线上，脐上6寸。

【功能】宽胸化痰，宁心安神，和胃降逆，理气畅中。

【主治】胃痛，反胃，胸痛，心痛，心烦，惊悸，尸厥，癫狂，痫证，健忘，胸满气短，咳逆上气，腹胀暴痛，膈肌痉挛，呕吐，呃逆，噎膈，吞酸，黄疸，泄利。

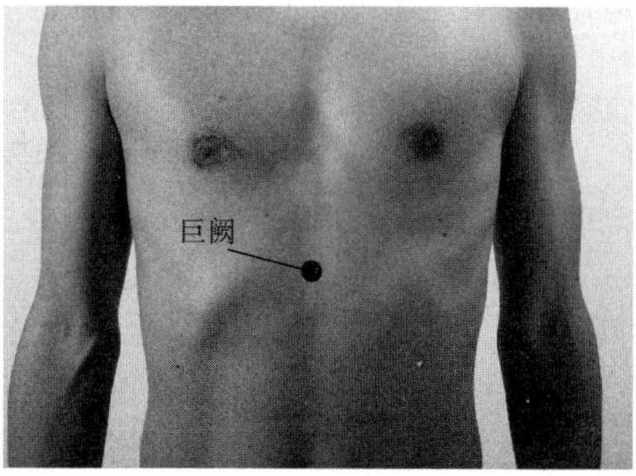

图 4–110 巨阙穴

【古代文献】

（1）《扁鹊心书》：风狂，先灸巨阙五十壮，又灸心俞五十壮。

（2）《十四经要穴主治歌》：巨阙九种心痛病，痰饮吐水息贲宁。

（3）《备急千金要方》：上气咳逆，胸满短气牵背痛，灸巨阙、期门各五十壮。巨阙、照海主瘛疭引脐腹短气。

【按语】本穴为心的募穴，对于治疗神志疾病有一定疗效。

8. 膻中

【定位】在胸部，当前正中线上，平第4肋间，两乳头连线的中点。

【功能】降逆宽胸，理气畅中。

【主治】胸闷，气短，咳嗽，气喘，咳唾脓血，胸痹心痛，心悸，心烦，产妇少乳，噎膈，支气管炎，乳腺炎，肋间神经痛。

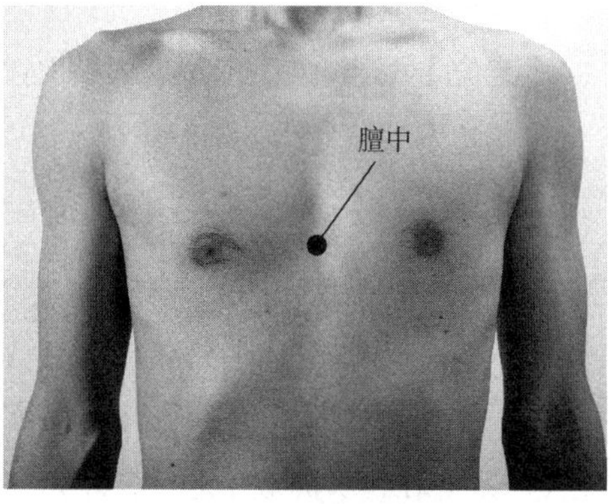

图 4–111 膻中穴

【古代文献】

（1）《铜人腧穴针灸图经》：治肺气咳嗽，上喘，唾脓，不得下食，胸中如塞，可灸七七壮，今附疗膈气，呕吐涎沫，妇人乳汁少。

（2）《肘后备急方》：卒死尸厥，灸两乳中间。

（3）《备急千金要方》：胸痹心痛，灸膻中百壮。上气咳逆，灸膻中五十壮。

（4）《备急千金要方》：吐血唾血，灸胸堂百壮，不针。

【按语】本穴为气会穴，为调气要穴，对于调理胸中气机效果好；为心包经募穴，可用于治疗冠心病等心脏疾患。

9.天突

【定位】在颈部前正中线上，当胸骨上窝中央。

【简便取穴】仰靠坐位，胸骨上端凹陷中即本穴。

【功能】宣肺化痰，宽胸降逆，清利咽喉。

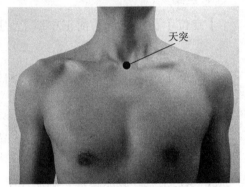

图4-112　天突穴

【主治】咳嗽，气喘，胸痛，咽喉肿痛，暴喑，瘿气，梅核气，噎膈。

【古代文献】

（1）《铜人腧穴针灸图经》：治咳嗽上气，胸中气噎，喉中状如水鸡声，肺痈，咳唾脓血，气咽干，舌下急，喉中生疮，不得下食。

（2）《百症赋》：咳嗽连声，肺俞须迎天突穴。

【按语】本穴为治疗咳嗽的要穴，可用于三伏贴或三九贴。

10.承浆

【定位】面部，当颏唇沟正中凹陷处。

【功能】祛风通络，消肿镇痛。

【主治】口歪，唇紧，齿龈肿痛，流涎，暴喑，口舌生疮，癫狂，消渴。

【古代文献】

（1）《针灸资生经》：新生儿不吮奶多啼，先灸承浆七壮，次灸颊车七壮，炷如雀屎。

（2）《针灸甲乙经》：寒热，凄厥，鼓颔，承浆主之。痓，口噤互引，口干，小便黄赤，或时不禁，承浆主之。消渴嗜饮，承浆主之。目瞑，身汗出，承浆主之。衄血不止，承浆及委中主之。

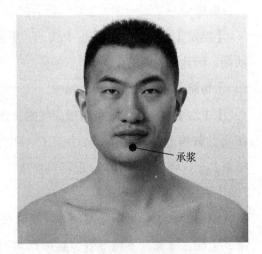

图4-113　承浆穴

【按语】本穴主要用于治疗局部病变。

十四、督脉

1. 长强

【定位】在尾骨端下 0.5 寸，当尾骨端与肛门连线的中点处。

【功能】镇痉息风，清热利湿，固脱止泻。

【主治】痔疾，便血，洞泻，大小便难，阴部湿痒，尾骶骨疼，癫痫，癔病，腰神经痛。

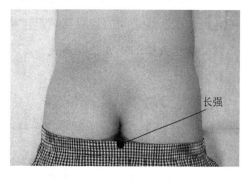

图 4-114 长强穴

【古代文献】

（1）《类经图翼》：治少年疰夏羸瘦，灸此最效。

（2）《铜人腧穴针灸图经》：针三分，转针以大痛为度。灸不及针，日灸三十壮，止二百壮，此痔根本。

（3）《针灸大成》：主肠风下血，久痔瘘，腰脊痛，狂病，大小便难，头重，洞泄，五淋，疳蚀下部，小儿囟陷，惊痫，瘛疭，呕血，惊恐失精，瞻视不正。

【按语】本穴为督脉、足少阳、足太阴经交会穴，督脉的络穴。

2. 腰俞

【定位】在骶部，当后正中线上，适对骶管裂孔。

【功能】调经通络，清热利湿。

【主治】腰脊强痛，月经不调，腹泻，便秘，痔疾，脱肛，便血，癫狂，癫痫，淋浊，下肢痿痹。

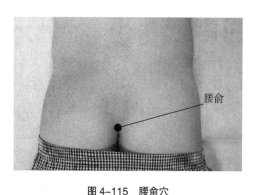

图 4-115 腰俞穴

【古代文献】

（1）《针灸甲乙经》：腰以下至足清不仁，不可以坐起，尻不举，腰俞主之。乳子下赤白，腰俞主之。

（2）《针灸大成》：主腰胯腰脊痛，不得俯仰，温疟汗不出，足痹不仁，伤寒，四肢热不已，妇人月水闭，溺赤。

【按语】本穴对于治疗生殖系统疾病、腰部疾病疗效好。

3.腰阳关

【定位】在腰部，当后正中线上，第四腰椎棘突下凹陷中。

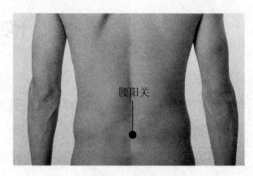

图4-116　腰阳关穴

【简便取穴】俯卧，先摸及骨盆两侧的最高点，这两点之间的连线与背部正中线的交点处就是人体的第4腰椎棘突，其下方凹陷处即腰阳关穴。

【功能】强腰补肾，调经通络。

【主治】腰骶疼痛，下肢痿痹，月经不调，赤白带下，遗精，阳痿，便血等。

【古代文献】

（1）《针灸大成》：主膝外不可屈伸，风痹不仁，筋挛不行。

（2）《循经考穴编》：主劳损腰胯痛，遗精，白浊，妇人月病，带下。

【按语】督脉为人体的"阳脉之海"，腰阳关穴隶属于督脉，寓意此处穴位为阳气的至关重要之处，是人体真火阳气到达命门穴所必须经过的关隘，是常用的日常保健要穴。

4.命门

【定位】在腰部，当后正中线上，第二腰椎棘突下凹陷中。

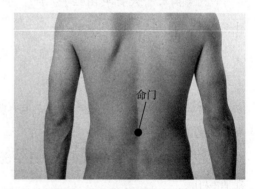

图4-117　命门穴

【功能】壮阳益肾，强壮腰膝，固精止带，疏经调气。

【主治】虚损腰痛，脊强反折，遗尿，尿频，泄泻，遗精，白浊，阳痿，早泄，月经不调，赤白带下，胎屡坠，五劳七伤，头晕耳鸣，惊恐，手足逆冷。

【古代文献】

（1）《针灸甲乙经》：头痛如破，身热如火，汗不出，瘕疝，寒热，汗不出，恶寒，里急，腰腹相引痛，命门主之。

（2）《玉龙歌》：肾败腰虚小便频，夜间起止苦劳神，命门若得金针助，肾俞艾灸起遭迍。

【按语】命门为生气出入通达与维系生命之处，为人体真火之所在，为人之根本，内通肾脏，引水藏精，有温肾助阳、培元补肾功能。

5. 至阳

【定位】在背部，当后正中线上，第七胸椎棘突下凹陷中。

【功能】宽胸理气，清热利湿，健脾调中。

【主治】咳嗽，气喘，黄疸，胸胁胀闷，脊背强痛，急性胃痛，肝炎，胆囊炎，疟疾等。

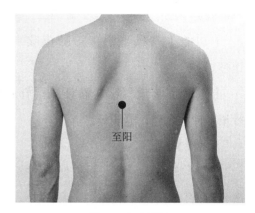

图 4-118 至阳穴

【古代文献】

（1）《十四经要穴主治歌》：至阳专灸黄疸病，兼灸痞满喘病声。

（2）《素问·刺热》：七椎下间主肾热。

（3）《针灸甲乙经》：寒热懈懒，淫泺，胫酸，四肢重痛，少气难言，至阳主之。

（4）《类经图翼》：一云灸三壮，治喘气立已。

【按语】至阳穴为阳气至盛与全身仰赖之处，对于治疗心肺疾患、情志疾病疗效好。

6. 神道

【定位】在背部，当后正中线上，第五胸椎棘突下凹陷中。

【功能】养心安神，息风止痉，清热通络。

【主治】心痛，惊悸，怔忡，失眠健忘，中风不语，癫痫，脊强，肩背痛，咳嗽，噎膈，气喘。

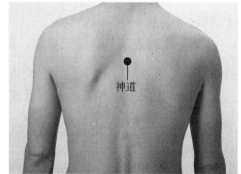

图 4-119 神道穴

【古代文献】

（1）《素问·刺热》：五椎下间主肝热。

（2）《针灸甲乙经》：身热头痛，进退往来，神道主之。

（3）《针灸大成》：小儿风痫，瘛疭，可灸七壮。

【按语】神道穴位于第五胸椎棘突下，为"胸中之神气，乃日与心之义"，平齐心俞，下接灵台，为心神出入之道路，对于治疗抑郁症、失眠等疾病疗效好。

7. 身柱

【定位】在背部，当后正中线上，第三胸椎棘突下凹陷中。

【功能】祛风退热，宣肺止咳，宁心镇痉。

【主治】咳嗽气喘，痫证，腰脊强痛，疔疮，神经衰弱，癔病等。

【古代文献】

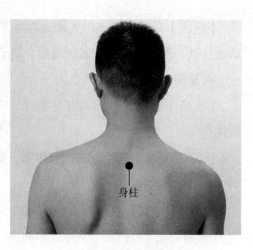

图 4-120　身柱穴

（1）《难经》：治洪长伏三脉。风痫发狂，恶人与火，灸三椎、九椎。

（2）《玉龙歌》：忽然咳嗽腰背痛，身柱由来灸便轻。

（3）《素问·刺热》：热病气穴，三椎下间主胸中热。

【按语】身柱位于督脉，为全身支柱之意，穴位上接巅顶，下通背腰，平齐两肩，居冲要之地，而又梁柱之用也。灸身柱能温补元阳，调和气血，促进青少年的生长发育；还能调节小儿的脾胃、呼吸功能；对于治疗精神方面的疾病疗效也较好。

8. 大椎

【定位】在后正中线上，第七颈椎棘突下凹陷中。

【功能】解表清热，疏风散寒，息风止痉，肃肺宁心。

【主治】疟疾，热病，癫痫，骨蒸潮热，咳嗽，气喘，脊背强急，周身畏寒，感冒，目赤肿痛，头项强痛。

【古代文献】

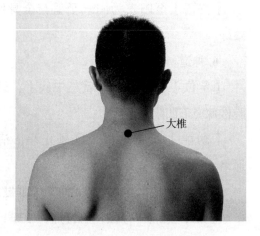

图 4-121　大椎穴

（1）《备急千金翼方》：凡灸疟者，必先问其病之所先发者先灸之。从头项发者，于未发前预灸大椎尖头，渐灸过时止；从腰脊发者，灸肾俞百壮；从手臂发者，灸三间。

（2）《证治准绳·幼科》：角弓反张，鼻上入发际三分，灸三壮，大椎下节间，灸三壮。

（3）《针灸甲乙经》：伤寒热盛，烦呕，大椎主之。

（4）《类经图翼》：大椎主五劳七伤乏力，风劳食气，痎疟久不愈，肺胀胁满，呕吐上气，背膊拘急，项颈强不得回顾。

【按语】大椎为督脉经腧穴，又是手足三阳经与督脉的交会穴，具有统摄诸阳之功，可振奋阳气，温阳通络，具有解表、疏风、散寒、通阳、清心、宁神、消除疲劳、增强体质、强壮全身的作用。

9.百会穴

【定位】在头部，当前发际正中直上5寸。

【简便取穴】两耳尖连线的中点处。

【功能】平肝息风，升阳益气，醒脑宁神，清热开窍。

【主治】头痛，头重脚轻，痔疮，高血压，低血压，宿醉，目眩失眠，焦躁等。

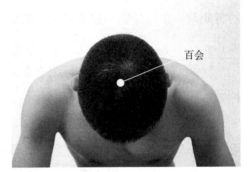

图 4-122 百会穴

【古代文献】

（1）《普济方》：北人始生子，则灸此穴，盖防他日惊风也。

（2）《备急千金要方》：小儿脱肛方，灸顶上旋毛中，三壮即可。治大风，灸百会七百壮。

（3）《针灸甲乙经》：顶上痛，风头重，目如脱，不可左右顾，百会主之。

（4）《胜玉歌》：头痛眩晕百会好。

（5）《杂病歌》：乃若脱肛治百会，灸至七壮是尾穷，此疾须用治三穴，随年壮兮灸脐中。

【按语】百会穴为诸阳之会，艾灸可以升提一身之阳气，是治疗多种疾病的首选穴位。

10. 神庭穴

【定位】在头部、当前发际正中直上0.5寸。

【功能】清肝明目，息风止痉，通窍安神。

【主治】头痛，眩晕，目赤肿痛，泪出，目翳，雀目，鼻渊，鼻出血，失眠，惊悸，癫狂，痫证，角弓反张。

【古代文献】

（1）《针灸资生经》：岐伯曰：凡欲疗风，勿令灸多，缘风性轻，多则伤，宜灸七壮至二十壮；禁针，针即发狂。

（2）《按摩经》：灸神庭。神庭在直鼻上，入发际五分，足太阳督脉之会。灸七壮，治小儿癫痫惊风。

（3）《备急千金翼方》：灸角弓反张法：唇青眼戴，角弓反张，始觉发动，即灸神庭七壮。

（4）《玉龙歌》：头风呕吐眼昏花，穴取神庭始不差。

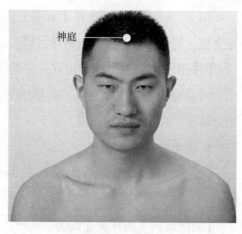

图 4-123　神庭穴

（5）《针灸大成》：主登高而歌，弃衣而走，角弓反张，吐舌、癫疾、风痫，目上视不识人，头风目眩，鼻出清涕不止，目泪出，惊悸不得安寝，呕吐烦满，寒热头痛，喘渴。

【按语】本穴为督脉、足太阳、阳明经交会穴。

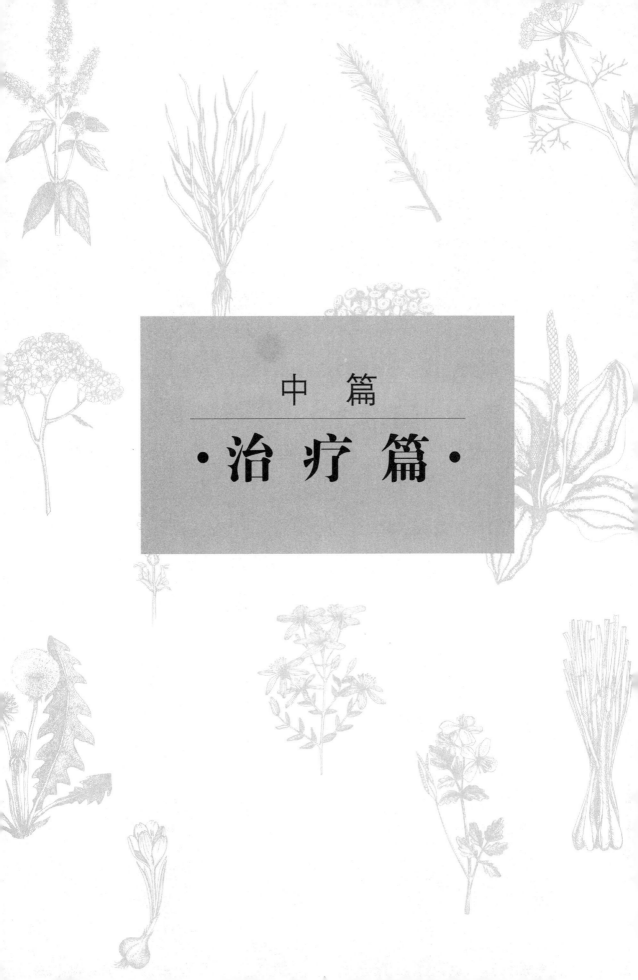

中　篇

·治疗篇·

第五章 内科疾病

一、感冒

1. 疾病概述

感冒是感受触冒风邪，邪犯卫表而导致的一种常见外感疾病。临床表现以鼻塞、流涕、喷嚏、咳嗽、头痛、恶寒、发热、全身不适、脉浮为其特征。本病四季均可发生，尤以春冬两季气候突变时多发。病情轻者多为感受当季之气，称为伤风；病情重者多为感受非时之邪，称为重伤风。在一个时期内广泛流行、病情类似者，称为时行感冒。

2. 关键症状

鼻塞、流涕、恶寒发热、咳嗽、头痛、周身酸楚不适。

3. 中医病因

感冒是由于六淫邪气、时行病毒侵袭人体而致病，以风邪为主因，但在不同季节，可与当令之气合而伤人，表现为不同证候，如秋冬寒冷之季，风与寒合，多为风寒证；春夏温暖之时，风与热合，多见风热证；夏秋之交，暑多夹湿，又可表现为风暑夹湿证候。

另外，外邪侵袭人体是否发病，关键在于卫气的强弱，同时与感邪的轻重有关。若卫外功能减弱，肺卫失于调节，外邪趁机侵袭卫表，即可致病；或因生活起居不当，寒温失调以及过度疲劳，导致腠理不密，营卫失和，外邪侵袭亦可发病。

4. 治则

疏风解表，宣肺散寒，清热除湿。

5. 主穴

大椎、风门、风池、风府、外关。

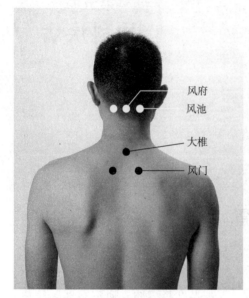

图 5-1 大椎、风门、风池、风府

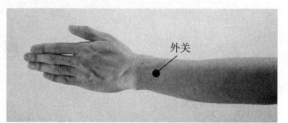

图 5-2 外关

6. 配穴

若伴有恶寒无汗、鼻痒喷嚏、咳痰清稀、肢体酸楚等风寒证的表现，加灸肺俞；若伴有头重如裹、胸闷纳呆、心烦口渴、小便短赤等暑湿证的表现，加灸阴陵泉。若鼻塞较重，加灸印堂。

7. 施灸方法、时间及选择灸具

大椎、风门、风池、风府、外关选用 2 号标准百笑灸筒，肺俞、阴陵泉、印堂等配穴选用 2 号标准百笑灸筒，均采用温和灸的施灸方法，施灸温度以患者舒适为度，每穴施灸一炷，每日 1 次，7 天一疗程。

> **按 语**
>
> 大椎、风门、风池、风府为疏散外风灸方，四穴合用能疏风、宣肺、解表；印堂穴能清利头目、通鼻开窍；风池、外关为足少阳经与阳维脉的交会穴，"阳维为病苦寒热"，灸之亦可疏散风邪。

二、咳嗽

1.疾病概述

咳嗽指肺失宣降,肺气上逆作声,咳吐痰液,为肺系疾病的主要证候之一。分别言之,有声无痰为咳,有痰无声为嗽,一般多为痰声并见,难以截然分开,故以咳嗽并称。咳嗽既是独立性的病症,又是肺系多种疾病的一个症状,可分为外感、内伤两大类。外感咳嗽,起病急,病程短,常伴肺卫表证;内伤咳嗽,常反复发作,病程长,多伴其他兼证。

2.关键症状

以咳嗽、咳痰为主要表现。

3.中医病因

外感咳嗽多因气候突变,六淫之邪从口鼻、皮毛而入,肺卫受邪,肺气不得宣发而引起,因四时气候不同,外邪性质有风寒、风热之别。

内伤咳嗽主要因肺脏虚弱或其他脏腑病变累及肺脏引起。如肺脏虚弱,气阴耗伤,清肃无权而咳;脾虚失运,饮食不当,痰浊内生,上犯于肺而咳;肝郁化火,肝火犯肺,炼津为痰,肺失肃降而咳。

4.治则

宣通肺气,化痰止咳。

5.主穴

外感:肺俞、尺泽、列缺、合谷。

内伤:肺俞、太渊、天突。

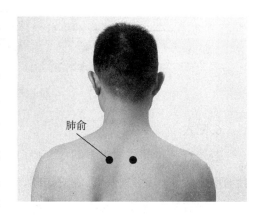

图 5-3 肺俞

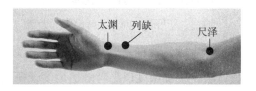

图 5-4 尺泽、列缺、太渊

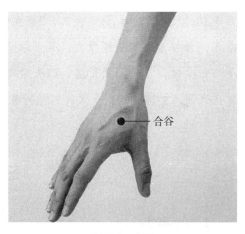

图 5-5 合谷

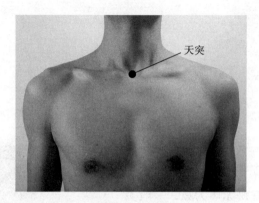

图 5-6　天突

6. 配穴

若伴有咳嗽频作、声重咽痒、痰白清稀等风寒束肺的表现，加灸大椎、风门；若伴有咳嗽痰多、色白黏稠、胸脘痞闷、神疲纳差等痰湿阻肺的表现，加灸足三里、丰隆；若伴有潮热盗汗、形体消瘦、两颊红赤、神疲乏力等肺肾阴虚的表现，加灸肾俞、膏肓；若伴有形寒肢冷、面色㿠白、腰膝酸软等脾肾阳虚的表现，加灸脾俞、肾俞。

7. 施灸方法、时间及选择灸具

肺俞、尺泽、列缺、合谷、太渊、天突选用 2 号标准百笑灸筒，大椎、风门、足三里、丰隆、肾俞、膏肓、脾俞等配穴也选用 2 号标准百笑灸筒，均采用温和灸的施灸方法，施灸温度以患者舒适为度，每穴施灸一炷，每日 1 次，7 天一疗程。

按 语

对于外感咳嗽，病位主要在肺。肺俞为肺气所注之处，可调理肺脏气机，使其清肃有权；尺泽为手太阴经合穴，"合主喘咳寒热"，灸之能宣肺降气；列缺为手太阴经络穴，合谷为手阳明经原穴，两穴原络相配，表里相应，可疏风祛邪，宣肺止咳。对于内伤咳嗽，多属邪实正虚，肺失肃降，肺阴亏虚。灸肺俞穴调理肺气；灸手太阴经原穴太渊，补虚降气；灸天突穴宽胸理气，通利气道，降痰宣肺。

三、哮喘

1. 疾病概述

哮喘是以反复发作的呼吸急促，喉间哮鸣，甚则张口抬肩，不能平卧为主症的病症。"哮"以喉中有哮鸣声，呼吸气促困难，甚则喘息不能平卧为临床特征；"喘"以呼吸困难，甚则张口抬肩，鼻翼扇动，不能平卧为临床特征。临床上哮必兼喘，但喘未必兼哮。本病有反复发作的特点，可发生于任何年龄和季节，尤以寒冷季节和气候骤变时多发。

2. 关键症状

呼吸急促，喉中哮鸣，甚则张口抬肩，鼻翼扇动，不能平卧。

3. 中医病因

哮喘的发生主要由于宿痰内伏于肺，每因外感风寒或风热之邪未能及时发散，邪蕴于肺，壅阻肺气，肺气不能输布津液，聚液生痰；或因过食生冷，寒饮内停及嗜食酸咸肥甘，积痰蕴热等，以致脾失健运，痰浊内生，上干于肺，壅塞气道；或因情志不遂，忧思气结或郁怒伤肝，肝气上逆于肺等，导致肺气不能肃降，气逆而喘；或因慢性咳嗽、肺痨等肺系疾病，迁延未愈，久病肺虚，气阴亏耗，导致肾不纳气而发为哮喘。

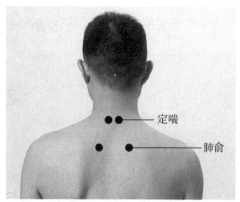

图 5-7 肺俞、定喘

4. 治则

顺气定喘，化痰止哮。

5. 主穴

肺俞、中府、定喘、膻中。

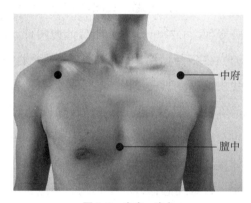

图 5-8 中府、膻中

6. 配穴

若伴有喉中哮鸣、痰多色白等寒哮的表现，加灸孔最、风门；若伴有喘促气短、动则加剧、喉中痰鸣、神疲汗出等肺虚的表现，加灸膏肓、太渊；若伴有纳少腹胀、肢体倦怠、神疲乏力等脾虚的表现，加灸脾俞、足三里；若伴有气息短促、呼多吸少、动则喘甚、腰膝酸软等肾虚的表现，加灸肾俞、太溪。

7. 施灸方法、时间及选择灸具

肺俞、中府、定喘、膻中选用 2 号标准百笑灸筒，孔最、风门、膏肓、太渊、脾俞、足三里、肾俞、太溪等配穴也选用 2 号标准百笑灸筒，定喘、膻中可采用隔姜灸法，其他穴位采用温和灸的施灸方法，施灸温度以患者舒适为度，每穴施灸一炷，隔日 1 次，10 天一疗程。

按语

肺俞配中府为俞募配穴法，灸之可调理肺脏、止哮平喘，虚实之证皆可用之；定喘是止哮平喘的经验效穴；膻中为气会，灸之宽胸理气、止哮平喘。

四、心悸

1. 疾病概述

心悸是指病人自觉心中悸动，惊惕不安，甚则不能自主的一种病症。临床一般多呈发作性，每因情志波动或劳累过度而发作，且常伴胸闷、气短、失眠、健忘、眩晕、耳鸣等症。心悸可分为惊悸与怔忡两种。惊悸的发生多与情绪因素有关，可因突遇惊恐，忧思恼怒，悲哀过极或过度紧张而诱发，多为阵发性，发病迅速，病情较轻，实证居多，可自行缓解，不发时如常人；怔忡多由久病体虚，心脏受损所致，无精神等因素亦可发生，常持续心悸，心中惕惕，不能自控，活动后加重，发病缓慢，病情较重，不发时亦可兼见脏腑虚损症状，多属虚证，或虚中夹实。惊悸日久不愈，亦可形成怔忡。

2. 关键症状

自觉心中悸动、惊惕不安，甚则不能自主。

3. 中医病因

心悸的病因主要包括禀赋不足，体质虚弱，导致气血生化不足，心神失养；或因平素心虚胆怯，突遇惊恐，扰乱心神；或因风寒湿热之邪由血脉内侵于心，耗伤心气心

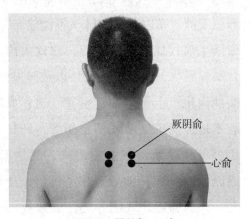

图 5-9　厥阴俞、心俞

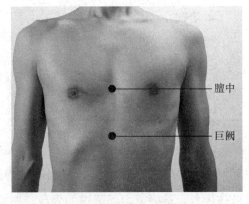

图 5-10　膻中、巨阙

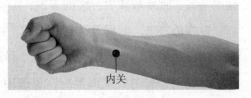

图 5-11　内关

阴；或因嗜食醇酒厚味，脾胃蕴热化火而生痰浊，痰火上扰心神而发病；或因药物过量或毒性剧烈，损伤心气心阴而发为心悸。

4.治则

调理心气，安神定悸。

5.主穴

心俞、厥阴俞、巨阙、膻中、内关、神阙。

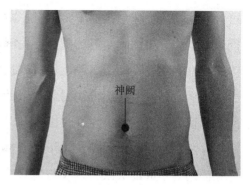

神阙

图5-12 神阙

6.配穴

若伴有气短神疲、惊悸不安等心虚胆怯的表现，加灸胆俞、日月；若伴有头晕目眩、纳差乏力、失眠梦多等心血不足的表现，加灸脾俞、足三里；若伴有胸中憋闷、形寒肢冷、大便溏薄等心阳不振的表现，加灸至阳、关元；若伴有心烦少寐、头晕目眩、耳鸣腰酸等阴虚火旺的表现，加灸太溪、三阴交；若伴有心痛时作、气短乏力、胸闷等心脉瘀阻的表现，加灸膈俞；若伴有胸闷气短、形寒肢冷、下肢浮肿等水气凌心的表现，加灸水分、阴陵泉。

7.施灸方法、时间及选择灸具

心俞、厥阴俞、巨阙、膻中、内关、神阙选用2号标准百笑灸筒，胆俞、日月、脾俞、足三里、至阳、关元、太溪、三阴交、膈俞、水分、阴陵泉等配穴也选用2号标准百笑灸筒，均采用温和灸的施灸方法，施灸温度以患者舒适为度，每穴施灸一炷，隔日1次，10天一疗程。

按 语

心俞、厥阴俞、巨阙、膻中分别为心和心包的背俞穴、募穴，属俞募配穴法，可调心气以定悸；内关为手厥阴心包经络穴，灸之可宁心通络，安神定悸；神阙培本固元，健运脾胃，脾胃健则心血充足，心神得养。

五、失眠

1.疾病概述

失眠是以经常不能获得正常睡眠为特征的一类病症。主要表现为睡眠时间、深度的不足，轻者入睡困难，或寐而不酣，时寐时醒，或醒后不能再寐，重则彻夜不眠，可伴有记忆力、注意力的下降，常影响人们的正常工作、生活、学习和健康。失眠可分为原发性和继发性两类。原发性失眠通常缺少明确病因，或在排除可能引起失眠的病因后仍遗留失眠症状；继发性失眠常与其他疾病同时发生，包括由于躯体疾病、精神障碍、药物滥用等引起的失眠，以及与睡眠呼吸紊乱、睡眠运动障碍等相关的失眠。

2. 关键症状

轻者入睡困难或睡而易醒，醒后不易入睡；重者彻夜难眠。

3. 中医病因

中医认为，人的睡眠由心神控制，而营卫阴阳的正常运作是保证心神调节睡眠的基础。如饮食不节、宿食内停，或喜怒哀乐等情志过极，或劳逸失调、脾失健运，或久病血虚、年迈血少等因素，均可导致心神失养，神志不安，神不守舍，卫气行于阳，不能入阴而致失眠的发生。

4. 治则

交通阴阳，宁心安神。

5. 主穴

百会、神门、神道、心俞、安眠、照海。

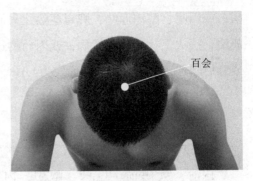

图 5-13　百会

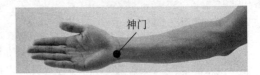

图 5-14　神门

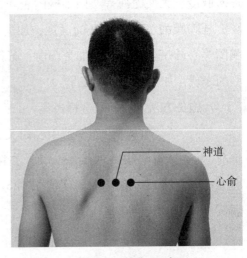

图 5-15　神道、心俞

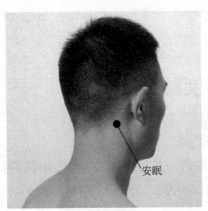

图 5-16　安眠

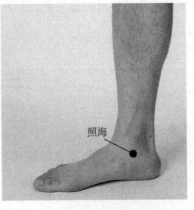

图 5-17　照海

6. 配穴

若伴有心悸健忘、纳差倦怠、面色无华等心脾两虚的表现，加灸脾俞；若伴有五心烦热、头晕耳鸣、腰膝酸软等心肾不交的表现，采用交通心肾灸，选用肾俞、命门；若伴有多梦易惊、心悸胆怯、多疑善虑等心胆气虚的表现，加灸胆俞；若伴有脘闷嗳气、嗳腐吞酸、心烦口苦等脾胃不和的表现，加灸中脘、足三里。若背部督脉从身柱到至阳有明显压痛者可采用背心五穴灸。

7. 施灸方法、时间及选择灸具

百会、神门、神道、心俞、安眠、照海选用 2 号标准百笑灸筒，脾俞、肾俞、命门、胆俞、中脘、足三里等配穴也选用 2 号标准百笑灸筒，均采用温和灸的施灸方法，施灸温度以患者舒适为度，每穴施灸一炷，隔日 1 次，10 天一疗程。

按 语

督脉入络脑，百会、神道为督脉穴，灸之可调气安神、清利头目；神门为心经原穴，心俞为心经背俞穴，灸此两穴共奏宁心安神之效；安眠穴安神利眠，为治疗失眠的经验效穴；跷脉主寤寐，司眼睑开阖，照海通阴跷脉，阴跷脉与眼睑闭合运动相关，灸之可安神。

六、痴呆

1. 疾病概述

痴呆是由髓减脑消，神机失用所导致的一种神志异常的疾病。以呆傻愚笨、智力低下、善忘为主要临床表现。轻者可见神情淡漠，寡言少语，反应迟钝，善忘；重则表现为终日不语，或闭门独居，或口中喃喃自语，言辞颠倒，行为失常，忽笑忽哭，或不欲饮食，数日不知饥饿等。痴呆的发生多缓慢隐匿，记忆减退是其核心症状，早期出现近记忆障碍，学习新事物的能力明显减退，严重者甚至找不到回家的路；随着病情的进一步发展，远记忆也受损。常伴有思维缓慢，对一般事物的理解力和判断力越来越差，注意力日渐受损，可出现时间、地点和人物定向障碍，有时出现不能写字、不能识别人物等表现。

2. 关键症状

以呆傻愚笨为主要临床表现。轻者出现神情淡漠、寡言少语、善忘迟钝等症；重者出现神情呆滞、语言颠倒、思维异常、行为怪癖、智力减退甚至呆傻等症。

3. 中医病因

脑为髓之海，且为元神之府，神机之用。老年人脏腑功能减退，肝肾阴虚或肾精不足，生髓能力下降，导致髓海空虚，髓减脑消；郁怒伤肝，肝气郁结，或久思积虑，耗伤心脾，或惊恐伤肾，肾虚精亏等情志因素，均可导致神明失用，神情失常；中风、眩晕等疾病日久，或失治误治皆可导致脏腑之阴阳气血不足，脑髓失养，而发为痴呆。另外，久病入络，气滞、痰阻、血瘀于脑，导致脑脉瘀阻亦可引起本病的发生。

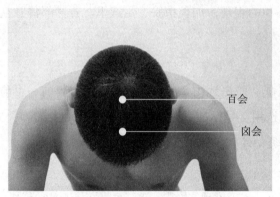

图 5-18　百会、囟会

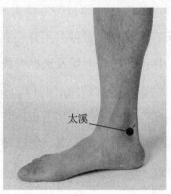

图 5-19　太溪

4. 治则

填精益髓，醒脑调神。

5. 主穴

百会、囟会、太溪、悬钟、足三里。

6. 配穴

若伴有表情呆滞、行动迟缓、终日寡言、记忆力丧失等痰浊闭窍的表现，加灸丰隆、中脘；若伴有神情淡漠、反应迟钝、健忘易惊、舌质紫暗等瘀血阻络的表现，加灸内关、膈俞；若伴有头昏眩晕、手足麻木、震颤、失眠等肝肾亏虚的表现，加灸肝俞、肾俞；若伴有面色淡白、气短乏力、终日不言或喜笑无常等气血不足的表现，加灸气海、血海。

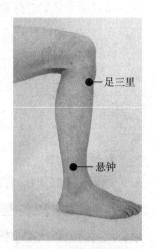

图 5-20　足三里、悬钟

7. 施灸方法、时间及选择灸具

百会、囟会、太溪、悬钟、足三里选用 2 号标准百笑灸筒，丰隆、中脘、内关、膈俞、肝俞、肾俞、气海、血海等配穴也选用 2 号标准百笑灸筒，均采用温和灸的施灸方法，施灸温度以患者舒适为度，每穴施灸一炷，隔日 1 次，15 天一疗程。

按 语

"脑为髓之海"，百会、囟会位于巅顶，通过督脉入络脑，灸之可醒脑调神；肾主骨生髓，灸太溪可补肾生髓；悬钟为髓会，灸之亦可补养脑髓，髓海得充，可健脑益智；足三里补益后天、化生气血，灸之以助生髓之源。

七、胃痛

1. 疾病概述

胃痛是指上腹胃脘部近心窝处，经常发生以疼痛为主症的消化道疾病。临床主要表现为反复性的上腹部疼痛，胃脘部痞闷或胀满，食欲差，消化不良，恶心呕吐，胃酸过多。发病以中青年居多，多有反复发作病史，发作前多有明显的诱因，如天气变化、恼怒、劳累、暴饮暴食、饥饿、进食生冷干硬辛辣醇酒，或服用损伤脾胃的药物等。

2. 关键症状

上腹胃脘部近心窝处疼痛。

3. 中医病因

胃痛的发生主要由于外感寒、热、湿等邪气，内客于胃，导致胃脘气机阻滞，不通则痛；或因饮食不节，过饥过饱，损伤脾胃，导致胃气壅滞，胃失和降，不通则痛；或因恼怒忧思等情志因素，导致肝失疏泄，横逆犯胃，胃气阻滞，发为胃痛；素体脾胃虚弱，运化失职或胃阳不足，失于温养，亦可导致胃痛的发生。

4. 治则

通调腑气，和胃止痛。

5. 主穴

中脘、足三里、内关、神阙、公孙。

6. 配穴

若伴有脘腹得温痛减、遇寒痛增、恶寒喜暖等寒邪犯胃的表现，加灸胃俞、合谷；若伴有嗳腐吞酸、嘈杂不舒、大便不爽等饮食伤胃的表现，加灸梁门、天枢；若伴有胃

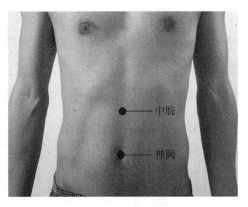

图 5-21　中脘、神阙

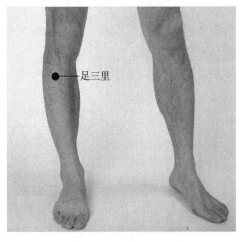

图 5-22　足三里

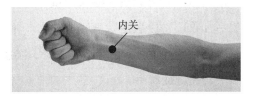

图 5-23　内关

脘胀满、脘痛连胁、心烦易怒等肝气犯胃的表现，加灸期门、太冲；若伴有胃痛拒按、痛有定处、食后痛甚等气滞血瘀的表现，加灸膻中、膈俞；若伴有泛吐清水、大便溏薄、神疲乏力等脾胃虚寒的表现，加灸脾俞、关元；若伴有胃脘灼热隐痛、饥不欲食、咽干口燥等胃阴不足的表现，加灸胃俞、三阴交。

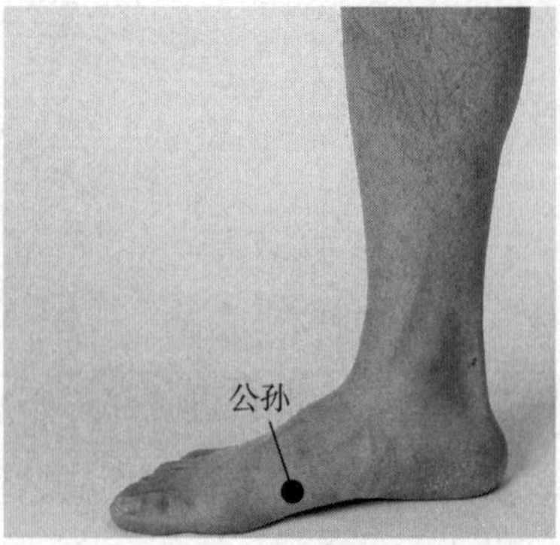

图 5-24　公孙

7. 施灸方法、时间及选择灸具

足三里、内关、公孙选用 2 号标准百笑灸筒，中脘、神阙选用 3 号大百笑灸筒，胃俞、合谷、梁门、天枢、期门、太冲、膻中、膈俞、脾俞、关元、三阴交等配穴选用 2 号标准百笑灸筒，均采用温和灸的施灸方法，施灸温度以患者舒适为度，每穴施灸一炷，每日 1 次，7 天一疗程。

按 语

中脘为胃之募、腑之会，穴居胃脘部，可健运中州，调理胃气；足三里为胃之下合穴，可通调胃气，两穴远近相配，灸之可通调腑气，和胃止痛；内关为手厥阴心包经络穴，又为八脉交会穴，通阴维脉，"阴维为病苦心痛"，灸之畅达三焦气机，理气降逆，和胃止痛；神阙位于脐中，培本固元，和胃健脾，灸之可温中散寒，理气止痛；公孙为足太阴脾经络穴，也是八脉交会穴，通冲脉，"冲脉为病，逆气里急"，灸之调理脾胃，平逆止痛。

八、胃下垂

1. 疾病概述

胃下垂是由于膈肌悬力不足，支撑内脏器官韧带松弛，或腹内压降低，腹肌松弛，导致站立时胃大弯抵达盆腔，胃小弯弧线最低点降到髂嵴连线以下的病症。患者多身体消瘦，轻者可无明显症状，重者可有上腹坠胀、疼痛不适，多在进食后、久立及劳累后加重，平卧后症状减轻或消失。常伴有胃脘饱胀、厌食、恶心、嗳气、腹泻或便秘等症状，甚至可同时伴有肝、肾、结肠等脏器下垂。

2. 关键症状

轻度下垂者一般无症状，下垂明显者可出现腹胀、上腹不适、腹痛、恶心、呕吐、便秘及神经精神症状。

3. 中医病因

胃下垂的发生，主要由于先天禀赋不足、体质虚弱，或劳倦过度，大病久病之后，致脾胃受损，中气下陷，升降失常而导致胃腑下垂；或因起居无常，长期饮食失节，胃腑受损则饮食不化而积滞，进而导致胃下垂；或因长期忧思过度、恼怒不解、情绪暴躁等情志所伤，导致肝气过于亢奋而客伤脾土，脾胃运化不畅，日久胃腑下垂；气滞血瘀，精微物质不能正常输布，胃体及支持韧带代谢紊乱，弹性和紧张度异常，亦可导致本病的发生。

4. 治则

健脾和胃，升阳举陷。

5. 主穴

胃俞、脾俞、中脘、足三里、百会、神阙、气海。

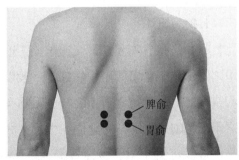

图 5-25 脾俞、胃俞

6. 配穴

若伴有胃脘胀痛者，加灸太白、公孙。

7. 施灸方法、时间及选择灸具

胃俞、脾俞、足三里、百会、气海选用 2 号标准百笑灸筒，中脘、神阙选用 3 号大百笑灸筒，太白、公孙等配穴选用 1 号小百笑灸筒，均采用温和灸的施灸方法，施灸温度以患者舒适为度，每穴施灸一炷，隔日 1 次，10 天一疗程。

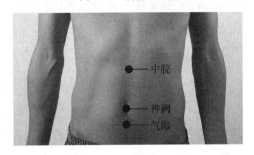

图 5-26 中脘、神阙、气海

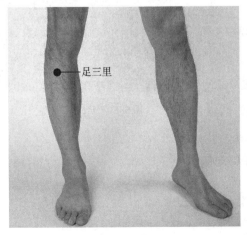

图 5-27 足三里

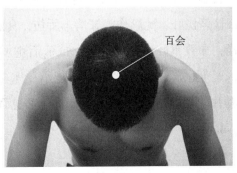

图 5-28 百会

按语

胃之背俞穴胃俞、募穴中脘、下合穴足三里三穴合用，可调补胃腑；脾俞为脾之背俞穴，可健脾益气，补中和胃；灸百会、气海可益气升阳举陷；神阙位于脐中，灸之可培本固元，健运脾胃，以助胃腑维持其生理位置。

九、呕吐

1. 疾病概述

呕吐是指胃失和降，气逆于上，迫使胃中之物从口中吐出的一种病症。一般以有物有声谓之呕，有物无声谓之吐，无物有声谓之干呕，临床上呕与吐常同时发生，故合称为呕吐。可见于急、慢性胃炎，幽门梗阻，肠梗阻，中枢系统疾病等多种疾病中，妊娠妇女也可出现呕吐症状。

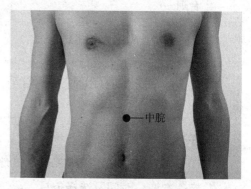

图 5-29　中脘

2. 关键症状

胃中之物从口中吐出。实证发病急，呕吐量多，吐出物多酸臭味，可伴有恶寒发热；虚证发病缓，病程长，时作时止，呕吐物不多，腐臭味不甚。

3. 中医病因

呕吐的发生主要由于饮食过量，过食生冷、醇酒辛辣、甘肥及不洁之食物损伤脾胃，引起食滞不化，胃气不降，上逆成呕；或因恼怒伤肝、忧思伤脾等情志所伤，食随气逆，导致呕吐；脾胃素虚，或病后虚弱，劳倦过度，耗伤中气，胃虚不能承受水谷，脾虚不能化生精微，食滞胃腑，亦可上逆而发为呕吐。

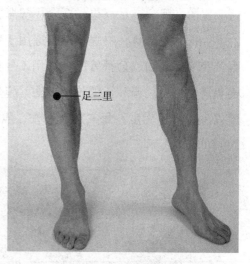

图 5-30　足三里

4. 治则

和胃降逆，理气止呕。

5. 主穴

中脘、足三里、内关。

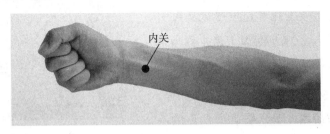

图 5-31 内关

6. 配穴

若伴有呕吐清水痰涎、食入即吐、头身疼痛、喜暖畏寒等外邪犯胃的表现，加灸外关、合谷；若伴有呕吐酸腐、脘腹胀满、嗳气厌食等饮食内停的表现，加灸梁门、天枢；若伴有呕吐吞酸、频频嗳气、多烦善怒等肝气犯胃的表现，加灸肝俞、太冲；若伴有脘闷纳差、头眩心悸等痰饮内阻的表现，加灸丰隆、公孙；若伴有纳差便溏、面色无华、倦怠乏力等脾胃虚弱的表现，加灸脾俞、胃俞。

7. 施灸方法、时间及选择灸具

足三里、内关选用 2 号标准百笑灸筒，中脘选用 3 号大百笑灸筒，外关、合谷、梁门、天枢、肝俞、太冲、丰隆、公孙、脾俞、胃俞等配穴选用 2 号标准百笑灸筒，均采用温和灸的施灸方法，施灸温度以患者舒适为度，每穴施灸一炷，每日 1 次，7 天一疗程。

> **按 语**
>
> 中脘乃胃之募、腑之会，穴居胃脘部，灸之可理气和胃止呕；足三里为胃之下合穴，"合治内腑"，灸之可疏理胃肠气机，与中脘远近相配，通降胃气；内关为手厥阴心包经络穴，又是八脉交会穴，通阴维脉，灸之宽胸理气，和胃降逆，为止呕要穴。

十、呃逆

1. 疾病概述

呃逆即打嗝，是指胃气上逆动膈，以气逆上冲、喉间呃呃连声、声短而频、难以自制为主要表现的病症。呃逆是一种生理上常见的现象，由横膈膜痉挛收缩引起。健康人也可发生一过性呃逆，多与饮食有关，特别是饮食过快、过饱，摄入过冷过热的食物饮料等，外界温度变化和过度吸烟亦可引起。呃逆频繁或持续 24 小时以上者，称为难治性呃逆，多发生于某些疾病。可见于胃神经官能症、膈肌痉挛等，也可出现于某些急、慢性疾病的严重阶段，为病势转向危重的一种表现。

2. 关键症状

气逆上冲，喉间呃呃连声，声短而频，不能自控。

3. 中医病因

呃逆的病因主要包括进食太快，过食生冷，或滥服寒凉药物，寒气蕴结于胃，循手太阴之脉上动于膈；或因恼怒伤肝，气机不利，横逆犯胃，导致逆气动膈；或因素体不足，年高体弱，或大病久病，正气未复，或吐下太过等，均可损伤中气，导致胃失和降，发为呃逆。

4. 治则

理气和胃，降逆止呃。

5. 主穴

中脘、足三里、内关、膻中、膈俞。

6. 配穴

若伴有呃声沉缓有力、胃脘不舒、恶食生冷、进食减少等胃寒积滞的表现，加灸胃俞、建里；若伴有呃逆连声、胸胁满闷、嗳气纳减、肠鸣矢气等肝气郁滞的表现，加灸期门、太冲；若伴有呃声低长无力、面色㿠白、食少乏力、大便溏薄等脾胃虚弱的表现，加灸脾俞、胃俞；若伴有呃声短促不得

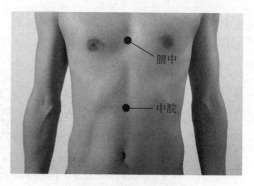

图 5-32　膻中、中脘

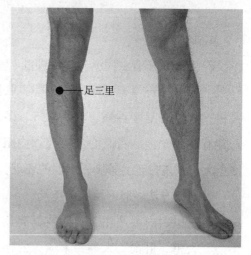

图 5-33　足三里

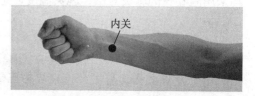

图 5-34　内关

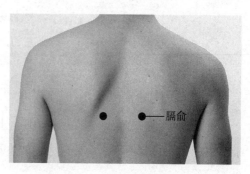

图 5-35 膈俞

续、口干咽燥、烦躁不安、不思饮食等胃阴不足的表现，加灸胃俞、三阴交。

7. 施灸方法、时间及选择灸具

足三里、内关、膻中、膈俞选用 2 号标准百笑灸筒，中脘选用 3 号大百笑灸筒，胃俞、建里、期门、太冲、脾俞、三阴交等配穴选用 2 号标准百笑灸筒，均采用温和灸的施灸方法，施灸温度以患者舒适为度，每穴施灸一炷，每日 1 次，7 天一疗程。

按 语

中脘为胃之募、腑之会，穴居胃脘部，足三里为胃的下合穴，二穴相配可和胃降逆；内关为手厥阴心包经络穴，又是八脉交会穴，通阴维脉，灸之可宽胸利膈，畅通三焦气机；膻中为气会，灸之可理气降逆；本病病位在膈，故不论何种呃逆，均可灸膈俞利膈止呃。

十一、腹痛

1. 疾病概述

腹痛是指以胃脘以下、耻骨毛际以上部位发生疼痛为主症的病症。腹痛是一种临床常见的症状，也是促使患者就诊的原因。腹痛多由腹内组织或器官受到某种强烈刺激或损伤所致，也可由胸部疾病及全身性疾病所致。此外，腹痛又是一种主观感觉，腹痛的性质和强度，不仅受病变情况和刺激程度影响，而且受神经和心理等因素的影响。即患者对疼痛刺激的敏感性存在差异，相同病变的刺激在不同的患者或同一患者的不同时期引起的腹痛在性质、强度及持续时间上有所不同。因腹内有许多脏腑，且为诸多经脉所过之处，故腹痛可见于多种脏腑疾病。

2. 关键症状

胃脘以下、耻骨毛际以上部位疼痛。实证发病急，痛势剧烈、拒按；虚证病程长，腹痛缠绵、喜按。

3. 中医病因

腹痛的病因主要包括暴饮暴食，饮食停滞，或过食肥甘厚腻或辛辣，酿生湿热，蕴蓄胃肠，或恣食生冷，寒湿内停，均可损伤脾胃，导致腑气通降不利；或因情志不畅，肝失条达，气机阻滞而发为腹痛；或因素体脾阳亏虚，甚至病久肾阳不足，脏腑虚寒，经脉失养，导致腹痛日久不愈；另外，跌仆损伤，络脉瘀阻，或腹部手术后，血络受损，亦可形成腹中血瘀，中焦气机升降不利，不通则痛。

4.治则

通调腑气，缓急止痛。

5.主穴

神阙、天枢、关元、地机、足三里。

6.配穴

若伴有脘腹得温痛减、遇寒痛增、恶寒
喜暖等寒邪内阻的表现，加灸公孙、合谷；
若伴有胃脘胀满疼痛、嗳腐吞酸、嘈杂不舒
等饮食积滞的表现，加灸下脘、梁门；若伴
有胃脘胀满、脘痛连胁、嗳气频频、心烦易
怒等肝郁气滞的表现，加灸期门、太冲；若
伴有泛吐清水、大便溏薄、神疲乏力等脾阳
不振的表现，加灸脾俞；若伴有胃痛拒按、
痛有定处、食后痛甚、呕血便黑等瘀血内停
的表现，加灸阿是穴、膈俞。

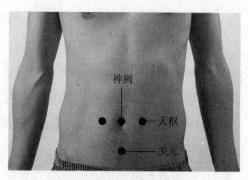

图 5-36　神阙、天枢、关元

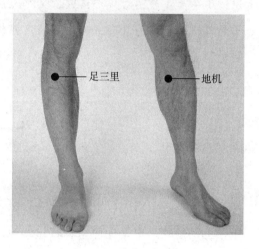

图 5-37　地机、足三里

7.施灸方法、时间及选择灸具

天枢、地机、足三里选用 2 号标准百笑
灸筒，神阙、关元选用 3 号大百笑灸筒，公
孙、合谷、下脘、梁门、期门、太冲、脾俞、膈俞及阿是穴等配穴选用 2 号标准百笑
灸筒，均采用温和灸的施灸方法，施灸温度以患者舒适为度，每穴施灸一炷，每日 1
次，7 天一疗程。

按　语

神阙位于脐中，天枢为大肠募穴，位于脐旁，关元为小肠募穴，位于脐下，三穴
布于脐中及脐周，灸之可运转腹部气机；地机为足太阴脾经郄穴，灸之可健脾理气，
缓急止痛；足三里为胃之下合穴，"肚腹三里留"，灸之调腑止痛。

十二、腹泻

1. 疾病概述

腹泻是以排便次数增多，粪质稀溏或完谷不化，甚至泻出如水样为主症的病症。常伴有排便急迫感、肛门不适、失禁等症状。正常人每日大约有 9L 液体进入胃肠道，通过肠道对水分的吸收，最终粪便中水分仅 100～200mL。若进入结肠的液体量超过结肠的吸收能力或（和）结肠的吸收容量减少，就会导致粪便中水分排出量增加，发生腹泻。临床上按病程长短，将腹泻分急性和慢性两类。急性腹泻发病急剧，病程在 2～3 周之内，大多由感染引起。慢性腹泻指病程在两个月以上或间歇期在 2～4 周内的复发性腹泻，发病原因较为复杂，可为感染性或非感染性因素所致。

2. 关键症状

大便次数增多，便质清稀或完谷不化，甚至如水样。

3. 中医病因

腹泻的病因主要包括外感寒暑湿热之邪侵袭皮毛肺卫，从表入里，使脾胃升降失司，运化失常，清浊不分；或因饮食过量，过食生冷肥甘辛辣，误食馊腐不洁之物等，导致脾运失职，升降失调；或因忧郁恼怒、忧思气结等情志因素，导致脾失健运；或因久病失治，脾胃受损，水谷不化而湿滞内生；先天禀赋不足或素体脾胃虚弱，不能受纳运化某些食物，亦可导致腹泻的发生。

4. 治则

运脾化湿，调肠止泻。

5. 主穴

神阙、大肠俞、天枢、上巨虚、三阴交。

6. 配穴

若伴有大便清稀、水谷相杂、肠鸣腹胀、身寒喜温等寒湿内盛的表现，加灸阴陵泉、脾俞；若伴有便黄而臭、肛门灼热、心烦口渴等肠腑湿热的表现，加灸曲池、下

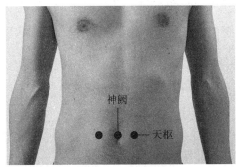

图 5-38 神阙、天枢

巨虚；若伴有腹痛肠鸣、大便恶臭、泻后痛减、嗳腐吞酸等食滞胃肠的表现，加灸下脘、梁门；若伴有胸胁胀闷、嗳气食少、易怒急躁等肝气乘脾的表现，加灸期门、太冲；若伴有大便溏薄、完谷不化、面色萎黄、不思饮食等脾胃虚弱的表现，选用健脾益胃灸方，加灸脾俞、胃俞、肾俞；若伴有腹部畏寒、腰膝酸软、肠鸣即泻、泻后痛减等肾阳虚衰的表现，加灸肾俞、命门。

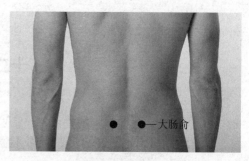

图 5-39　大肠俞

7. 施灸方法、时间及选择灸具

大肠俞、天枢、上巨虚、三阴交选用 2 号标准百笑灸筒，神阙选用 3 号大百笑灸筒，阴陵泉、脾俞、曲池、下巨虚、下脘、梁门、期门、太冲、胃俞、肾俞、命门等配穴选用 2 号标准百笑灸筒，神阙可采用隔盐灸或隔姜灸法，其他穴位采用温和灸的施灸方法，施灸温度以患者舒适为度，每穴施灸一炷，每日 1 次，7 天一疗程。

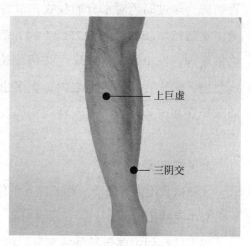

图 5-40　上巨虚、三阴交

按 语

神阙居于腹中，内连脏腑，无论急、慢性腹泻，灸之皆宜；大肠背俞穴大肠俞与募穴天枢相配属俞募配穴法，二者与大肠下合穴上巨虚合用，可调理肠腑而止泻；三阴交健脾利湿，兼调理肝肾，各种腹泻皆可用之。

十三、痢疾

1. 疾病概述

痢疾是以大便次数增多、腹痛、里急后重、下痢赤白脓血为主要特征的病症。是夏秋季常见的肠道传染病，多有饮食不洁史。急性起病者多发生在夏秋之交，病程短，可伴恶寒、发热等症状；久痢则四季皆可发生，起病缓慢，反复发作，迁延不愈；疫毒痢病情严重而病势凶险，以儿童为多见，起病急骤，在腹痛、腹泻尚未出现之时，即有高热神疲，四肢厥冷，面色青灰，呼吸浅表，神昏惊厥，而痢下、呕吐症状则并不一定严重。

2. 关键症状

腹痛，里急后重，大便次数增多，下痢赤白脓血。

3. 中医病因

痢疾的病因有外感时邪疫毒和饮食不节两方面。感受疫毒、湿热、寒湿等时令之邪，可导致胃肠不和，气血壅滞，发为痢疾；平素嗜食肥甘厚味，或误食馊腐不洁之食物，或夏季恣食生冷瓜果，损伤脾胃，导致湿热、寒湿、食积之邪内蕴，肠道气机壅滞，气滞血瘀与肠中腐浊之物相搏结，化为脓血，从而导致痢疾的发生。

4. 治则

通肠导滞，调气和血。

5. 主穴

神阙、天枢、上巨虚、曲池、三阴交。

6. 配穴

若伴有痢下赤白黏冻、胃脘痞闷、喜暖畏寒、头身困重等寒湿痢的表现，加灸关元、阴陵泉；若伴有下痢赤白脓血、恶心呕吐、不能进食等噤口痢的表现，加灸内关、中脘；若伴有痢下时发时止、日久不愈、饮食减少、神疲乏力等休息痢的表现，加灸脾俞、足三里；若久痢脱肛，加灸百会、气海。

7. 施灸方法、时间及选择灸具

天枢、上巨虚、曲池、三阴交选用2号标准百笑灸筒，神阙选用3号大百笑灸筒，关元、阴陵泉、内关、中脘、脾俞、足三里、百

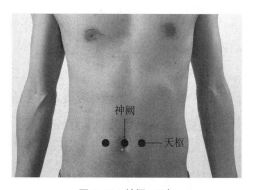

图 5-41 神阙、天枢

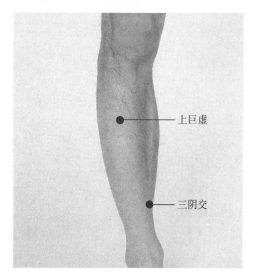

图 5-42 上巨虚、三阴交

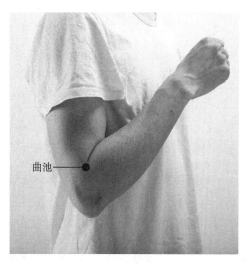

图 5-43 曲池

会、气海等配穴也选用 2 号标准百笑灸筒，均采用温和灸的施灸方法，施灸温度以患者舒适为度，每穴施灸一炷，每日 1 次，7 天一疗程。

8. 循环施灸法

对于慢性痢疾，经常规灸疗，效果不明显者，也可参照下列循环灸法进行施灸，每穴一炷，三个循环为一个疗程。

灸序	穴名及穴数
第1日	中脘（单穴） 足三里（双穴）
第2日	水分（单穴） 天枢（双穴） 气海（单穴）
第3日	肾俞（双穴） 气冲（双穴）
第4日	期门（双穴） 太冲（双穴）
第5日	关元（单穴） 曲骨（单穴） 三阴交（双穴）
第6日	肾俞（双穴） 复溜（双穴）
第7日	大肠俞（双穴） 腹结（双穴）
第8日	小肠俞（双穴） 长强（单穴）

按 语

神阙居于腹中，内连脏腑，通调腑气，对于各种原因导致的痢疾灸之皆宜；大肠募穴天枢、下合穴上巨虚与大肠经合穴曲池三穴合用，可通调大肠腑气，行气和血，气行则后重自除，血和则便脓自愈；三阴交为足三阴经交会穴，灸之健脾利湿。

十四、便秘

1. 疾病概述

便秘是指粪便在肠内滞留过久，秘结不通，排便周期延长，或周期不长，但粪质干结，排出艰难，或粪质不硬，虽有便意，但便而不畅的病症。常伴有腹胀、腹痛、口臭、纳差及神疲乏力、头眩心悸等症状。老年人便秘的患病率较青壮年明显增高，主要是由于随着年龄增加，老年人的食量和体力活动明显减少，胃肠道分泌消化液减少，肠管的张力和蠕动减弱，腹腔及盆底肌肉乏力，肛门内外括约肌减弱，胃结肠反射减弱，直肠敏感性下降，使食物在肠内停留过久，水分过度吸收引起便秘。此外，高年老人常因老年性痴呆或精神抑郁症而失去排便反射，引起便秘。

2. 关键症状

大便秘结不通，排便艰涩难解。

3. 中医病因

便秘的病因主要包括饮食不节、情志失调、外邪犯胃、禀赋不足等方面。饮酒过多，过食辛辣肥甘厚味，导致肠胃积热，大便干结，或恣食生冷，导致胃肠传导失司，造成便秘；或因忧思过度，气机郁滞，胃肠通降失常，糟粕内停，而致大便秘结；或因

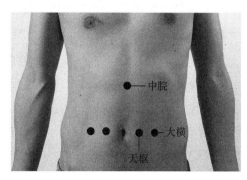

图 5-44　中脘、大横、天枢

外感寒热之邪，导致阴寒凝滞胃肠或燥热耗伤阴液，大肠失于传导，而致大便干燥，排便困难；素体虚弱，或病后、产后及老年体虚之人，气血阴阳亏虚，大肠传送无力，津枯肠道失润，亦可导致便下无力，大便艰涩。

4. 治则

调理肠胃，行滞通便。

5. 主穴

大横、天枢、上巨虚、支沟、中脘、足三里。

6. 配穴

若伴有腹中冷痛、面色㿠白、四肢不温、畏寒喜暖等冷秘的表现，加灸关元、神阙；若伴有欲便不得、嗳气频作、腹中胀痛、纳食减少等气秘的表现，加灸膻中、太冲；若伴有临厕努挣乏力、便后疲乏、面色无华、头晕心悸等虚秘的表现，加灸关元、脾俞。

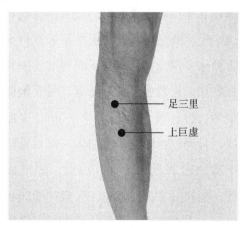

图 5-45　足三里、上巨虚

7. 施灸方法、时间及选择灸具

大横、天枢、上巨虚、支沟、足三里选

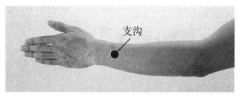

图 5-46　支沟

用 2 号标准百笑灸筒，中脘选用 3 号大百笑灸筒，关元、神阙、膻中、太冲、脾俞等配穴选用 2 号标准百笑灸筒，均采用温和灸的施灸方法，施灸温度以患者舒适为度，每穴施灸一炷，每日 1 次，7 天一疗程。

按 语

大横位于腹中部，为足太阴脾经穴，灸之可除湿散结，理气健脾，通调肠胃；大肠募穴天枢与下合穴上巨虚合用，可通调大肠腑气，腑气通则大肠传导功能恢复正常；支沟宣通三焦气机，为治疗便秘的经验要穴；中脘乃胃之募、腑之会，穴居胃脘部，灸之可理气和胃，通调腑气；足三里为胃之下合穴，"合治内脏"，灸之可疏理胃肠气机，与中脘远近相配，行滞通便。

十五、慢性胃炎

1. 疾病概述

慢性胃炎是指不同病因引起的各种慢性胃黏膜炎性病变，是一种常见病，其发病率在各种胃病中居首位。常见慢性浅表性胃炎、慢性糜烂性胃炎和慢性萎缩性胃炎。大多数病人常无症状或有不同程度的消化不良症状如上腹隐痛、食欲减退、餐后饱胀、反酸等。慢性萎缩性胃炎患者可有贫血、消瘦、舌炎、腹泻等，个别病人伴黏膜糜烂者上腹痛较明显，并可有出血，如呕血、黑便。症状常常反复发作，无规律性腹痛，疼痛经常出现于进食过程中或餐后，多数位于上腹部、脐周，部分患者部位不固定，轻者间歇性隐痛或钝痛，严重者为剧烈绞痛。

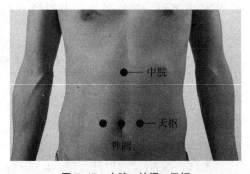

图 5-47　中脘、神阙、天枢

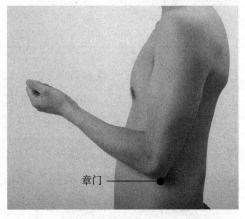

图 5-48　章门

2. 关键症状

食欲不佳，食后胀满，反酸，恶心，上腹部不适。

3. 中医病因

慢性胃炎的病因主要包括外感六淫、饮食不节、情志所伤及体虚久病等方面。外感六淫邪气侵袭脾胃，失于调治，脾之清阳不升，胃之浊阴不降，日久迁延不愈；或因过饮过饱，恣食生冷，酒食不节等，损伤胃阳，影响脾胃的受纳升降，导致脾胃气机紊乱，胃气失和；或因忧思气结，郁怒气上等情志因素，导致气机逆乱，升降不利而见胃脘部痞满不舒；或因素体脾胃虚弱，或年老体弱，或大病久病之后胃气未复，导致脾胃失健，胃脘嘈杂，发为本病。

4. 治则

健脾化湿，疏肝理气。

5. 主穴

中脘、神阙、章门、天枢、足三里、阳陵泉。

6. 配穴

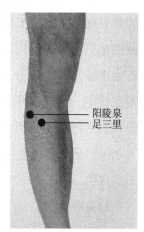

图 5-49 阳陵泉、足三里

若伴有脘腹得温痛减、遇寒痛增、恶寒喜暖等寒邪犯胃的表现，加灸胃俞、合谷；若伴有嗳腐吞酸、嘈杂不舒、大便不爽等饮食伤胃的表现，加灸梁门；若伴有胃脘胀满、脘痛连胁、心烦易怒等肝气犯胃的表现，加灸期门、太冲；若伴有胃痛拒按、痛有定处、食后痛甚等气滞血瘀的表现，加灸膻中、膈俞；若伴有泛吐清水、大便溏薄、神疲乏力等脾胃虚寒的表现，加灸脾俞、关元；若伴有胃脘灼热隐痛、饥不欲食、咽干口燥等胃阴不足的表现，加灸胃俞、三阴交。

7. 施灸方法、时间及选择灸具

章门、天枢、足三里、阳陵泉选用 2 号标准百笑灸筒，中脘、神阙选用 3 号大百笑灸筒，胃俞、合谷、梁门、期门、太冲、膻中、膈俞、脾俞、关元、三阴交等配穴选用 2 号标准百笑灸筒，均采用温和灸的施灸方法，施灸温度以患者舒适为度，每穴施灸一炷，隔日 1 次，10 天一疗程。

按 语

中脘位于胃脘部，是胃之募穴，八会穴之腑会，具有健脾和胃、补中益气的功效，是治疗胃病的常用穴位；神阙居于腹中，内连脏腑，通调腑气，对于各种原因导致的胃腑疾病灸之皆宜；章门是足厥阴肝经穴，又是脾之募穴，八会穴之脏会，可以调理脾胃，疏肝理气；天枢为大肠募穴，可调理脾胃功能，疏理大肠腑气；足三里是足阳明胃经合穴，"肚腹三里留"，对于腹部疾病均可取足三里进行治疗；阳陵泉为足少阳胆经合穴，对脾胃湿热、肝郁气滞、反酸嘈杂等症状具有良好的疗效。

十六、消化不良

1.疾病概述

消化不良是一种临床症候群，是由胃动力障碍所引起的疾病，也包括胃蠕动不好的胃轻瘫和食道反流病。消化不良主要分为功能性消化不良和器质性消化不良。功能性消化不良具有消化不良的一般症状，而无确切的器质性疾病可解释。此类消化不良发生率最高，大部分人都经历过。发病原因主要和精神心理因素有关，如情绪波动、睡眠状态、休息不好、烟酒刺激等。器质性消化不良是指经过检查可明确认定是由某器官病变所引起的消化不良，如肝病、胆道疾病、胰腺疾病、糖尿病等。对于这些病人来说，治疗的时候主要针对病因治疗，辅助补充消化酶或者改善胃动力来缓解消化不良症状。

2.关键症状

上腹疼痛，早饱，腹胀，嗳气。功能性消化不良可伴有失眠、焦虑、抑郁、头痛、注意力不集中等精神症状。

3.中医病因

消化不良属中医学中"脘痞"的范畴，感受外邪、内伤饮食、情志失调等可引起中焦气机不利，脾胃升降失职而发生脘痞。外感六淫邪气，或误用泻下药物损伤脾胃，导致邪气乘虚内陷结于胃脘，阻塞中焦气机，脾胃升降失常；或因暴饮暴食、过食生冷肥甘、饮酒失度等，导致脾胃纳运无力，食滞内停而阻滞气机；或因抑郁恼怒导致肝气郁结，横逆乘脾犯胃，脾胃升降失常，或忧思伤脾，脾胃运化无力，气机不畅，发为本病。

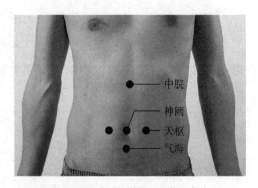

图 5-50　中脘、神阙、天枢、气海

4.治则

健脾和胃，消食化滞。

5.主穴

中脘、神阙、天枢、气海、足三里。

6.配穴

若伴有嗳气吞酸、情志不舒、食少无味等肝胃不和的表现，加灸肝俞、胃俞；若伴有饮食减少、食后作胀、嗳气不适等脾虚气滞的表现，加灸脾俞；若伴有身体困重、食少纳呆、少气懒言、气短乏力等脾虚气陷的表现，加灸百会；若伴有肢体困重、头晕昏蒙、不欲饮食、身体肥胖等痰湿内阻的表现，加灸丰隆、阴陵泉。

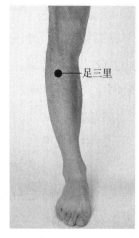

图5-51　足三里

7.施灸方法、时间及选择灸具

天枢、气海、足三里选用2号标准百笑灸筒，中脘、神阙选用3号大百笑灸筒，肝俞、胃俞、脾俞、百会、丰隆、阴陵泉等配穴也选用2号标准百笑灸筒，均采用温和灸的施灸方法，施灸温度以患者舒适为度，每穴施灸一炷，每日1次，7天一疗程。

按 语

此为斡旋中焦灸的组方，中脘为胃之募穴，与足三里相配，可治疗一切胃病，促进胃排空，增强胃肠蠕动能力，并能散寒祛湿，益气化痰；神阙位居脐中，培本固元，健运脾胃，促进脾胃运化水谷；天枢为大肠募穴，灸之可通调大肠腑气；气海为补气要穴，灸之补益气血，健脾和胃。

十七、头痛

1.疾病概述

头痛是以患者自觉头部疼痛为主症的病症，是临床常见的自觉症状，可单独出现，亦可见于多种疾病的过程中。头痛部位可在前额、两颞、巅顶、枕项或全头部。疼痛性质可为跳痛、刺痛、胀痛、灼痛、重痛、空痛、昏痛、隐痛等。头痛发作形式可为突然发作，或缓慢起病，或反复发作，时痛时止。疼痛的持续时间可长可短，可持续数分钟、数小时或数天、数周，甚至长期疼痛不已。发病年龄常见于青年、中年和老年。

2. 关键症状

头部疼痛。外感头痛发病较急，痛无休止，外感表证明显；内伤头痛反复发作，时轻时重，常伴头晕，每遇劳累或情志刺激而发作或加重。

3. 中医病因

中医认为，头为"诸阳之会""清阳之腑"，又为髓海之所在，居于人体最高位，五脏精华之血，六腑清阳之气皆上注于头，手足三阳经亦上会于头。若六淫之邪上犯清空，清阳之气受阻，或痰浊、瘀血痹阻经络，壅遏经气，或肝阴不足，肝阳偏亢，或气虚清阳不升，或血虚头窍失养，或肾精不足，髓海空虚，均可导致头痛的发生。

4. 治则

调和气血，通络止痛。

5. 主穴

百会、太阳、头维、天柱、外关、合谷。

6. 配穴

若伴有恶风畏寒、肢体酸痛、口不渴等风寒头痛的表现，加灸风门、列缺；若伴有头重如裹、肢体困重等风湿头痛的表现，加灸偏历、阴陵泉；若伴有头胀目眩、心烦易怒、面赤口苦等肝阳头痛的表现，加灸行间、太溪；若伴有头晕、神疲乏力、面色无华等血虚头痛的表现，加灸三阴交、足三里；若伴有头痛昏蒙、脘腹痞满、呕吐痰涎等痰浊头痛的表现，加灸丰隆、中脘；若伴有头痛日久、痛处固定等瘀血头痛的表现，加灸血海、膈俞。

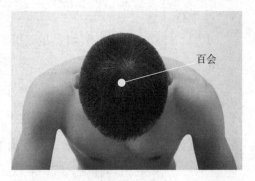

图 5-52　百会

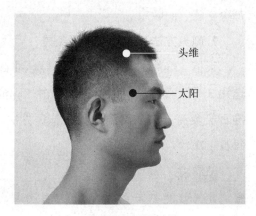

图 5-53　头维、太阳

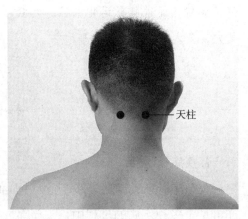

图 5-54　天柱

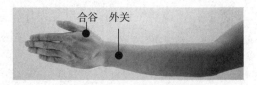

图 5-55　外关、合谷

7. 施灸方法、时间及选择灸具

百会、太阳、头维、天柱、外关、合谷选用 2 号标准百笑灸筒，风门、列缺、偏历、阴陵泉、行间、太溪、三阴交、足三里、丰隆、中脘、血海、膈俞等配穴也选用 2 号标准百笑灸筒，均采用温和灸的施灸方法，施灸温度以患者舒适为度，每穴施灸一炷，每日 1 次，7 天一疗程。

8. 循环施灸法

病史长久、反复发作、程度较重的慢性头痛、偏头痛，使用常规灸法不效者，也可参照下列循环灸法进行施灸，每穴一炷，三个循环为一疗程。

灸序	穴名及穴数
第1日	风门（双穴） 列缺（双穴）
第2日	神道（单穴） 命门（单穴） 申脉（双穴）
第3日	百会（单穴） 风府（单穴） 丰隆（双穴）
第4日	上星（单穴） 中脘（单穴） 足三里（双穴）
第5日	风池（双穴） 合谷（双穴）
第6日	阳白（双穴） 大陵（双穴）

按 语

百会、太阳、头维、天柱为头部局部取穴，灸之调和气血，通络止痛；外关为手少阳三焦经络穴，且为八脉交会穴通于阳维脉，可联络诸经气血，通络止痛；合谷为镇痛要穴，可用于缓解疼痛。

十八、眩晕

1. 疾病概述

眩晕是以自觉头晕眼花或视物旋转动摇为主症的病症。轻者发作短暂，平卧或闭目片刻即安；重者如乘舟车，旋转起伏不定，以致难于站立，或伴有恶心、呕吐、自汗，甚至昏倒。眩晕可分为真性眩晕和假性眩晕。真性眩晕是由眼、本体觉或前庭系统疾病引起，有明显的外物或自身旋转感；假性眩晕多由全身系统性疾病引起，如心血管疾病、脑血管疾病、贫血、尿毒症、药物中毒、内分泌疾病及神经官能症等，几乎都有轻重不等的头晕症状，患者感觉"飘飘荡荡"，没有明确转动感。

2. 关键症状

以头晕目眩、视物旋转为主要表现。轻者如坐车船，飘摇不定，闭目片刻即可缓解；重者突发黑蒙，旋摇不止，昏昏欲倒，难以站立，甚则跌仆。

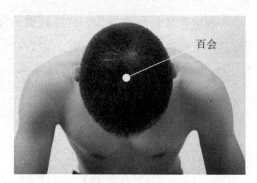

图 5-56　百会

3. 中医病因

眩晕的病因主要包括情志、饮食、体虚年高、跌仆外伤等方面。或因忧郁恼怒太过，肝失条达，肝气郁结，气郁化火，风阳上扰头目，发为眩晕；或因年高肾虚精亏，髓海不足，无以充盈于脑，或体虚多病，损伤肾精肾气，或房劳过度，阴精亏虚，均可导致髓海空虚，发为眩晕；或因久病体虚之后脾胃虚弱，或失血之后耗伤气血，或饮食不节，忧思劳倦，均可导致气血两虚，气虚则清阳不升，血虚则清窍失养，发为眩晕；或因饮酒失度及过食肥甘厚味，损伤脾胃，以致脾胃运化失常，水湿痰阻于中焦，导致清阳不升，头窍失养，发为眩晕；跌仆闪挫及头脑外伤之后，瘀血阻滞经脉，导致气血不能上荣于头目，亦可引起眩晕的发生。

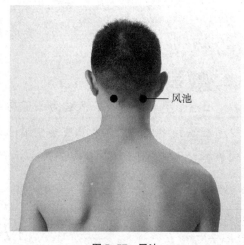

图 5-57　风池

4. 治则

平肝潜阳，化痰定眩。

5. 主穴

百会、风池、太冲、内关、足三里。

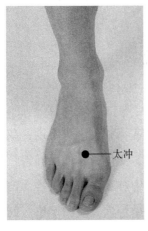
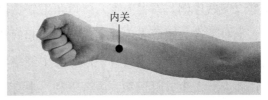

图 5-58 太冲

图 5-59 内关

6. 配穴

若伴有急躁易怒、头目胀痛、耳鸣、口苦等肝阳上亢的表现，加灸行间、太溪；若伴有头蒙如裹、胸闷呕恶、神疲困倦等痰湿中阻的表现，加灸中脘、丰隆；若伴有精神不振、耳鸣耳聋、面唇紫暗等瘀血阻窍的表现，加灸膈俞；若伴有神疲乏力、心悸少寐、腹胀纳呆等气血不足的表现，加灸脾俞、气海；若伴有耳鸣、腰膝酸软、遗精等肾精亏虚的表现，加灸悬钟、太溪。

7. 施灸方法、时间及选择灸具

百会、风池、太冲、内关、足三里选用 2 号标准百笑灸筒，行间、太溪、中脘、丰隆、膈俞、脾俞、气海、悬钟等配穴也选用 2 号标准百笑灸筒，均采用温和灸的施灸方法，施灸温度以患者舒适为度，每穴施灸一炷，每日 1 次，7 天一疗程。

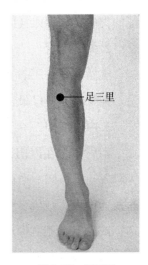

图 5-60 足三里

按 语

百会位于巅顶，可清利脑窍而定眩；风池位于头部，局部取穴，疏调头部气机；太冲为肝经原穴，可平肝潜阳；内关为八脉交会穴，通阴维脉，既可宽胸理气，和中化痰止呕，又与太冲同名经配穴，加强平肝之力；足三里补益气血，充髓止眩。

十九、中风偏瘫

1. 疾病概述

中风是以突然昏倒、不省人事,伴口角歪斜、语言不利、半身不遂,或不经昏仆仅以口歪、半身不遂为主要表现的病症。具有起病急、变化快,如风邪善行数变的特点。根据病情轻重和病位深浅可将中风分为中经络和中脏腑。一般无神志改变,表现为不经昏仆而突然发生口眼歪斜、语言不利、半身不遂等症,属中经络;而伴有神志改变表现的属中脏腑。中风有外风和内风之分,外风因感受外邪所致,在《伤寒论》中名曰中风;内风属内伤病证,又称脑卒中、卒中等。现代一般称中风,多指内伤病证的类中风,多因气血逆乱、脑脉痹阻或血溢于脑所致。

2. 关键症状

突然昏仆、不省人事、半身不遂、偏身麻木、口眼歪斜、言语謇涩。轻症仅见眩晕、偏身麻木、口眼歪斜、半身不遂等。

3. 中医病因

本病多是在内伤积损的基础上,复因劳逸失度、情志不遂、饮酒饱食或外邪侵袭等触发。素体阴亏血虚或年老体衰,肝肾阴虚,导致阴虚阳亢,气血上逆,蒙蔽神窍,而发为中风;或因劳倦过度,导致气阴耗伤,易使阳气暴涨,引起气血上逆,阻遏清窍;或因嗜食肥甘厚味辛辣之物,或饮酒过度,导致脾失健运,聚湿生痰,痰湿化热而生风,风火痰热内盛,走窜经络,导致经络受阻;或因平素情志不畅,忧郁恼怒,气郁化火,则肝阳暴亢,引动心火,气血上冲于脑,脑窍闭塞而致昏仆不省人事;在气候突变之际,风邪乘虚而入,若此时体内气血不足,脉络空虚,则外风易引动内风,而致口眼歪斜、半身不遂等症。

4. 治则

醒脑开窍,疏通经络,启闭固脱。

5. 主穴

百会、风池、肩髃、曲池、外关、合谷、内关、环跳、风市、足三里、委中、悬钟、三阴交。

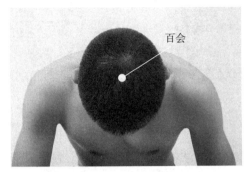

图 5-61　百会

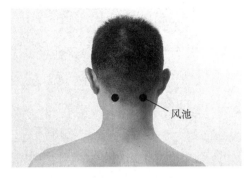

图 5-62　风池

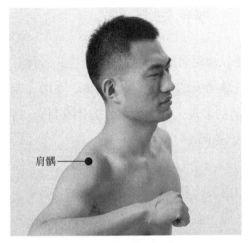

图 5-63　肩髃

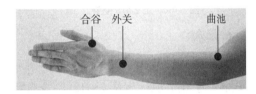

图 5-64　曲池、外关、合谷

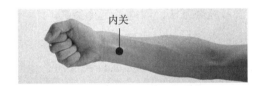

图 5-65　内关

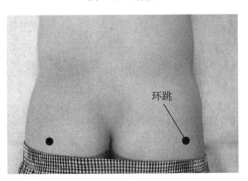

图 5-66　环跳

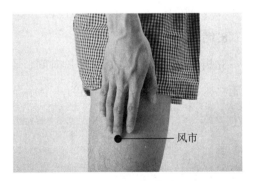

图 5-67　风市

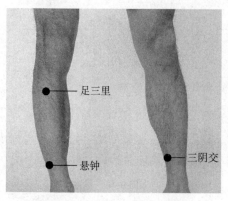
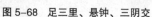

图 5-68　足三里、悬钟、三阴交

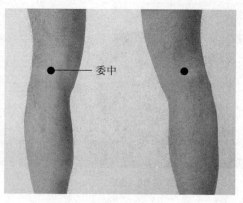

图 5-69　委中

6. 配穴

若伴有肢体麻木、手足拘急、头晕目眩等风痰阻络的表现，加灸丰隆；若伴有肢体软弱、手足肿胀、气短乏力、心悸自汗等气虚络瘀的表现，加灸气海、血海；若伴有心烦失眠、眩晕耳鸣、手足拘挛等阴虚风动的表现，加灸太溪；若伴有目合口张、手撒溺遗、四肢逆冷等脱证的表现，加灸关元、神阙。

7. 施灸方法、时间及选择灸具

百会、风池、肩髃、曲池、外关、合谷、内关、环跳、风市、足三里、委中、悬钟、三阴交选用 2 号标准百笑灸筒，丰隆、气海、血海、太溪、关元、神阙等配穴也选用 2 号标准百笑灸筒，均采用温和灸的施灸方法，施灸温度以患者舒适为度，每穴施灸一炷，隔日 1 次，10 天一疗程。

8. 循环施灸法

此病为慢性病，需灸治较长时间，除使用常规灸法外，也可参照下列循环灸法进行施灸，每穴一炷，三个循环为一个疗程。

灸序	穴名及穴数	灸序	穴名及穴数	灸序	穴名及穴数
第1日	中脘（单穴） 足三里（双穴）	第5日	风池（双穴） 悬钟（双穴）	第9日	地仓（双穴） 合谷（双穴）
第2日	环跳（双穴） 阳陵泉（双穴）	第6日	身柱（单穴） 腰阳关（单穴） 三阴交（双穴）	第10日	上关（双穴） 列缺（双穴）
第3日	风市（双穴） 申脉（双穴）	第7日	委中（双穴） 照海（双穴）	第11日	大迎（双穴） 冲阳（双穴）
第4日	肩髃（双穴） 曲池（双穴）	第8日	百会（单穴） 哑门（单穴） 列缺（双穴）		

按 语

脑为元神之府，督脉入络脑，百会为督脉穴，可醒脑开窍，调神导气；风池可疏调头部气机，祛风通络；根据中风偏瘫的部位，选择上肢穴位肩髃、曲池、外关、合谷，下肢穴位环跳、风市，可疏通四肢经络，改善运动功能；心主血脉藏神，内关为心包经络穴，可调理心气，疏通气血；足三里为胃经合穴，健脾和胃，补益气血；委中可疏通肢体经络；悬钟为髓会，灸之可补养脑髓，使髓海得充，可健脑益智；三阴交为足三阴经交会穴，可滋补肝肾。

二十、高血压

1. 疾病概述

高血压是指以体循环动脉血压（收缩压和／或舒张压）增高为主要特征（收缩压 ≥ 140mmHg，舒张压 ≥ 90mmHg），可伴有心、脑、肾等器官的功能或器质性损害的临床综合征。高血压是最常见的慢性病，也是心脑血管病最主要的危险因素。高血压的症状因人而异，早期可能无症状或症状不明显，常见头晕、头痛、颈项板紧、疲劳、心悸等，仅仅会在劳累、精神紧张、情绪波动后发生血压升高，并在休息后恢复正常；随着病程延长，血压明显地持续升高，逐渐会出现各种症状。高血压的症状与血压水平有一定关联，多数症状在紧张或劳累后可加重，清晨活动后血压可迅速升高，出现清晨高血压，导致心脑血管事件发生。

2. 关键症状

头痛，头晕，头胀，眼花，耳鸣，心悸，失眠，健忘等。重则出现脑、心、肾、眼底等器质性损害和功能障碍。

3. 中医病因

高血压病属于中医学中"头痛""眩晕"等范畴，其病因主要包括情志失调、饮食不节和内伤虚损三个方面。恼怒忧思或长期精神紧张，可致肝气郁结，久郁化火生风，火性上炎，风阳上扰，导致本病；或因恣食肥甘或饮酒过度损伤脾胃，脾失健运而生湿浊，久蕴化火，火灼津液导致痰浊内生，夹肝风上蒙清窍而发病；或因劳倦过度或年老肾亏，导致肾阴虚损，肝阴不足，阴不敛阳，肝阳偏亢，上扰清窍。

4. 治则

平肝潜阳，调和气血。

5.主穴

风池、太冲、百会、曲池、足三里、悬钟、三阴交。

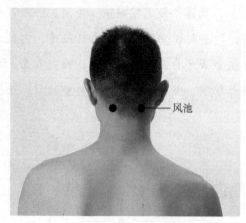

图5-70 风池

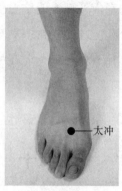

图5-71 太冲

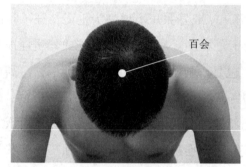

图5-72 百会

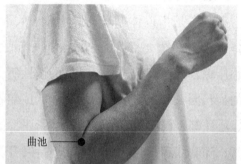

图5-73 曲池

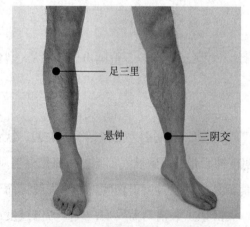

图5-74 足三里、悬钟、三阴交

6.配穴

若伴有颧红盗汗、五心烦热、烦躁易怒等阴虚阳亢的表现，加灸肾俞、肝俞；若伴有眩晕头痛、头重胸闷、呕吐痰涎等痰湿壅盛的表现，加灸丰隆、中脘；若伴有面色淡白、气短乏力、心悸自汗等气虚血瘀的表现，加灸气海、膈俞；若伴有腰膝酸软、四肢欠温、畏寒怕冷等阴阳两虚的表现，加灸关元、肾俞。

7. 施灸方法、时间及选择灸具

风池、太冲、百会、曲池、足三里、悬钟、三阴交选用 2 号标准百笑灸筒，肾俞、肝俞、丰隆、中脘、气海、膈俞、关元等配穴也选用 2 号标准百笑灸筒，均采用温和灸的施灸方法，施灸温度以患者舒适为度，每穴施灸一炷，隔日 1 次，10 天一疗程。

8. 循环施灸法

早期高血压或预防高血压，可参照下列循环灸法进行施灸，每穴一炷，三个月为一个疗程。

灸序	穴名及穴数	灸序	穴名及穴数
第1日	中脘（单穴） 足三里（双穴）	第5日	风池（双穴） 悬钟（双穴）
第2日	环跳（双穴） 阳陵泉（双穴）	第6日	身柱（单穴） 腰阳关（单穴） 三阴交（双穴）
第3日	风市（双穴） 申脉（双穴）	第7日	委中（双穴） 照海（双穴）
第4日	肩髃（双穴） 曲池（双穴）	第8日	百会（单穴） 哑门（单穴） 列缺（双穴）

按 语

风池可疏调头部气机，平肝潜阳；太冲为肝经原穴，可疏肝理气，平降肝阳；百会居于巅顶，为诸阳之会，并与肝经相通，灸之可平降肝火；曲池清泄阳明，理气降压；足三里为胃经合穴，健运脾胃，调气和血；悬钟为髓会，灸之亦可补养脑髓，使髓海得充，可健脑益智；三阴交为足三阴经交会穴，可调补肝、脾、肾而治其本。

二十一、水肿

1. 疾病概述

水肿是体内水液潴留，泛溢肌肤，表现以头面、眼睑、四肢、腹背，甚至全身浮肿为特征的一类病症。根据分布范围，水肿可分为局部性水肿和全身性水肿。全身性

水肿往往同时伴有浆膜腔积液，如腹水、胸
腔积液和心包腔积液。根据水肿的程度可分
为轻、中、重度水肿。轻度水肿仅见于眼睑、
眶下软组织，胫骨前、踝部的皮下组织，指
压后可见组织轻度凹陷，体重可增加 5% 左
右；中度水肿在全身疏松组织中均可见，指
压后可出现明显的或较深的组织凹陷，平复
缓慢；重度水肿是指全身组织严重水肿，身
体低垂部皮肤紧张发亮，甚至可有液体渗出，
有时可伴有胸腔、腹腔、鞘膜腔积液。

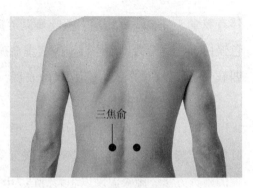

图 5-75　三焦俞

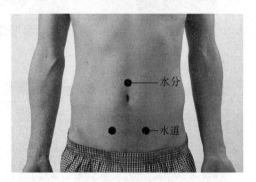

图 5-76　水分、水道

2. 关键症状

头面、眼睑、四肢、腹背或全身浮肿。

3. 中医病因

水肿的病因主要有风邪袭表、疮毒内犯、
外感水湿、饮食不节及禀赋不足、久病劳倦
六个方面。风邪为六淫之首，可与寒热之邪
兼夹，风寒或风热之邪侵袭肺卫，肺失通调，风水相搏，发为水肿；或因肌肤患痈疡疮
毒，火热内攻，损伤肺脾两脏，导致津液气化失常；或因久居湿地，淋雨涉水，湿衣裹
身时间过久，水湿内侵，困遏脾阳，脾胃失去其升清降浊的功能，水无所制；或因过食
肥甘辛辣厚味，久则湿热中阻，损伤脾胃，或因营养不足，脾气失养，以致脾失转输，
水湿壅滞；或因先天禀赋薄弱，肾气亏虚，膀胱开合不利，气化失常，水液泛溢肌肤；
久病产后或劳倦过度，脾肾受损，水液输布失常，泛溢肌肤，亦可导致水肿的发生。

4. 治则

健脾温肾，行气利水。

5. 主穴

三焦俞、水分、水道、阴陵泉。

6. 配穴

若伴有眼睑浮肿、继而遍及全身、胸脘痞闷、肢体酸
痛、小便不利等阳水的表现，加灸肺俞、合谷；若伴有水
肿日久、脘腹胀闷、面色不华、神疲乏力等阴水的表现，
加灸三阴交、关元。

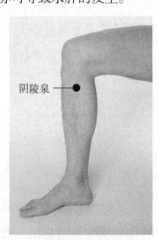

图 5-77　阴陵泉

7. 施灸方法、时间及选择灸具

三焦俞、水分、水道、阴陵泉选用 2 号标准百笑灸筒，肺俞、合谷、三阴交、关元等配穴也选用 2 号标准百笑灸筒，均采用温和灸的施灸方法，施灸温度以患者舒适为度，每穴施灸一炷，每日 1 次，7 天一疗程。

按 语

三焦俞可通调三焦气机，利水消肿；水分、水道为利尿行水效穴；阴陵泉为足太阴脾经合穴，灸之可利水渗湿。

二十二、尿路感染

1. 疾病概述

尿路感染即泌尿道感染，是由于细菌等在尿中生长繁殖，侵犯泌尿道黏膜或组织而引起的炎症。大肠杆菌为最常见的致病菌，通过上行感染即由尿道经膀胱、输尿管到肾脏致病。在易感因素影响下，如尿路梗阻、泌尿系畸形或功能异常、使用尿路器械、机体抵抗力低下等，更易发生。尿路感染可分为下尿路感染如尿道炎、膀胱炎及上尿路感染如输尿管炎、肾盂肾炎。下尿路感染可单独存在，而上尿路感染则一般易伴发下尿路感染。通常两者不易区分，常统称为尿路感染。致病菌中以大肠杆菌为最多见，其次为变形杆菌、产碱杆菌、肠球菌、葡萄球菌，常通过上行性感染、淋巴系统感染、血行性感染和直接感染等传染途径而引起发病。

2. 关键症状

尿频、尿急、尿痛，常伴有排尿不畅、小腹拘急或痛引腰腹等症状。

3. 中医病因

尿路感染属于中医学中"淋证"的范畴，病因可归结为外感湿热、饮食不节、情志失调、禀赋不足或劳伤久病等方面。或因下阴不洁，秽浊之邪从下侵入机体，上犯膀胱，或由小肠邪热、心经火热及下肢丹毒等他脏外感之热邪传入膀胱；或因过食辛辣肥甘之品，或饮酒失度，导致脾胃运化失常，积湿生热，下注膀胱；或因情志不畅，肝气郁结或气郁化火，气火郁于膀胱；禀赋不足或久病缠身，劳伤过度，耗伤正气，膀胱容易感受外邪，亦可导致本病的发生。

4. 治则

利尿通淋。

5. 主穴

膀胱俞、中极、阴陵泉、太溪。

6. 配穴

若伴有排尿艰涩、尿中夹有砂石、少腹拘急、尿中带血等石淋的表现，加灸委阳；若伴有小便热涩刺痛、尿色深红、疼痛剧烈等血淋的表现，加灸膈俞、血海；若伴有小便涩滞、淋沥不宣、少腹胀满疼痛等气淋的表现，加灸太冲；若伴有小便浑浊、排尿不畅、尿道热涩疼痛等膏淋的表现，加灸关元、下巨虚；若伴有小便淋沥不止、疼痛不甚、神疲乏力、腰膝酸软等劳淋的表现，加灸脾俞、肾俞。

7. 施灸方法、时间及选择灸具

阴陵泉、太溪选用 2 号标准百笑灸筒，膀胱俞、中极选用 3 号大百笑灸筒，委阳、膈俞、血海、太冲、关元、下巨虚、脾俞、肾俞等配穴选用 2 号标准百笑灸筒，均采用温和灸的施灸方法，施灸温度以患者舒适为度，每穴施灸一炷，每日 1 次，7 天一疗程。

按 语

膀胱之背俞穴膀胱俞与募穴中极相配为俞募配穴法，二穴合用可疏利膀胱气机；阴陵泉为足太阴脾经合穴，可疏调气机、利尿通淋；太溪为足少阴肾经原穴，灸之可益肾水、清其源。

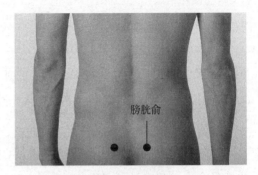

图 5-78　膀胱俞

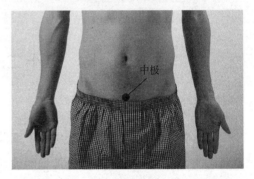

图 5-79　中极

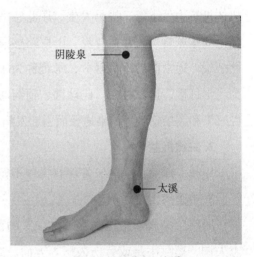

图 5-80　阴陵泉、太溪

二十三、尿潴留

1. 疾病概述

尿潴留是指膀胱内充满尿液而不能正常排出的病症。按其病史、特点分急性尿潴留和慢性尿潴留两类。急性尿潴留起病急骤，膀胱内突然充满尿液不能排出，病人十分痛苦，常需急诊处理；慢性尿潴留起病缓慢，病程较长，下腹部可触及充满尿液的膀胱，但病人不能排空膀胱，由于疾病的长期存在和适应痛苦反而不重。

2. 关键症状

膀胱内充满尿液不能排出，胀痛，排尿不畅，尿频，尿不尽，尿失禁。

3. 中医病因

尿潴留属于中医学中"癃闭"的范畴，病因主要有外邪侵袭、饮食不节、情志内伤、瘀浊内停、体虚久病五种。或因下阴不洁，湿热秽浊之邪上犯膀胱，膀胱气化不利发为癃闭；或因嗜食醇酒肥甘辛辣之品，导致脾胃运化功能失常，内湿自生，酿湿生热，下注膀胱，导致膀胱气化不利，乃成癃

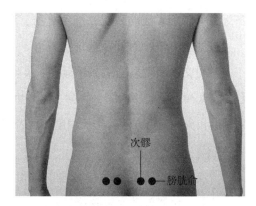

图 5-81 膀胱俞、次髎

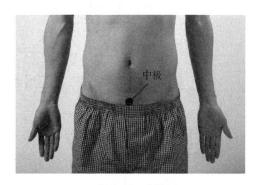

图 5-82 中极

闭；或因情志不畅，肝气郁结，疏泄失司，影响三焦水液的运送及气化功能，导致水道通调受阻，形成癃闭；或因瘀血败精阻塞于内，或痰瘀积块，或砂石内生，尿路阻塞，小便难以排出，即成癃闭；或因年老体弱或久病体虚，可致肾阳不足，命门火衰，导致膀胱气化无权，水府枯竭而无尿。

4. 治则

调理膀胱，行气通闭。

5. 主穴

膀胱俞、中极、次髎、三阴交、阴陵泉。

6. 配穴

若伴有多烦善怒、胁腹胀满等肝郁气滞的表现，加灸肝俞、太冲；若伴有外伤病史、小腹满痛、舌紫暗或有瘀点等瘀血阻滞的表现，加灸膈俞、血海；若伴有气短纳差、小腹坠胀等脾气虚弱的表现，加灸脾俞、足三里；若伴有腰膝酸软、畏

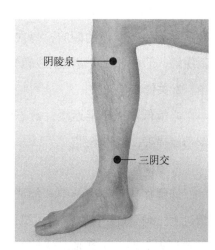

图 5-83 三阴交、阴陵泉

寒乏力等肾阳亏虚的表现，加灸肾俞、命门。

7. 施灸方法、时间及选择灸具

三阴交、阴陵泉选用2号标准百笑灸筒，膀胱俞、中极、次髎选用3号大百笑灸筒，肝俞、太冲、膈俞、血海、脾俞、足三里、肾俞、命门等配穴选用2号标准百笑灸筒，均采用温和灸的施灸方法，施灸温度以患者舒适为度，每穴施灸一炷，每日1次，7天一疗程。

按 语

膀胱背俞穴膀胱俞，与募穴中极相配，属俞募配穴法，灸之可调理膀胱气化功能，通利小便；次髎为足太阳膀胱经穴，可健脾除湿，疏导水液；三阴交为足三阴经交会穴，可调理肝、脾、肾，灸之通调三焦气机，助膀胱气化；阴陵泉清利下焦湿热、通利小便。

二十四、抑郁症

1. 疾病概述

抑郁症又称抑郁障碍，以显著而持久的心境低落为主要临床特征，是心境障碍的主要类型。临床可见心境低落与其处境不相称，情绪的消沉可以从闷闷不乐到悲痛欲绝，自卑抑郁，甚至悲观厌世，可有自杀企图或行为；甚至发生木僵；部分病例有明显的焦虑和运动性激越；严重者可出现幻觉、妄想等精神病性症状。每次发作持续至少2周以上，长者甚或数年，多数病例有反复发作的倾向，每次发作大多数可以缓解，部分可有残留症状或转为慢性。

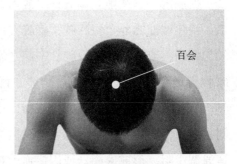

图 5-84　百会

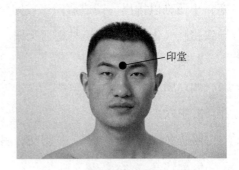

图 5-85　印堂

2. 关键症状

心境低落，思维迟缓，意志活动减退，认知功能损害，躯体不适。

3. 中医病因

抑郁症属于中医学中"郁证"的范畴，七情过极，刺激过于持久，超过机体的调节能力，导致情志失调，尤其是悲忧恼怒最易导致本病

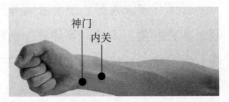

图 5-86　神门、内关

发生；另外，素体肝旺，或体质虚弱，复加情志刺激，肝郁抑制脾胃运化，日久气血不足，心脾失养，或因气郁化火而暗耗营血，阴虚火旺，心神被扰，皆可引发本病。

4. 治则

疏肝解郁，养心调神。

5. 主穴

百会、印堂、神门、神道、太冲、内关、膻中。

6. 配穴

若伴有胸胁胀满、脘闷嗳气、不思饮食、

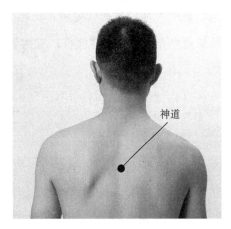

图 5-87　神道

大便不调等肝气郁结的表现，加灸肝俞、期门；若伴有咽中如有物梗、吞之不下、咳之不出等痰气郁结的表现，加灸丰隆、中脘；如伴有精神恍惚、心神不宁、悲忧善哭、喜怒无常等心神失养的表现，加灸心俞、通里；若伴有头晕神疲、心悸胆怯、失眠健忘、面色不华等心脾两虚的表现，加灸心俞、脾俞；若伴有眩晕耳鸣、心悸不安、五心烦热、口燥咽干等肝肾亏虚的表现，加灸肝俞、肾俞。若背部沿督脉从身柱到至阳有明显压痛者，可选取背心五穴灸。

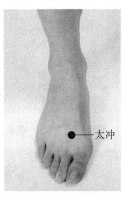

图 5-88　太冲

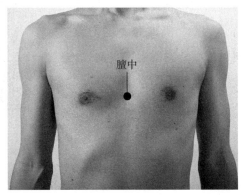

图 5-89　膻中

7. 施灸方法、时间及选择灸具

百会、印堂、神门、神道、太冲、内关、膻中选用 2 号标准百笑灸筒，肝俞、期门、丰隆、中脘、心俞、通里、脾俞、肾俞等配穴也选用 2 号标准百笑灸筒，均采用温和灸的施灸方法，施灸温度以患者舒适为度，每穴施灸一炷，隔日 1 次，10 天一疗程。

按 语

脑为元神之府，督脉入络脑，灸百会、印堂、神道可调神解郁；心藏神，主神明，灸心经原穴神门可养心安神；太冲为肝经原穴，可疏肝理气解郁；心包经络穴内关与气会膻中合用，可疏理气机，宽胸解郁。

二十五、贫血

1.疾病概述

贫血是指人体外周血红细胞容量减少，低于正常范围下限的一种常见的临床症状。由于红细胞容量测定较复杂，临床上常以血红蛋白浓度来代替。血液携氧能力下降的程度，血容量下降的程度，发生贫血的速度和血液、循环、呼吸等系统的代偿和耐受能力均会影响贫血的临床表现。最早出现的症状有头晕、乏力、困倦；而最常见、最突出的体征是面色苍白。症状的轻重取决于贫血发病的速度、贫血的程度和机体的代偿能力。基于不同的临床特点，贫血有不同的分类。如：按贫血进展速度分急、慢性贫血；按红细胞形态分大细胞性贫血、正常细胞性贫血和小细胞低色素性贫血；按血红蛋白浓度分轻度、中度、重度和极重度贫血；按骨髓红系增生情况分增生性贫血和增生低下性贫血。

2.关键症状

头晕、乏力、困倦、面色苍白。

3.中医病因

中医认为，贫血与心、肝、脾、肾有密切关系。心主血，肝藏血，脾统血，肾主骨生髓，为造血之源。饮食偏嗜，营养不良，或大病久病，耗气伤血，或外感疫毒邪气侵袭人体正气，或忧郁思虑等情志因素，均可

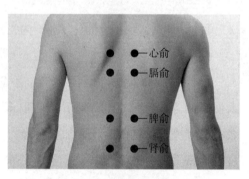

图 5-90　心俞、脾俞、肾俞、膈俞

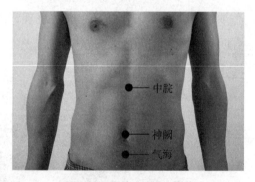

图 5-91　中脘、神阙、气海

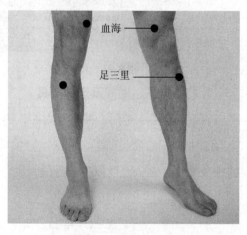

图 5-92　足三里、血海

导致心、肝、脾、肾功能不足而致气血亏虚，发为贫血。

4. 治则

健脾益胃，调养气血。

5. 主穴

心俞、脾俞、肾俞、膈俞、中脘、神阙、足三里、气海、血海。

6. 配穴

若伴有食少腹胀、肢体倦怠、少气懒言、面色萎黄等脾胃虚弱的表现，加灸胃俞；若伴有头晕健忘、失眠多梦、纳差腹胀等心脾两虚的表现，加灸三阴交、内关；若伴有形寒肢冷、面色㿠白、腰膝酸软等脾肾阳虚的表现，加灸关元、命门；若伴有腰膝酸痛、头晕耳鸣、潮热盗汗、五心烦热等肾阴亏虚的表现，加灸太溪、复溜。

7. 施灸方法、时间及选择灸具

心俞、脾俞、肾俞、膈俞、足三里、气海、血海选用 2 号标准百笑灸筒，中脘、神阙选用 3 号大百笑灸筒，胃俞、三阴交、内关、关元、命门、太溪、复溜等配穴选用 2 号标准百笑灸筒，均采用温和灸的施灸方法，施灸温度以患者舒适为度，每穴施灸一炷，隔日 1 次，10 天一疗程。

按 语

脾胃为后天之本，"饮食入胃，中焦受气取汁，变化而赤是为血"，故取脾之背俞穴脾俞，胃之募穴中脘、下合穴足三里与神阙、气海相配，健脾益胃，以助气血生化之源，双补气血；肾藏精，精血同源，故取肾俞补益精血；心主血脉，取心之背俞穴心俞，血会膈俞，足太阴脾经穴血海，三穴合用，既善调理又能补益，能调养人体一身之气血。

二十六、糖尿病

1. 疾病概述

糖尿病是一种以高血糖为特征的代谢性疾病。高血糖则是由于胰岛素分泌缺陷或其生物作用受损，或两者兼有引起。糖尿病患者长期存在的高血糖，导致各种组织和器官，特别是眼、肾、心脏、血管、神经的慢性损害及功能障碍。临床上将糖尿病分为 1 型糖尿病和 2 型糖尿病。1 型糖尿病发病年龄大多在 30 岁以下，起病突然，多饮、多尿、多食、消瘦症状明显，血糖水平高，不少患者以酮症酸中毒为首发症状，血清胰岛素水平低下。单用口服药无效，需用胰岛素治疗。2型糖尿病常见于中老年人，肥胖者发病率高，常可伴有高血压、血脂异常、动脉硬化等疾病。起病隐匿，早期无任何症状，或仅有轻度乏力、口渴，血糖增高不明显者需做糖耐量试验才能确诊。血清胰岛素水平早期正常或增高，晚期低下。

2. 关键症状

多饮、多食、多尿、乏力、形体消瘦，或尿有甜味。

3. 中医病因

糖尿病属于中医学中"消渴"的范畴，禀赋不足、饮食失节、情志失调、劳欲过度等原因均可导致消渴的发生。禀赋不足，体质虚弱，尤其是阴虚体质，是引起消渴病的重要内在因素；或因长期过食肥甘，醇酒厚味，辛辣香燥，损伤脾胃，导致脾胃运化失职，积热内蕴，消耗水谷津液而发为消渴；或因长期过度的精神刺激，如郁怒伤肝，肝气郁结，以致郁久化火，火热内燔，消灼肺卫阴津而发为消渴；或因劳欲过度，肾精亏损，虚火内生，导致肾虚肺燥胃热俱现，发为消渴。

4. 治则

清热润燥，养阴生津。

5. 主穴

肺俞、胃俞、肾俞、胰俞、三阴交、太溪。

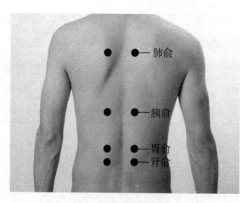

图5-93　肺俞、胃俞、肾俞、胰俞

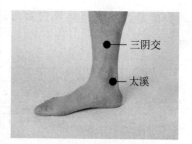

图5-94　三阴交、太溪

6. 配穴

若伴有尿频尿多、混浊如膏脂、腰膝酸软、头晕耳鸣等肾阴亏虚的表现，加灸复溜、太冲；若伴有面容憔悴、耳轮干枯、腰膝酸软、四肢欠温等阴阳两虚的表现，加灸关元、命门。若上肢疼痛或麻木，加灸肩髃、曲池、合谷；若下肢疼痛或麻木，加灸风市、阳陵泉、解溪；若皮肤瘙痒，加灸风池、曲池、血海。

7. 施灸方法、时间及选择灸具

肺俞、胃俞、肾俞、胰俞、三阴交、太溪选用 2 号标准百笑灸筒，复溜、太冲、关元、命门、肩髃、曲池、合谷、风市、阳陵泉、解溪、风池、血海等配穴也选用 2 号标准百笑灸筒，均采用温和灸的施灸方法，施灸温度以患者舒适为度，每穴施灸一炷，隔日 1 次，10 天一疗程。

8. 循环施灸法

此病为慢性病，需灸治较长时间，也可参照下列循环灸法进行施灸，每穴一炷，3 个月为一个疗程。

灸序	穴名及穴数	灸序	穴名及穴数
第1日	承浆（单穴） 中脘（单穴） 足三里（双穴）	第6日	脾俞（双穴） 阳池（双穴）
第2日	关元（单穴） 曲骨（单穴） 三阴交（双穴）	第7日	肝俞（双穴） 章门（双穴）
第3日	期门（双穴） 太冲（双穴）	第8日	胃俞（双穴） 水道（双穴）
第4日	下脘（单穴） 天枢（双穴） 气海（单穴）	第9日	肾俞（双穴） 然谷（双穴）
第5日	膈俞（双穴） 膻中（单穴） 巨阙（单穴）	第10日	肺俞（双穴） 曲池（双穴）

按　语

糖尿病主要因肺燥、胃热、肾虚所致，故取肺俞培补肺阴，胃俞清胃泻火，肾俞滋阴补肾；胰俞为治疗本病的经验效穴；三阴交为足三阴经交会穴，太溪为肾经原穴，两穴相配可养胃阴，补肝肾，清虚热。

对伴有神经病变的糖尿病患者，因其微循环障碍，皮肤感觉常不敏感，施灸时要密切观察，避免起疱，或建议采用其他疗法。

二十七、自汗、盗汗

1. 疾病概述

自汗、盗汗是指由于阴阳失调，腠理不固，而致汗液外泄失常的病症。其中，不因外界环境因素的影响，而白昼时时汗出，动辄益甚者，称为自汗；睡中汗出，醒来自止者，称为盗汗。自汗、盗汗作为症状，既可单独出现，也常伴见于其他疾病过程中。

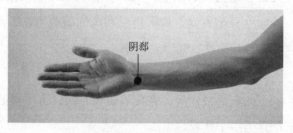

图 5-95　阴郄

2. 关键症状

自汗不受外界环境影响，头面、颈胸、四肢或全身汗出，动则尤甚；盗汗为睡中汗出，醒后汗止。

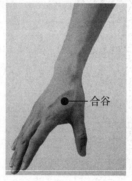

图 5-96　合谷

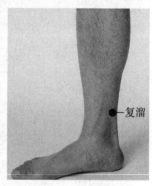

图 5-97　复溜

3. 中医病因

自汗、盗汗的病因主要有病后体虚、表虚受风、情志不舒、嗜食辛辣等。素体薄弱，病后体虚，或久病咳喘，耗伤肺气，肺主皮毛，肺气不足之人，肌表疏松，表虚不固，腠理开泄而致自汗；或因表虚卫弱，复加风邪侵袭，导致营卫不和，卫外失司，而致汗出；或因思虑烦劳过度，损伤心脾，血不养心，心不敛营，则汗液外泄；或因忧愁恼怒，气机郁滞，肝

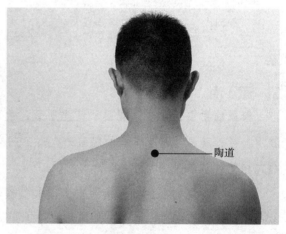

图 5-98　陶道

郁化火，火热迫津外泄，导致自汗盗汗；或因嗜食辛辣厚味，或素体湿热偏盛，以致湿热内盛，邪热郁蒸，津液外泄而致汗出增多。

4. 治则

固表止汗。

5. 主穴

阴郄、合谷、复溜、陶道。

6. 配穴

若伴有汗出恶风、体倦乏力、周身酸楚等肺卫不固的表现，加灸肺俞、外关；若伴有心悸少寐、神疲气短、面色不华等心血不足的表现，加灸膈俞、血海。

7. 施灸方法、时间及选择灸具

阴郄、合谷、复溜、陶道选用 2 号标准百笑灸筒，肺俞、外关、膈俞、血海等配穴也选用 2 号标准百笑灸筒，均采用温和灸的施灸方法，施灸温度以患者舒适为度，每穴施灸一炷，隔日 1 次，10 天一疗程。

8. 循环施灸法

此病为慢性病，需灸治较长时间，除使用常规灸法外，也可参照下列循环灸法进行施灸，每穴一炷，3 个月为一疗程。

灸序	穴名及穴数
第1日	中脘（单穴） 足三里（双穴）
第2日	肺俞（双穴） 阴郄（双穴）
第3日	膈俞（双穴） 间使（双穴）
第4日	气海（单穴） 中极（单穴） 委中（双穴）

按 语

阴郄为手少阴心经郄穴，宁心安神，清心除烦，具有清虚热、敛阴液的作用，主治阴虚盗汗，骨蒸劳热；灸合谷可以激发经气，增强祛邪能力，调节汗孔开阖；灸复溜能够调补肾阴，益气生津，护表固卫；陶道为督脉与足太阳之会，解表清热，"善退骨蒸之热"。邪祛津回，卫气外固，汗孔收闭，则机能恢复正常，其汗自止。

二十八、痿证

1. 疾病概述

痿证是指肢体筋脉弛缓，软弱无力，日久因不能随意运动而致肌肉萎缩的一种病症。临床以下肢痿弱较为常见，亦称"痿躄"。"痿"是指机体痿弱不用，"躄"是指下肢软弱无力，不能步履之意。临床主要表现为肢体筋脉弛缓不收，下肢或上肢，一侧或双侧，软弱无力，甚则瘫痪，部分病人伴有肌肉萎缩。由于肌肉

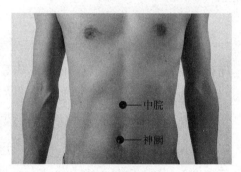

图 5-99　中脘、神阙

痿软无力，可有睑废、视歧，声嘶低喑，抬头无力等症状，甚则影响呼吸、吞咽。部分病人发病前有感冒、腹泻病史，有的病人有神经毒性药物接触史或家族遗传史。

2. 关键症状

肢体软弱无力，甚则肌肉萎缩或瘫痪。

3. 中医病因

外感温热毒邪，内伤情志、饮食劳倦、先天不足、房事不节、跌打损伤以及接触神经毒性药物等，均可致使五脏受损，精津不足，气血亏耗，肌肉筋脉失养，发为痿证。

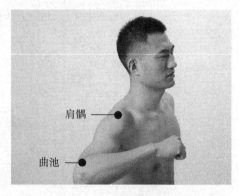

图 5-100　肩髃、曲池

4. 治则

调和气血，濡养筋肉。

5. 主穴

中脘、神阙、足三里。

上肢：肩髃、曲池、合谷。

下肢：髀关、阳陵泉、悬钟、解溪。

6. 配穴

若伴有肢体痿软、食少纳呆、腹胀便溏、面浮不华等脾胃虚弱的表现，加灸脾俞、胃俞；若伴有腰脊酸软、眩晕耳鸣、肌肉萎缩

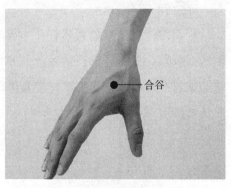

图 5-101　合谷

等肝肾亏虚的表现，加灸肝俞、肾俞；若伴有步履艰难、皮色紫暗等脉络瘀阻的表现，加灸膈俞、血海。

7. 施灸方法、时间及选择灸具

足三里、肩髃、曲池、合谷、髀关、阳陵泉、悬钟、解溪选用 2 号标准百笑灸筒，中脘、神阙选用 3 号大百笑灸筒，脾俞、胃俞、肝俞、肾俞、膈俞、血海等配穴选用 2 号标准百笑灸筒，均采用温和灸的施灸方法，施灸温度以患者舒适为度，每穴施灸一炷，隔日 1 次，15 天一疗程。

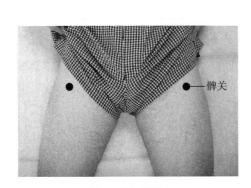

图 5-102 髀关

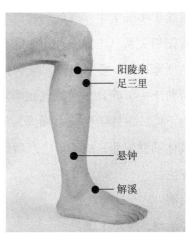

图 5-103 足三里、阳陵泉、悬钟、解溪

按 语

脾胃为后天之本，气血生化之源，取胃之募穴中脘、下合穴足三里与神阙相配，健脾益胃，双补气血，使肢体肌肉得以濡养；阳明经多气多血，选上、下肢阳明经穴位灸之，可疏通经络，调理气血，取"治痿独取阳明"之意；阳陵泉为筋会，通调诸筋；悬钟为髓会，髓充则骨健，肌肉得养。

二十九、痛风

1. 疾病概述

痛风是由于体内嘌呤代谢紊乱和 / 或尿酸排泄减少，致血中尿酸浓度增高所引起的一组特异性疾病，特指急性特征性关节炎和慢性痛风石疾病，主要包括急性发作性关节炎、痛风石形成、痛风石性慢性关节炎、尿酸盐肾病和尿酸性尿路结石，重者可出现关节残疾和肾功能不全。多见于中年男性，女性主要发生于绝经后，发病有年轻化的趋势。依病因不同可分为原发性和继发性两大类。原发性痛风指在排除其他疾病的基础上，由于先天性嘌呤代谢紊乱和 / 或尿酸排泄障碍所引起；继发性痛风指继发于肾脏疾病或某些药物所致尿酸排泄减少、骨髓增生性疾病及肿瘤化疗所致尿酸生成增多等。

2. 关键症状

突然反复发作的单个跖趾、跗跖、踝等关节红肿剧痛，屈伸不利。

3. 中医病因

痛风属于中医学中"痹证"的范畴，其发病与体质因素、气候条件、生活环境及饮食等有密切关系。正虚卫外不固是痛风发生的内在基础，感受外邪是痛风发生的外在条件。严寒冻伤、涉水淋雨，或久居炎热潮湿之地，邪气侵袭肌表经络，痹阻气血经脉，滞留于关节筋骨，导致气血痹阻；劳欲过度，精气亏虚，卫外不固，或激烈活动后体力下降，机体防御能力降低，汗出肌腠大开，外邪趁机侵袭；年老体虚，肝肾不足，肢体筋脉失养，或病后、产后气血不足，腠理不密，外邪乘虚而入，均可导致痛风的发生。

4. 治则

疏经活络，通痹止痛。

5. 主穴

阿是穴、局部经穴。

6. 配穴

若伴有疼痛游走、痛无定处、恶风发热等风邪偏盛的表现，加灸膈俞、血海；若伴有疼痛剧烈，遇寒痛增，得热痛减等寒邪偏盛的表现，加灸肾俞、关元；若伴有肢体关节酸痛、重着不移、肌肤麻木不仁等湿邪偏盛的表现，加灸阴陵泉、足三里。

7. 施灸方法、时间及选择灸具

阿是穴、局部经穴选用 2 号标准百笑灸筒，膈俞、血海、肾俞、关元、阴陵泉、足三里等配穴也选用 2 号标准百笑灸筒，均采用温和灸的施灸方法，施灸温度以患者舒适为度，每穴施灸一炷，隔日 1 次，15 天一疗程。

按 语

病痛局部及循经选穴，可疏通经络气血，调和营卫，缓急止痛，达到"通则不痛"的目的。风邪偏盛取膈俞、血海以活血祛风，"治风先治血，血行风自灭"；寒邪偏盛取肾俞、关元，益火之源，振奋阳气而祛寒邪；湿邪偏盛取阴陵泉、足三里健脾除湿。

一、疔疮

1.疾病概述

疔疮是一种常见的外科疾患，随处可生，好发于颜面和手足部。因其初起形小根深，底脚坚硬如钉，故名疔疮。

2.关键症状

局部色红、灼热、疼痛，突起根深，穿头排脓即可愈，只有重症疔疮才会见全身症状。多发于夏秋季节，以小儿及青壮年为多见。

3.中医病因

疔疮是由于恣食膏粱厚味、醇酒辛辣，脏腑火毒积热结聚；或感受火热之邪、昆虫叮咬、抓破皮肤，后又感染毒邪，毒气蕴蒸肌肤，以致火热之毒结聚于肌肤，经络气血凝滞而成。

4.治则

清热解毒。

5.主穴

身柱、灵台、合谷、委中、曲池、阿是穴。

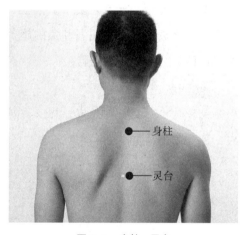

图6-1　身柱、灵台

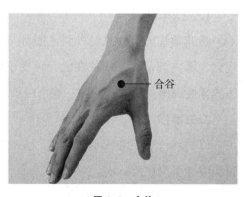

图6-2　合谷

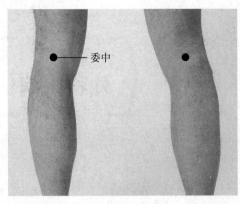

图6-3　委中

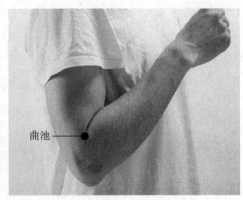

图6-4　曲池

6. 配穴

若毒蕴肌肤，仅见皮肤红、肿、热、痛、排脓，加灸商阳、大椎；若毒热内蕴，侵袭脏腑，全身症状明显，加灸足三里、阳陵泉。

7. 施灸方法、时间及选择灸具

身柱、灵台、合谷、委中、曲池、阿是穴、商阳、大椎、足三里、阳陵泉选用2号标准百笑灸筒，均采用温和灸的施灸方法，施灸温度以患者舒适为度，每穴施灸一炷，每日1次，5天一疗程。

按语

灵台是治疗疔疮的效穴，配身柱疏泄阳经郁热；合谷穴泻阳明之火；委中穴为郄穴，善泻血中蕴热；曲池亦善清热；阿是穴疏通局部气血。

二、肠痈

1. 疾病概述

肠痈是临床上常见的外科急腹症之一，是热毒内聚，郁结肠中，而生痈脓的一种病症，属内痈范畴，病位在肠，可发于任何年龄，多见于青壮年，男性多于女性。西医的急性阑尾炎、阑尾脓肿、腹部脓肿及盆腔脓肿等病，均属于肠痈辨证施治的范围。

2. 关键症状

以转移性右下腹疼痛为主症，常伴有恶心、呕吐、发热、食欲减退、便秘，右下腹局限性压痛或反跳痛。

3. 中医病因

肠痈是由于饮食不节，暴饮暴食，平时喜欢生冷、油腻的食物，或误食不洁净的食物，而导致肠道内湿热积滞；或饱餐后没有休息，就急剧奔走，腹部用力过度，而导致气血瘀滞，肠络受损；寒温不适，外邪入侵，邪气在肠道内郁久化热，而成内痈；情志失调，气机失于调达，也会郁结化热。

4.治则

清热导滞，消痈散结。

5.主穴

上巨虚、天枢、地机、阑尾、大肠俞、阿是穴。

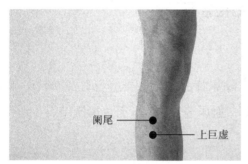

图6-5 上巨虚、阑尾

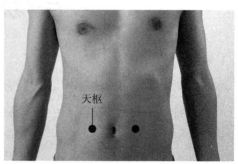

图6-6 天枢

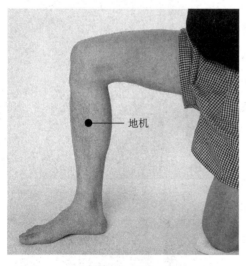

图6-7 地机

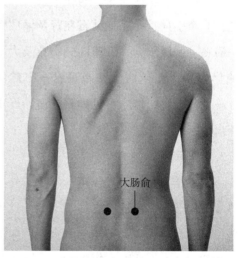

图6-8 大肠俞

6.配穴

若伴有高热、疼痛拒按、泻下不止等毒热盛的表现，加灸曲池、内庭；若呕吐较重，加灸内关、上脘；若腹胀较重，加灸气海、足三里。

7.施灸方法、时间及选择灸具

上巨虚、地机、阑尾、阿是穴、曲池、内庭、内关、上脘、足三里选用2号标准百笑灸筒，天枢、大肠俞、气海选用3号大百笑灸筒，均采用温和灸的施灸方法，施灸温度以患者舒适为度，每穴施灸一炷，每日 1 次，5 天一疗程。

按语

大肠合入于巨虚上廉，能通腑化滞，主治肠痈腹痛，合大肠募穴天枢可疏通大肠气血，清热、导滞、散结；地机是足太阴经郄穴，主腹中痛；阑尾是经验效穴；大肠俞调肠腑、化积滞；阿是穴消肿止痛。

三、泌尿系结石

1. 疾病概述

本病即"淋证"中的"石淋"，包括肾、输尿管、膀胱、尿道等部位的结石，以阵发性绞痛，排出砂石，小便突然中断，尿痛，血尿等为主症，若为膀胱结石，还会出现尿频尿急等膀胱刺激征。

2. 关键症状

结石在膀胱及尿道者，痛在小腹部及曲骨处，并牵引尿道疼痛；结石在肾及输尿管处，痛在一侧腰部，并牵连同侧小腹及大腿内侧疼痛。小便刺痛，疼痛难忍，突然尿闭，阵发性绞痛，尿中可见砂石或血，严重者汗出昏厥。

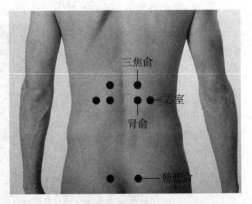

图 6-9　膀胱俞、肾俞、志室、三焦俞

3. 中医病因

泌尿系结石是由于人体正气不足，外感湿热邪气侵袭膀胱；或由于情志不顺，饮食积滞，导致湿热内生，煎熬膀胱水液，尿液凝结而聚为砂石；或由气滞血瘀，郁久化火，损伤了膀胱的气化功能。

4. 治则

清热利湿排石。

5. 主穴

膀胱俞、肾俞、志室、水道、三阴交、三焦俞。

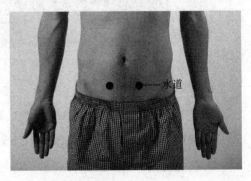

图 6-10　水道

6.配穴

若疼痛难忍，加灸太冲、归来；若伴有不耐劳累、面色萎黄、纳谷不香、少气懒言等气血虚弱的表现，加灸气海、足三里。

7.施灸方法、时间及选择灸具

膀胱俞、肾俞、志室、水道、三阴交、三焦俞、太冲、归来、气海、足三里选用2号标准百笑灸筒，均采用温和灸的施灸方法，施灸温度以患者舒适为度，每穴施灸一炷，隔日1次，15天一疗程。

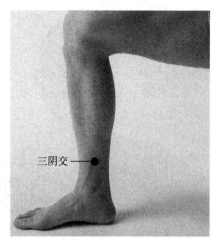

图6-11　三阴交

| 按 | 语 |

膀胱俞、肾俞疏调肾气，通利水道；志室、水道理气行水排石；三阴交健脾化湿；三焦俞清热利湿，通调水道。

四、扭伤

1.疾病概述

扭伤，是指四肢、关节或躯干部，因扭挫、闪岔、跌仆、撞击、牵拉等原因，引起筋肉肿胀疼痛，或关节活动障碍，但是没有发生骨折、脱臼、移位及皮肉破损的证候。相当于西医的急慢性软组织损伤。

2.关键症状

扭伤部位疼痛，关节活动不利或完全不能活动，然后出现肿胀，伤处肌肤发红或青紫。陈旧伤每遇天气变化而反复发作等。

3.中医病因

扭伤多由搬运重物或活动时姿势不当，运动过猛、跌仆、撞击、牵拉、强力扭转、长期固定体位等原因伤及筋肉、关节，造成经筋气血阻滞或局部气血壅滞而成，不通则痛。

4.治则

舒筋通络，活血化瘀。

5.主穴

颈部扭伤取穴：风池、悬钟、后溪。

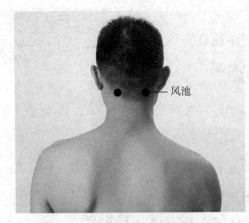

图 6-12 风池

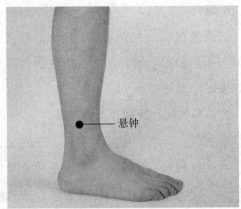

图 6-13 悬钟

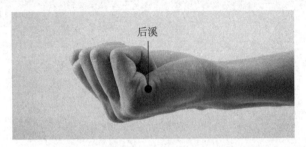

图 6-14 后溪

肩部扭伤取穴：肩髃、肩贞、肩髎。

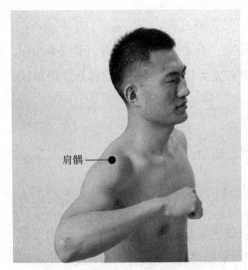

图 6-15 肩髃

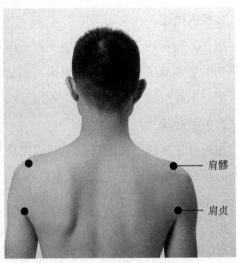

图 6-16 肩贞、肩髎

肘部扭伤取穴：手三里、曲池、天井。

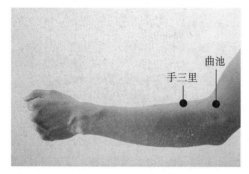
图 6-17 手三里、曲池

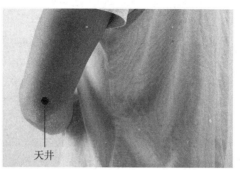
图 6-18 天井

腕部扭伤取穴：阳池、阳溪、外关。

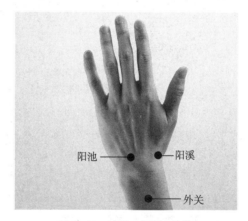
图 6-19 阳池、阳溪、外关

腰部扭伤取穴：肾俞、腰阳关、委中、后溪。

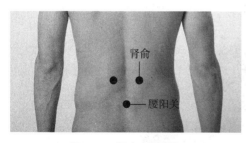
图 6-20 肾俞、腰阳关

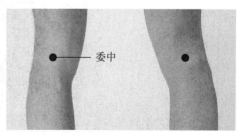
图 6-21 委中

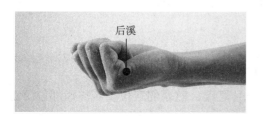
图 6-22 后溪

骶部扭伤取穴：环跳、秩边、承扶。

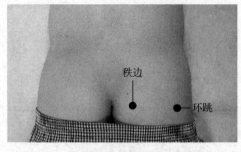

图6-23 环跳、秩边

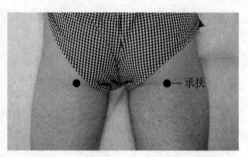

图6-24 承扶

膝部扭伤取穴：膝眼、膝阳关、阳陵泉。

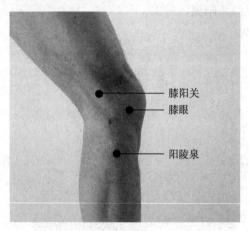

图6-25 膝眼、膝阳关、阳陵泉

踝部扭伤取穴：昆仑、丘墟、解溪。

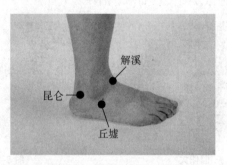

图6-26 昆仑、丘墟、解溪

6.配穴

上述部位发生筋伤者，均可选用阳陵泉穴。

视患者所感之邪的性质所偏，酌加祛风、胜湿、散寒的穴位。若疼痛部位游走不定，加灸风门；若疼痛部位固定且重着如裹，加灸阴陵泉；若疼痛部位固定且疼痛难忍，遇寒加重者加灸命门，遇热加重者加灸大椎。

7. 施灸方法、时间及选择灸具

风池、悬钟、后溪、肩髃、肩贞、肩髎、手三里、曲池、天井、阳池、阳溪、外关、委中、后溪、环跳、秩边、承扶、膝眼、膝阳关、阳陵泉、昆仑、丘墟、解溪、风门、阴陵泉、命门、大椎选用 2 号标准百笑灸筒，肾俞、腰阳关选用 3 号大百笑灸筒，均采用温和灸的施灸方法，膝部扭伤也可配合百笑灸膝灸灸具进行施灸，施灸温度以患者舒适为度，每穴施灸一炷，每日 1 次，5 天一疗程。也可在常规施灸前，用百笑灸动灸灸具进行按摩开穴后，再行常规温灸治疗。

按 语

因筋伤可发生在身体的不同部位，所以临床取穴以局部取穴为主，舒调局部气血，消瘀散结，通经活络。

五、落枕

1. 疾病概述

落枕是以颈部疼痛、颈项僵硬、转侧不便为主要表现的颈部软组织急性扭伤或炎症。轻者 4 ~ 5 日自愈，重者可延至数周。

2. 关键症状

睡卧或强力后突感颈后部、上背部疼痛不适、颈项僵硬、转侧不便。严重者俯仰也受限，头部偏向患侧。

3. 中医病因

落枕是由于睡姿不当、枕头高低软硬不适，或者由于长时间保持一种体位，肌肉扭伤，或应激状态导致局部气血运行不畅，经脉痹阻，不通则痛；或因感受风寒，盛夏贪凉，使颈背部气血凝滞，僵硬疼痛；肾虚及长期劳损亦可造成习惯性落枕。

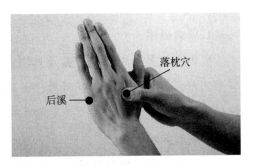

图 6-27 落枕穴、后溪

4. 治则

疏风活血，通络止痛。

5. 主穴

落枕穴、天柱、后溪、悬钟、阿是穴。

6. 配穴

若恶寒、头痛，加灸合谷、外关；若肩部痛加灸肩髃、肩贞、肩髎；若背痛加灸大杼、肩外俞。

7. 施灸方法、时间及选择灸具

落枕穴、天柱、后溪、悬钟、阿是穴、合谷、外关、肩髃、肩贞、肩髎、大杼、肩外俞选用 2 号标准百笑灸筒，均采用温和灸的施灸方法，施灸温度以患者舒适为度，每穴施灸一炷，每日 1 次，5 天一疗程。也可在常规施灸前，用百笑灸动灸灸具进行按摩开穴后，再行常规温灸治疗。

按　语

落枕穴为经验效穴；悬钟穴舒解少阳经筋；后溪为八脉交会穴之一，通督脉；天柱、阿是穴可以疏通局部气血。

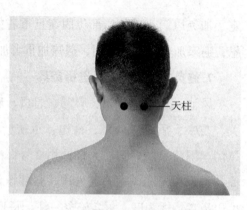

图 6-28　天柱

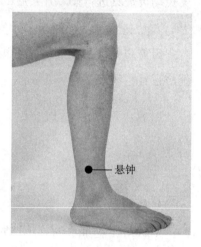

图 6-29　悬钟

六、肩周炎

1. 疾病概述

肩周炎，是指由肩关节囊及其周围软组织损伤、退变而引起的慢性特异性炎症，导致肩部长期固定疼痛，活动受限，由于"风寒"是本病的主因，所以又称漏肩风；好发于 50 岁左右的成年人，故又称"五十肩"；后期肩部活动受限，故又称"冻结肩"。

2. 关键症状

肩关节疼痛，昼轻夜重，活动受限，手臂上举、外展、后伸等动作受到限制，肩部周围广泛压痛。日久，肌肉可出现失用性萎缩。

3. 中医病因

肩周炎的发生分为内因和外因。50 岁后，人体易肝肾亏虚，因肝主筋肾主骨，所以肝肾虚则筋骨失于濡养而退变，此为内因；当机体气血不足，营卫不固时，风寒湿邪容易侵袭肩部经络，致使经脉收引，气血运行不畅，或因外伤劳损，经脉滞涩，这些为外因。

4. 治则

祛风散寒，化湿通络，活血止痛。

5. 主穴

天宗、肩贞、肩髃、曲池。

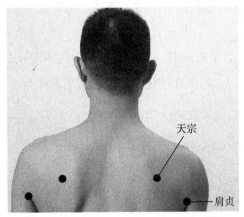

图 6-30　天宗、肩贞

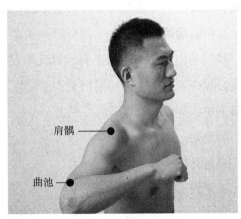

图 6-31　肩髃、曲池

6. 配穴

若疼痛部位游走不定，加灸风池；若疼痛部位固定且遇寒加重，加灸合谷以祛风散寒；若肩内廉痛加灸尺泽、太渊；若肩外廉痛加灸后溪、小海。

7. 施灸方法、时间及选择灸具

天宗、肩贞、肩髃、曲池、风池、合谷、尺泽、太渊、后溪、小海选用 2 号标准百笑灸筒，均采用温和灸的施灸方法，施灸温度以患者舒适为度，每穴施灸一炷，隔日 1 次，15 天一疗程。也可在常规施灸前，用百笑灸动灸灸具进行按摩开穴后，再行常规温灸治疗。

按 语

天宗、肩髃、肩贞为局部取穴，可祛风散寒、活血通络；曲池疏导阳明、少阳经气，清热化湿。

七、脱肛

1. 疾病概述

脱肛，又名"截肠"，是指直肠脱出于肛门外的疾患，多见于老人、小儿、产妇、久病体弱者。

2. 关键症状

病程发展缓慢，早期有肛门下坠感或里急后重。初始肿物可自行还纳，随着病情进展，需要手纳，甚至咳嗽、喷嚏时也可脱出。肛周皮肤潮湿、瘙痒、皮肤增厚等。

3. 中医病因

脱肛是由于小儿气血未充，肾气不足；老年人体弱，气血衰弱、中气不足；妇女分娩过程中耗力伤气，耗精伤血；或慢性泄泻、习惯性便秘、长期咳嗽引起中气下陷，固摄失司，导致肛管直肠向外脱出。

4. 治则

补益升提。

5. 主穴

气海、足三里、百会、大肠俞、承山。

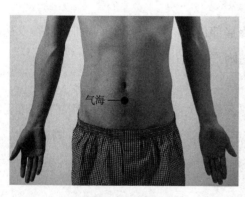

图 6-32　气海

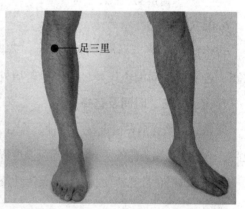

图 6-33　足三里

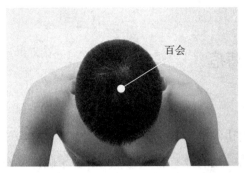

图 6-34 百会

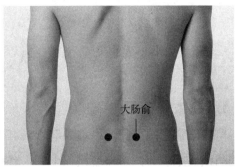

图 6-35 大肠俞

6.配穴

若伴有头晕心悸、腰膝酸软、小便频数、夜尿多等脾肾两虚的表现，可加灸脾俞、命门、关元。

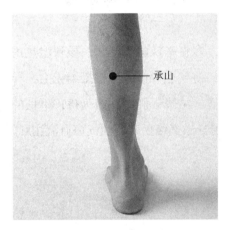

图 6-36 承山

7.施灸方法、时间及选择灸具

气海、足三里、百会、大肠俞、承山、脾俞、命门、关元选用 2 号标准百笑灸筒，均采用温和灸的施灸方法，施灸温度以患者舒适为度，每穴施灸一炷，隔日 1 次，15 天一疗程。

按 语

气海、足三里补气健脾、扶正培元；承山配大肠俞为促进大肠回纳的经验穴；百会为督脉与三阳经气的交会穴，升阳作用显著。

八、痔疮

1. 疾病概述

痔疮是常见的肛门疾患，是肛管或肛门边缘的静脉血管曲张和充血所致。痔位于肛门齿线以上者为内痔，齿线以下者为外痔，两者兼有者为混合痔。由于临床发病率高，故有"十人九痔"之说。

2. 关键症状

主要可见便血和脱出。轻者常有肛门瘙痒、疼痛、流血、流脓、下坠等症；重者则大量流血，剧烈疼痛，痔核脱出肛门外不能回纳。

3. 中医病因

痔疮是由于饮食不节，多食辛辣醇酒厚味，导致湿热内生，下注大肠；久泻久利或长期便秘，或素体虚弱，使气血亏虚，气虚摄纳无力，导致中气下陷；妇女生育过多，致血行不畅，血热相搏，结聚于肛门冲突为痔；不良的生活习惯如久坐久立，或负重远行，或临厕久蹲努责导致经络瘀阻，浊气瘀血流注肛门。

4. 治则

疏经散瘀。

5. 主穴

长强、会阴、次髎、承山、二白、大肠俞。

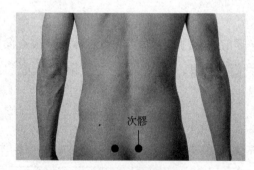

图 6-37　次髎

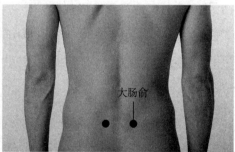

图 6-38　大肠俞

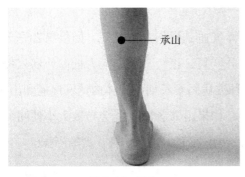

图 6-39 承山

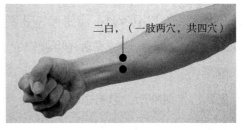

图 6-40 二白

6.配穴

若内痔并伴有少气懒言、动则加剧等气虚的表现，加灸气海、足三里；若痔核脱出久不收者，加灸百会或气海、神阙；若外痔炎症严重者重灸承山；若便秘，加灸支沟；若便血，加灸脾俞、血海；若伴有腹泻、舌胖大有齿痕或患者体型较胖等湿重表现，加灸阴陵泉。

7.施灸方法、时间及选择灸具

长强、会阴、次髎、承山、二白、大肠俞、气海、足三里、神阙、支沟、脾俞、血海、阴陵泉选用 2 号标准百笑灸筒，均采用温和灸的施灸方法，也可使用百笑灸特殊部位灸法肛灸进行施灸，施灸温度以患者舒适为度，每穴施灸一炷，隔日 1 次，15 天一疗程。

| 按 | 语 |

长强、会阴、次髎，疏泄肛门部的气血瘀滞；承山清泄肛肠湿热瘀滞；二白为经验效穴；大肠俞通经活络、调理肠腑。

九、术后康复

1.概述

术后康复是指最大限度地恢复术后患者的生理、心理的正常功能，使他们在体格上、精神上、能力上得到尽可能的恢复，重新走向生活。康复不仅针对疾病而且着眼于整个人，从生理上、心理上进行全面康复。手术不仅会造成人体元气的亏损、亡血失精等，还有可能并发感染，带来难以忍受的疼痛，或患者情绪障碍。

2.关键症状

术后伤口感染、出血；肢体或脏腑功能活动受限、不能自如运转；伤口疼痛；情绪焦虑抑郁；伴有恶心呕吐、食欲不振、大小便不通、胀气等症状。

3.中医病因

手术作为一种外源性的创伤，会耗伤人体气血，损伤人体正气。如果患者先天体弱，或者术后护理不当而不能使正气得到充分恢复，正气不足则无力抵御外邪入侵而出现感染或炎症；术后的恶血还可能作为一种致病因素长期蓄积体内诱发疼痛和出血，如果阻滞了经脉，就会引起肢体的活动障碍，如果阻滞肠腑，就会导致大小便闭、胀气等症状；长期卧床，影响患者的情绪，导致焦虑抑郁，忧思伤脾，食欲不振。

4.治则

培补元气，扶正固本。

5.主穴

命门、关元、神阙。

6.配穴

若并发伤口感染，可加灸足三里、气海；若伴有面色苍白、口唇无华等血虚的表现，可加灸血海、脾俞；若伴有出血不止、口唇发黯等血瘀的表现，可加灸血海、膈俞、太冲；若活动受限，加灸阿是穴；若疼痛难忍，加灸合谷、太冲、足三里、三阴交；若患者焦虑抑郁，加灸期门、太冲；若伴有恶心、呕吐、胀气等症状，加灸公孙、内关、天枢。

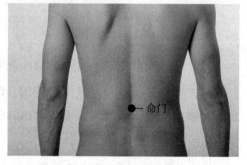

图6-41　命门

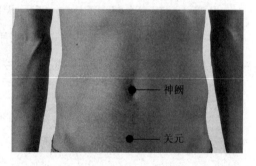

图6-42　关元、神阙

7.施灸方法、时间及选择灸具

命门、关元、足三里、气海、血海、脾俞、膈俞、太冲、阿是穴、合谷、三阴交、期门、公孙、内关、天枢选用2号标准百笑灸筒，均采用温和灸的施灸方法，施灸温度以患者舒适为度，每穴施灸一炷，隔日1次，15天一疗程。

神阙选用2号标准百笑灸筒，采用隔盐灸的施灸方法，施灸温度以患者舒适为度，每穴施灸一炷，隔日1次，15天一疗程。

按 语

命门可调一身之阳，灸命门可温补命门之火；关元为任脉与足三阴之交会穴，为三焦元气之所出，取之有培补元阳的妙用；神阙为真气所系，灸治神阙穴可以大补元阳、通调脏腑、培元固本。

一、崩漏

1. 疾病概述

崩漏指妇女非周期性子宫出血，发病急骤，暴下如注，大量出血者为"崩"或"崩中"；病势缓，出血量少，淋沥不绝者为"漏"或"漏下"。"崩"与"漏"可以根据出血量的多少相互转换，故常合称"崩漏"，临床上多见于青春期和更年期妇女。此病常见于西医学的功能性子宫出血。西医学中"无排卵性功血"是由于下丘脑–垂体–卵巢轴功能失调，可以与中医的"崩漏"互参。

2. 关键症状

不规则的阴道出血，量或多或少。

3. 中医病因

崩漏是由于患者素体阳盛，再加上过食辛辣，或情志不顺、七情过极等情况，实热迫血妄行，导致血热出血；或因经期产后瘀血未尽，由于瘀血不去，新血不能归经，导致血瘀出血；或者因为忧思伤脾，血液失去了脾气的统摄而溢出脉外；或肾气亏虚，冲任失固，导致出血。

4. 治则

调理冲任。

5. 主穴

关元、三阴交、隐白。

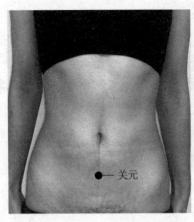
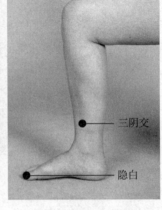

图7-1　关元　　　　　　　　图7-2　三阴交、隐白

6.配穴

若伴有月经颜色鲜红、经量较大等血热的表现，可加灸行间、曲池；若伴有腹部刺痛、月经紫黯有血块等血瘀的表现，加灸血海、太冲、合谷；若伴有月经点滴而出、纳呆等脾虚的表现，加灸脾俞、足三里；若伴有头晕、畏寒、四肢不温等肾阳虚的表现，加灸肾俞、命门；若伴有口干、潮热骨蒸等肾阴虚的表现，加灸照海、太溪。

7.施灸方法、时间及选择灸具

关元、三阴交、隐白、行间、曲池、血海、太冲、合谷、脾俞、足三里、肾俞、命门、照海、太溪选用2号标准百笑灸筒，均采用温和灸的施灸方法，施灸温度以患者舒适为度，每穴施灸一炷，每日1次，5天一疗程。

按 语

关元是任脉和足三阴经之交会穴，培元固本；三阴交是足三阴经的交会穴，健脾益气，调补冲任；隐白是脾经井穴，益气统血。

二、闭经

1.疾病概述

闭经是妇科疾病中常见的症状，可以由各种不同的原因引起。通常将闭经分为原发性和继发性两种。凡年过18岁仍未行经者称为原发性闭经；在月经初潮以后，正常绝经以前的任何时间内（妊娠或哺乳期除外），月经闭止超过6个月者称为继发性闭经。

2.关键症状

超过6个月月经不行，且排除妊娠。

3. 中医病因

先天发育不足是闭经的原因之一，先天不足导致肾气不盛，精亏血少，冲任气血不充，血海无法满溢，于是月经不潮；营养不良，有些患者脾胃虚弱，饮食也不注意，尤其是一些年轻女性盲目节食减肥，加之有时劳累过度，脾胃过度虚弱，气血生化不足，冲任血虚，血海不满，引发闭经；情志也可致病，当患者忧郁过度，七情六欲造成内伤以及过度愤怒伤及肝脏都会导致气血运行不畅；或大病久病、多产、房劳、堕胎、小产等导致阴血亏耗，冲任衰败；或者过食膏粱厚味多痰多湿，阻滞了胞脉和冲任。

4. 治则

调养冲任。

5. 主穴

关元、子宫、三阴交、血海。

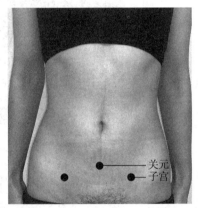 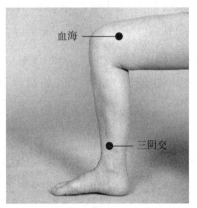

图 7-3 关元、子宫　　　　　图 7-4 三阴交、血海

6. 配穴

若伴有少气懒言、动则加剧、面白无华等气血虚弱的表现，加灸气海、脾俞；若伴有头晕耳鸣、夜尿清长等肾气亏虚的表现，加灸肾俞、命门；若伴有腹部刺痛、唇舌紫黯等气滞血瘀的表现，加灸合谷、膻中、太冲。亦可配合采用妇科大"V"灸方和妇科小"V"灸方。

7. 施灸方法、时间及选择灸具

关元、子宫、三阴交、血海、气海、脾俞、肾俞、命门、合谷、膻中、太冲选用 2 号标准百笑灸筒，均采用温和灸的施灸方法，施灸温度以患者舒适为度，每穴施灸一炷，每日 1 次，5 天一疗程。

按 语

关元穴为精血之室、元气之所，是人生命的根本所在，具有培元固本、补益下焦的功效；与三阴交相配可调理肝、脾、肾及冲、任二脉；血海配合三阴交能调畅冲任，调理胞宫气血；子宫穴是治疗一切妇科病的经验效穴。

三、不孕症

1. 疾病概述

凡育龄妇女，配偶生殖功能正常，婚后有正常性生活，同居 3 年以上未避孕而又未怀孕者称为"不孕症"。婚后从未怀孕者，称为"原发性不孕"；曾有过生育或流产，而又 3 年以上未怀孕者，称为"继发性不孕"。临床上很多疾病都可以引起不孕，所以在治疗时应先调治原发病，如癥瘕、闭经、崩漏、带下等。

2. 关键症状

配偶生殖功能正常，婚后有正常性生活，同居 3 年以上的前提下，未避孕而又未怀孕。

3. 中医病因

不孕症是由于先天不足导致肾气不盛，精亏血少，冲任气血不充；情志也可致病，当患者忧郁过度，七情六欲造成内伤以及过度愤怒伤及肝脏都会导致气血运行不畅；或者过食膏粱厚味多痰多湿，阻滞了胞脉和冲任。

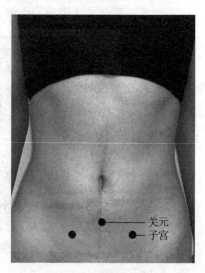

图 7-5　关元、子宫

4. 治则

培补肾气，疏肝化痰。

5. 主穴

关元、子宫、肾俞、次髎、三阴交。

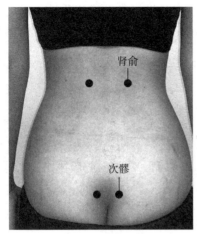

图 7-6　肾俞、次髎

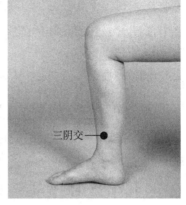

图 7-7　三阴交

6. 配穴

若伴有四肢厥冷、头晕耳鸣、骨蒸潮热等肾虚表现，加灸太溪；若伴有情志抑郁、口干口苦、脉弦等肝郁表现，加灸太冲、内关；若伴有纳呆、口臭、舌胖大有齿痕等痰湿的表现，加灸丰隆、阴陵泉健脾利湿。亦可配合采用妇科大"V"、小"V"灸方。

7. 施灸方法、时间及选择灸具

关元、子宫、次髎、三阴交、太溪、太冲、内关、丰隆、阴陵泉选用 2 号标准百笑灸筒，肾俞选用 3 号大百笑灸筒，均采用温和灸的施灸方法，施灸温度以患者舒适为度，每穴施灸一炷，隔日 1 次，15 天一疗程。

按 语

关元为任脉要穴，位于下腹部丹田之处，主一身之元气，调冲任血脉，理胞宫气血，还与足三阴经交会，调理肝、脾、肾。肾藏精，主生殖，肾气旺盛，乃能摄精成子，肾俞穴位于腰部，可益肾填精；次髎位于骶部，是理气调生殖之要穴；三阴交有理脾调经之功，又为足三阴经之交会穴，益肝、脾、肾之气血，三经气血充盛，则冲任调达，胞络得通。子宫穴是治疗一切妇科病的经验效穴。

四、卵巢囊肿

1. 疾病概述

卵巢囊肿，中医归属于"积聚""癥瘕"等范畴，是指一侧或双侧卵巢内有囊性的肿物形成，这是一种常见的妇科疾病，可发生于任何年龄女性，以生育期妇女多见。

卵巢囊肿可分为单一型或混合型、一侧性或双侧性、囊性或实质性等不同的性质。早期并无明显的临床表现，患者往往因其他疾病就医在行妇科检查时才被发现。随着肿瘤的生长患者有所感觉，其症状和体征因肿瘤的性质、大小、发展、有无继发变性或并发症而不同。

2. 关键症状

小腹疼痛不适，白带增多，色黄有异味，月经失调，而且，小腹内可触及坚实而无痛的肿块；或腹围增粗，或出现压迫症状如尿频、尿急、呼吸困难及心悸等症状。

3. 中医病因

卵巢囊肿是由于女子素体脾肾阳虚，脾虚则失于健运，肾阳虚则水湿不化，水湿停滞，凝聚痰浊，阻滞胞络，累积日久而发病；或由于新产、经行不慎，风寒湿之邪内侵下焦，寒湿之气凝集不散，阻碍了气机的运行，水湿停滞发为痰饮之邪。

4. 治则

调理冲任，疏肝化痰。

5. 主穴

关元、血海、三阴交、太冲。

6. 配穴

若伴有情志抑郁、腹部刺痛等气滞血瘀的表现，加灸膻中、外关；若伴有纳呆、困倦昏蒙等痰浊瘀阻的表现，加灸阴陵泉、丰隆。可配合采用妇科大"V"灸方。

7. 施灸方法、时间及选择灸具

关元、血海、三阴交、太冲、膻中、外关、阴陵泉、丰隆选用 2 号标准百笑灸筒，均采用温和灸的施灸方法，施灸温度以患者舒适为度，每穴施灸一炷，隔日 1 次，15 天一疗程。

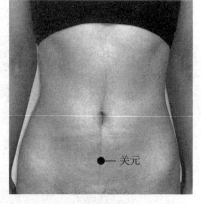

图 7-8　关元

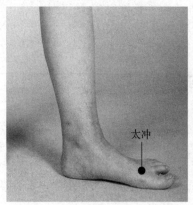

图 7-9　太冲

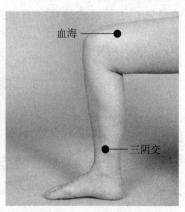

图 7-10　血海、三阴交

按 语

关元为任脉要穴，位于下腹部丹田之处，主一身之元气，调冲任血脉，理胞宫气血，还与足三阴经交会，调理肝、脾、肾；血海穴为脾经之穴，有运化脾血、活血化瘀之功效，可散卵巢囊肿之瘀；三阴交为三阴经之交会穴，可调肝、脾、肾之气血，使血行瘀化；太冲为肝经之穴，可疏肝郁，行全身之气。

五、盆腔炎

1.疾病概述

盆腔炎是指女性上生殖道及其周围结缔组织和盆腔腹膜的炎症，包括子宫内膜炎、输卵管炎、输卵管积水、输卵管卵巢炎、输卵管卵巢囊肿与盆腔结缔组织炎等，常分为急性和慢性两种。急性盆腔炎未能彻底治疗，或患者体质较差，治疗不及时使病程迁延，可导致慢性盆腔炎，但也有部分起病较缓，无明显急性盆腔炎病史。本病为妇科常见病、多发病，易反复发作。

2.关键症状

腹部坠胀、疼痛及腰骶部酸痛，常在劳累、房事后、月经前后加剧，部分患者可见全身症状，表现为低热，易感疲劳，甚至出现神经衰弱症状，如失眠、精神不振、周身不适等。

3.中医病因

盆腔炎一般好发生于产后，是由于女性分娩后体弱，邪毒容易入侵，导致胞脉发生阻滞，气血不畅，壅滞于下焦。包括产后或流产后恶血排泄未尽，瘀血内停；还有湿热外侵或素有痰热，流注下焦两种。

4.治则

调理冲任。

5.主穴

神阙、关元、中极、三阴交。

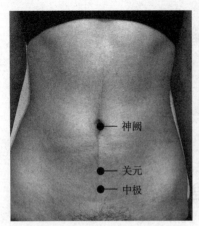
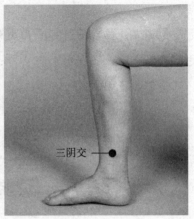

图 7-11　神阙、关元、中极　　　　　　图 7-12　三阴交

6. 配穴

若伴有腹部刺痛，夜间尤甚、口唇紫黯等血瘀的表现，加灸行间、血海；若伴有发热、带下色黄臭秽量多等湿热的表现，加灸阴陵泉、膀胱俞。亦可选用妇科大"V"灸方。

7. 施灸方法、时间及选择灸具

神阙、关元、中极、三阴交、行间、血海、阴陵泉、膀胱俞选用 2 号标准百笑灸筒，均采用温和灸的施灸方法，施灸温度以患者舒适为度，每穴施灸一炷，每日 1 次，5 天一疗程。

按 语

神阙、关元能很好地补益正气，驱邪外出；中极可以疏通盆腔局部气血；三阴交为足三阴经之交会穴，也是妇科病的要穴，同时具有健脾化湿和调理冲任的作用。

六、痛经

1. 疾病概述

痛经又称"经行腹痛"，是指经期或行经前后出现的周期性小腹疼痛，伴有腰酸、下腹坠胀甚至出现病痛晕厥或其他不适并影响生活。以青年女性较为多见，分为原发性和继发性两种类型。原发性痛经是指生殖器官无器质性病变，而继发性痛经多数伴有器质性病变，如子宫内膜异位症、盆腔炎、宫颈狭窄、子宫肌瘤或安放宫内节育器等。

2. 关键症状

行经前后或经期小腹剧痛，疼痛可放射至胁肋、乳房、腰骶部、股内侧、阴道或肛门等处。一般于月经来潮前数小时即已感疼痛，成为月经来潮的先兆。严重者疼痛难忍，恶心呕吐、冷汗淋漓、手足厥冷，甚至昏厥。

3. 中医病因

痛经是由于长时间居住在湿地、受寒饮冷而致寒湿之邪侵犯胞宫，经血被寒湿所凝聚，气血运行不畅；也可因肝气郁结，血行受阻而痛，即"不通则痛"；或因肝肾不足，血海空虚而作痛，即"不荣则痛"。

4. 治则

调养冲任。

5. 主穴

关元、子宫、地机、三阴交。

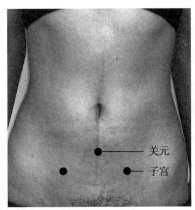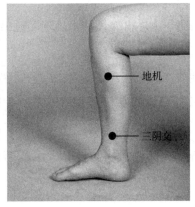

图 7-13 关元、子宫　　　　　　图 7-14 地机、三阴交

6. 配穴

若伴有纳呆、下肢浮肿等湿盛的表现，加灸阴陵泉；若伴有口苦、情绪急躁抑郁等肝郁的表现，加灸太冲、气海；若伴有畏寒肢冷、头晕耳鸣、腰膝酸软等肝肾不足的表现，加灸肝俞、肾俞、太溪。

7. 施灸方法、时间及选择灸具

关元、子宫、地机、三阴交、阴陵泉、太冲、气海、肝俞、肾俞、太溪选用 2 号标准百笑灸筒，均采用温和灸的施灸方法，施灸温度以患者舒适为度，每穴施灸一炷，每日 1 次，5 天一疗程。

按 语

关元为任脉要穴，位于下腹部丹田之处，主一身之元气，调冲任血脉，理胞宫气血，还与足三阴经交会，调理肝、脾、肾。地机是脾经的郄穴，散寒通经以止痛。三阴交是脾经第一要穴，有理脾调经之功，又为三阴经之交会穴，兼调肝、脾、肾之气血，三经气血充盛，则冲任调达，月经复常。子宫穴是治疗一切妇科病的经验效穴。

七、习惯性流产

1. 疾病概述

习惯性流产又名"滑胎"，指连续自然流产三次及三次以上者，且每次流产往往发生在同一妊娠月份。根据习惯性流产发生的时间可将流产分为早期习惯性流产及晚期习惯性流产，早期习惯性流产系指流产发生在妊娠12周以前，晚期习惯性流产指流产发生在妊娠12周以后。

2. 关键症状

有自然流产史后再次怀孕，出现阴道出血、下腹疼痛、妊娠物排出等现象。

3. 中医病因

习惯性流产的病因以虚为主，主要是由于脾肾两虚，先天禀赋不足肾气未充，或者因为纵欲过度尤其是孕后房事不节损伤肾气，使肾精暗耗；或者因劳倦忧思内伤脾土，肾虚则胎失所系，脾虚而无力固摄，胎儿失去承载而导致屡孕屡堕，发为滑胎。

4. 治则

培肾固本，补益气血。

5. 主穴

关元、维道、足三里、三阴交。

6. 配穴

若伴有肛门坠胀、非经期不规则少量出血等脾气亏虚的表现，加灸脾俞、气海；若伴有头晕耳鸣、腰膝酸软、夜尿清长等肾气不固的表现，加灸肾俞、太溪补肾固本。

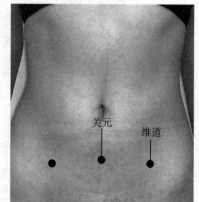

图 7-15　关元、维道

7. 施灸方法、时间及选择灸具

关元、维道、足三里、三阴交、脾俞、气海、肾俞、太溪选用2号标准百笑灸筒，均采用温和灸的施灸方法，施灸温度以患者舒适为度，每穴施灸一炷，隔日1次，15

天一疗程。

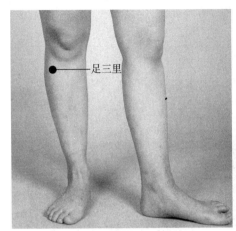

图 7-16 足三里

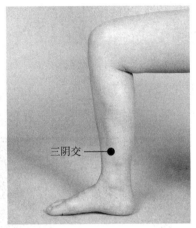

图 7-17 三阴交

按 语

关元为任脉要穴，位于下腹部丹田之处，主一身之元气，调冲任血脉，充盈胞宫气血；维道为足少阳胆经与带脉交会之穴，可维系带脉，固摄胞宫；足三里穴是强身健体的要穴，灸足三里可以扶助人体正气，增强机体免疫力，温补脾胃；三阴交为足三阴经之交会穴，补脾之亏虚，兼调肝、脾、肾之气血，三经气血充盛，则冲任调达，胞宫以固。

八、月经不调

1. 疾病概述

月经不调指月经周期、经量、经色、经质等方面发生异常的一种妇科常见病。病因可能是器质性病变也可能是功能失常。临床主要表现为月经时间提前或者延后，量或多或少，颜色鲜红或淡红，经质或清稀或黏稠，并伴有头晕、心悸、心烦胸闷、容易发怒、睡眠差、小腹胀满、腰膝酸软、精神疲倦等症状。

2. 关键症状

月经时间提前或者延后，量或多或少，颜色鲜红或淡红，经质或清稀或黏稠。

3. 中医病因

月经提前主要是由于气虚不固或热扰冲任引起，气虚不能摄血，血热血行加快均能导致月经提前而至。月经错后主要是由于寒凝血瘀或气郁血滞导致冲任不畅，或气血亏虚，血海不能按时满溢，导致月经推后。月经先后无定期主要是由于冲任气血不调，血海蓄溢失常，多由于肝气郁滞或肾气虚衰所致。总而言之，如果女性的血海蓄溢失常，月经周期就会发生紊乱。

4.治则

调理气血冲任，调养胞宫。

5.主穴

关元、地机、血海、子宫、三阴交。

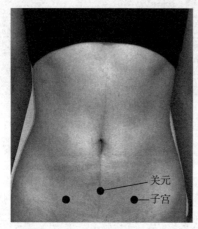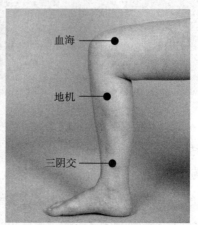

图 7-18　关元、子宫　　　　图 7-19　地机、血海、三阴交

6.配穴

若经行先期，加灸行间、太溪；若经行后期，加灸足三里、公孙；若经行先后不定期，且伴有畏寒肢冷、腰膝酸软等肾虚的表现，加灸命门；若经行先后不定期，且伴有情绪急躁抑郁、口苦等肝郁的表现，加灸太冲。

7.施灸方法、时间及选择灸具

关元、地机、血海、子宫、三阴交、行间、太溪、足三里、公孙、命门、太冲选用 2 号标准百笑灸筒，均采用温和灸的施灸方法，施灸温度以患者舒适为度，每穴施灸一炷，每日 1 次，10 天一疗程。

按 语

关元为任脉要穴，位于下腹部丹田之处，主一身之元气，调冲任血脉，理胞宫气血，还与足三阴经交会，调理肝、脾、肾；地机是脾经的郄穴，散寒通经以止痛；血海是司血之蓄溢的要穴；三阴交是脾经第一要穴，有理脾调经之功，又为足三阴经之交会穴，兼调肝、脾、肾之气血，三经气血充盛，则冲任调达，月经复常。子宫穴是治疗一切妇科病的经验效穴。

九、子宫肌瘤

1. 疾病概述

子宫肌瘤又名"纤维瘤""平滑肌瘤",是子宫壁上由肌肉组织和纤维组织增生形成的良性肿瘤。子宫肌瘤也是女性生殖系统最常见的良性肿瘤。多数患者无症状,仅在盆腔检验或超声检查时偶然被发现。子宫出血是最常见的症状,多见于半数以上的患者,其中以周期性的出血为多。

2. 关键症状

子宫出血、腹部包块及压迫症状、疼痛、白带增多、不孕与流产、贫血等。

3. 中医病因

子宫肌瘤主要是由于患者平素痰湿体质而致痰湿凝滞,或由于情志不畅,或由于恶血未尽而致瘀血内阻,是局部气血阻滞壅塞,或者是瘀血蓄积于体内的结果。

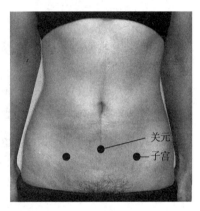

图 7-20 关元、子宫

4. 治则

疏肝化痰,散结消肿。

5. 主穴

关元、子宫、三阴交、太冲。

6. 配穴

若伴有纳呆、头重昏蒙等痰湿的表现,加灸丰隆、脾俞;若伴有腹部刺痛、夜间尤甚等瘀血内阻的表现,加灸血海、膈俞。亦可选用妇科大"V"灸方。

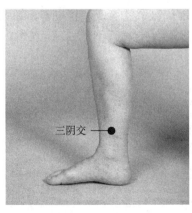

图 7-21 三阴交

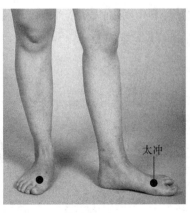

图 7-22 太冲

7. 施灸方法、时间及选择灸具

关元、三阴交、太冲、丰隆、脾俞、血海、膈俞选用 2 号标准百笑灸筒，子宫选用 3 号大百笑灸筒，均采用温和灸的施灸方法，施灸温度以患者舒适为度，每穴施灸一炷，隔日 1 次，15 天一疗程。

按 语

关元为任脉要穴，位于下腹部丹田之处，主一身之元气，调冲任血脉，理胞宫气血，还与足三阴经交会，调理肝、脾、肾；子宫为经验要穴，可用于调理子宫之气血；三阴交为足三阴经之交会穴，可调肝、脾、肾之气血，使血行瘀化；太冲为肝经之穴，可疏肝郁，行全身之气。

十、子宫脱垂

1. 疾病概述

子宫脱垂指子宫位置沿阴道下降，宫颈达坐骨棘水平以下，甚至子宫全部脱出阴道口外，或阴道壁膨出。本病多见于中老年妇女。子宫脱垂还会合并阴道前壁、后壁膨出，甚至膀胱、直肠膨出。也有合并生殖道炎症、肿瘤的情况。患者常常以外阴肿物、排尿困难、阴道流血就诊。属于中医学的"阴挺""阴脱""阴痔"的范围。

2. 关键症状

下腹部、阴道、会阴部出现下坠感，伴有腰背酸痛感，劳动后加剧，自觉有块状物自阴道脱出，于行走、下蹲或劳动时更加明显，也可伴排尿困难或尿失禁症状。

3. 中医病因

子宫脱垂主要是由于素体虚弱、中气不足；或因分娩用力过度；或便秘、久咳，均可致使气虚下陷，系胞无力，而致子宫脱出；房事频繁或产育过多，导致肾气亏耗、带脉失于约束，无力系胞。

4. 治则

培补元气，益肾固本。

5. 主穴

关元、子宫、维道、百会、神阙、气海、三阴交。

6. 配穴

若伴有会阴部坠胀感强烈、月经点滴而出等脾气不足的表现，加灸脾俞、足三里；若伴有头晕耳鸣、腰膝酸软等肾精亏虚的表现，加灸肾俞。

7. 施灸方法、时间及选择灸具

关元、子宫、维道、百会、气海、三阴交、脾俞、足三里、肾俞选用 2 号标准百笑灸筒，神阙选用 3 号大百笑灸筒，均采用温和灸的施灸方法，施灸温度以患者舒适为度，每穴施灸一炷，隔日 1 次，15 天一疗程。

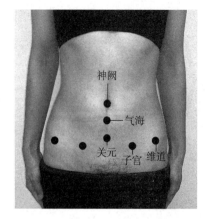

图 7-23 关元、子宫、维道、神阙、气海

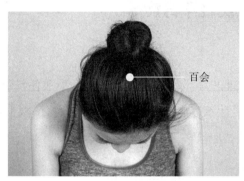

图 7-24 百会

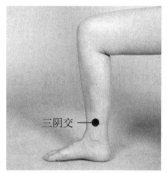

图 7-25 三阴交

按 语

神阙和关元善于培元固本，大补元气。百会穴为督脉穴位，意为百脉于此交会，百脉所会，百病所主，百会为各经脉气会聚之处，有提升阳气之功效。气海穴，是生气之海也，此穴有培补元气、益肾固精、补益回阳、延年益寿之功。维道为足少阳胆经与带脉交会之穴，可维系带脉，固摄胞宫。三阴交为脾经主穴，也为妇科病的要穴，也是足三阴经之会穴，取之可调养冲任。子宫穴是治疗一切妇科病的经验效穴。

第八章
男科疾病

一、男性不育症

1. 疾病概述

凡育龄夫妇同居2年以上、性生活正常、女方身体健康又未采取任何避孕措施，因男方原因使女方不能受孕者称为"男性不育症"。常见于西医学的精子减少症、无精子症、死精子症等。属中医的"无子""无嗣""不男"等范畴。

2. 关键症状

在同居2年以上、性生活正常、女方身体健康又未采取任何避孕措施的前提下，因男方原因使女方不能受孕。

3. 中医病因

男性不育症主要是由于先天禀赋不足，则肾气虚弱，命门火衰，病久伤阴，以致精血耗散，脉中循行的精血大量耗损，日久脉络瘀阻形成血瘀，或精血耗散导致元阴不足，阴虚火旺，相火偏亢，炼液为痰，最终气血瘀阻而为病；情绪抑郁日久，肝气郁结，气郁化火，肝火亢盛，灼伤肾水，肝木失去濡养，宗筋拘急，久而成瘀，致精窍之道被阻；或者因为素食肥甘厚腻、辛辣之品损伤了脾胃，痰湿内生郁久化热，阻遏气血的运行，形成血瘀。

4. 治则

调补阴阳，益肾填精。

5. 主穴

肾俞、神阙、中极、曲骨、太溪。

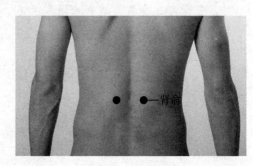

图8-1 肾俞

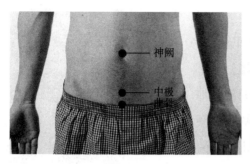
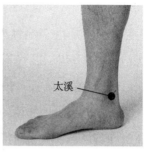

图 8-2　神阙、中极、曲骨　　　　　　图 8-3　太溪

6. 配穴

若伴有夜尿清长、少气懒言等肾气虚的表现，加灸命门；若伴有头晕耳鸣、腰膝酸软等肾精亏虚的表现，加灸志室。

7. 施灸方法、时间及选择灸具

中极、曲骨、太溪、命门、志室选用 2 号标准百笑灸筒，肾俞、神阙选用 3 号大百笑灸筒，均采用温和灸的施灸方法，施灸温度以患者舒适为度，每穴施灸一炷，隔日 1 次，15 天一疗程。

按 语

肾俞穴位于腰部，可调补下元、益肾填精；神阙穴居于人体正中，连接十二经脉、五脏六腑、四肢百骸，因此灸治神阙穴可以大补元阳、通调脏腑、培元固本；曲骨和中极穴属任脉，系于子宫和精室，是男子藏精、女子藏血之处，灸之可以补肾固精，同调冲任；太溪是肾经的原穴，是肾经元气经过和留止的部位，具有补肾填精的功效。诸穴相配，培补元气、益肾生精，不育症可愈。

二、前列腺疾病

1. 疾病概述

前列腺疾病指因前列腺的增生及炎性因素引起的一系列以前列腺疼痛、肿胀及排尿困难为主要表现的综合疾病。最常见的前列腺疾病为前列腺增生和前列腺炎，是男性老年病人的常见疾病。

2. 关键症状

盆骶疼痛、尿频、尿急、尿痛、排尿不畅、尿线分叉、尿后沥滴、夜尿次数增多，尿后或大便时尿道流出乳白色分泌物、性欲减退、早泄、射精痛、勃起减弱及阳痿等。

3. 中医病因

前列腺疾病主要是由于湿气入里化热，湿热蕴结，然后侵袭下焦；肝气不疏，气郁而入内化火，气机郁滞，血行不畅而致气滞血瘀；患者平素阴虚，虚火内盛，灼伤津液而致阴虚火旺；或者年老体弱，肾阳亏虚。

4. 治则

清热利湿，疏肝补肾。

5. 主穴

关元、中极、命门、三阴交。

6. 配穴

若伴有会阴部湿热、易汗出、舌胖有齿痕等湿重的表现，加灸阴陵泉；若伴有情绪抑郁、口干口苦等肝郁的表现，加灸太冲、合谷；若伴有头晕耳鸣、骨蒸潮热等肾虚的表现，加灸太溪、肾俞。

7. 施灸方法、时间及选择灸具

关元、中极、命门、三阴交、阴陵泉、太冲、合谷、太溪、肾俞选用2号标准百笑灸筒，均采用温和灸的施灸方法，施灸温度以患者舒适为度，每穴施灸一炷，每日1次，10天一疗程。

8. 循环施灸法

此病若慢性发作，需灸治较长时间，除使用常规灸法外，也可参照下列循环灸法进行施灸。

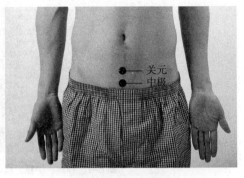

图 8-4　关元、中极

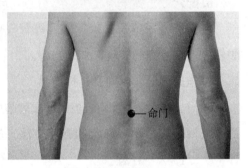

图 8-5　命门

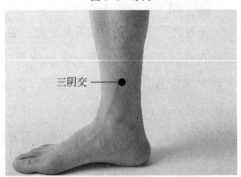

图 8-6　三阴交

灸序	穴名及穴数
第1日	中脘（单穴） 足三里（双穴） 曲骨（单穴）
第2日	关元（单穴） 三阴交（双穴） 中极（单穴）
第3日	肾俞（双穴） 然谷（双穴）

按 语

关元、中极为任脉与足三阴经的交会穴，能调补肝、脾、肾，温下元之气，补一身之气；命门可调一身之阳，灸命门可温补命门之火；三阴交是肝、脾、肾三经的交会穴，既可健脾益气、补益肝肾，又可清热利湿。

三、阳痿

1.疾病概述

阳痿又名"勃起功能障碍"，是指男子未到性功能衰退的年龄，出现性生活中阴茎不能勃起和勃起不坚，或者虽然有勃起且有一定的硬度，但不能保持性交的足够时间，因而不能完成性交或妨碍性交。前者称为完全性阳痿，后者称为不完全性阳痿。也称"阴痿"或"筋痿"。

2.关键症状

性生活时，阴茎不能勃起或勃起不坚、临房早泄，不能进行性交活动而发生性交困难；或虽能性交，但不经泄精而自行痿软。

3.中医病因

阳痿主要是由于房劳太过，或少年误犯手淫，或早婚，损伤了精气，导致命门火衰；忧愁思虑不解，饮食不调，损伤心脾，病及阳明冲脉，以致气血两虚，宗筋弛纵；恐惧伤肾，惊则气乱，恐则气下，以至于阳道不振；情志不顺，肝失疏泄条达，不能疏通气血到达前阴部；过食肥甘厚味，阻碍脾胃运化，湿热内生，迫注于下焦。

4.治则

温补命门，清热利湿。

5.主穴

关元、中极、曲骨、命门、三阴交。

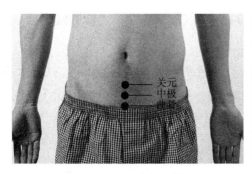

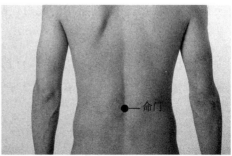

图8-7 关元、中极、曲骨　　　　图8-8 命门

6.配穴

若伴有畏寒肢冷、腰膝酸软、夜尿频多等命门火衰的表现，加灸腰阳关；若伴有面色无华、口唇苍白等气血亏损的表现，加灸脾俞、心俞、足三里；若伴有阴囊潮湿、瘙痒等湿热下注的表现，加灸阴陵泉、大椎。

7.施灸方法、时间及选择灸具

关元、中极、曲骨、三阴交、腰阳关、脾俞、心俞、足三里、阴陵泉、大椎选用 2 号标准百笑灸筒，均采用温和灸的施灸方法，施灸温度以患者舒适为度，每穴施灸一炷，隔日 1 次，15 天一疗程。

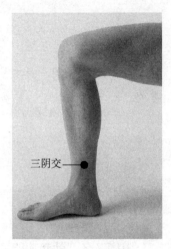

三阴交

图 8-9　三阴交

命门选用 2 号标准百笑灸筒，采用隔附子饼的施灸方法，施灸温度以患者舒适为度，每穴施灸一炷，隔日 1 次，15 天一疗程。

按　语

关元、中极为任脉与足三阴经的交会穴，能调补肝、脾、肾，温下元之气，直接兴奋宗筋；三阴交是肝、脾、肾三经的交会穴，既可健脾益气、补益肝肾，又可清热利湿、强筋起痿；命门可调一身之阳，灸命门可温补命门之火；曲骨系于子宫和精室，是男子藏精、女子藏血之处，灸之可以补肾固精，通调冲任。

四、早泄

1.疾病概述

早泄是指射精发生过早，常常在阴茎插入前、插入时或插入后很短的时间就射精。早泄是最常见的射精功能障碍，发病率占成年男子的 1/3 以上。

2.关键症状

男性在性交时失去控制射精的能力，阴茎插入阴道之前或刚插入即射精。

3.中医病因

早泄是由于纵欲，房劳过度而致肾精亏耗，肾阴不足；或劳神太过、心阴不足，心肾不交、扰动精室；或饮食不节，酿湿生热，流注于下焦，扰动精室。

4.治则

交通心肾，补肾固精。

5.主穴

关元、曲骨、命门、三阴交。

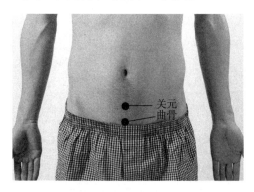

图 8-10 关元、曲骨

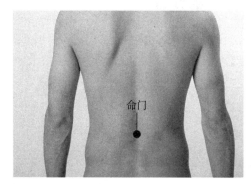

图 8-11 命门

6.配穴

若伴有失眠、潮热等心肾不交的表现，加灸神门、心俞；若伴有口干、骨蒸潮热等肾阴亏虚的表现，加灸太溪、然谷；若伴有夜尿清长、头晕耳鸣等肾气不固的表现，加灸气海、足三里；若伴有阴囊潮湿、瘙痒等湿热下注的表现，加灸阴陵泉、内庭。

7.施灸方法、时间及选择灸具

关元、曲骨、命门、三阴交、神门、心俞、太溪、然谷、气海、足三里、阴陵泉、内庭选用 2 号标准百笑灸筒，均采用温和灸的施灸方法，施灸温度以患者舒适为度，每穴施灸一炷，每日 1 次，10 天一疗程。

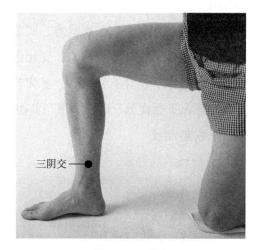

图 8-12 三阴交

按 语

关元为任脉与足三阴经的交会穴，能调补肝、脾、肾，温下元之气，补一身之气；曲骨系于子宫和精室，是男子藏精、女子藏血之处，灸之可以补肾固精，通调冲任；命门可调一身之阳，灸命门可温补命门之火；三阴交是肝、脾、肾三经的交会穴，既可健脾益气、补益肝肾，又可清热利湿。

第九章 儿科疾病

一、小儿惊风

1. 疾病概述

惊风是小儿时期常见的一种急重病证，以四肢抽搐、口噤不开、角弓反张，甚则神志不清为主要特征。又称"惊厥"，俗名"抽风"。任何季节均可发生，一般以 1～5 岁的小儿为多见，年龄越小，发病率越高。因其发病有急有缓，证候有实有虚，故有急惊风和慢惊风之分。起病暴急，实象明显者为急惊风；病起缓慢，虚象明显者为慢惊风。本病病情往往比较凶险，变化迅速，威胁小儿生命。其中伴有发热者，多为感染性疾病所致，不伴有发热者，多为非感染性疾病所致，除常见的癫痫外，还有水及电解质紊乱、低血糖、药物中毒、食物中毒、遗传代谢性疾病、脑外伤、脑瘤等。

2. 关键症状

急惊风发病急骤，全身肌肉强直性或阵发性痉挛，甚则神志不清；慢惊风起病缓慢，时惊时止。

3. 中医病因

急惊风：小儿气血未盛，腠理不密，易于感受风寒时邪，外邪循经由表入里，阳气不得宣发，郁而化热；或小儿脾胃薄弱，乳食不当，郁结胃肠，水精输布失常，凝液为痰，均可聚痰化热生风。加之小儿经脉未盛，肝木有余，引动外邪内陷厥阴，逆传心包，蒙蔽清窍而发病。再则，小儿神气怯弱，内有痰热，外受惊恐，惊则气乱而神无所依，真火妄动而发为惊风。

慢惊风：先天不足，后天失养，体质虚弱，或久病吐泻，或过服寒凉攻伐之剂，使脾胃受损，脾阳虚衰，不能制约肝火，虚风内动而发病。也有因急惊风失治而转为慢惊风者。

4. 治则

健脾益肾，息风镇惊。

5. 主穴

百会、印堂、身柱、足三里、太冲。

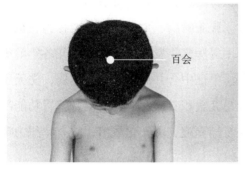

图 9-1 百会

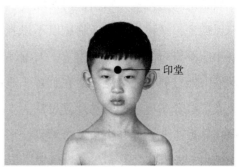

图 9-2 印堂

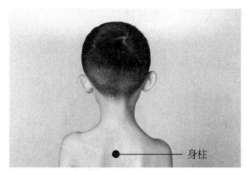

图 9-3 身柱

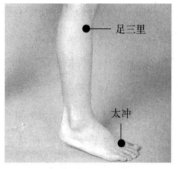

图 9-4 足三里、太冲

6. 配穴

若伴有面黄肌瘦、形神疲惫、囟门低陷、昏睡露睛等脾肾阳虚的表现，加灸神阙、关元；若伴有神倦虚烦、面色潮红、手足心热等肝肾阴虚的表现，加灸肝俞、肾俞。

7. 施灸方法、时间及选择灸具

百会、印堂、身柱、足三里、太冲选用 1 号小百笑灸筒，神阙、关元、肝俞、肾俞等配穴选用 2 号标准百笑灸筒，均采用温和灸的施灸方法，施灸温度以患儿舒适为度，每穴施灸一炷，每日 1 次，5 天一疗程。

按 语

百会、印堂、身柱为督脉穴，灸之有醒神定惊之功，印堂尤为止痉要穴，身柱善治小儿惊痫，"小儿必灸者也"；足三里健脾和胃，补益气血；太冲平肝息风。

二、小儿积滞

1. 疾病概述

积滞是因小儿喂养不当，内伤乳食，停积胃肠，脾运失司所引起的一种小儿常见的脾胃病证，又称为食积。临床以不思乳食、腹胀嗳腐、大便酸臭或便秘为特征。本病一年四季皆可发生，夏秋季节，暑湿易于困遏脾气，发病率较高。小儿各年龄组皆可发病，但以婴幼儿多见。常在感冒、泄泻、疳证中合并出现。脾胃虚弱，先天不足以及人工喂养的婴幼儿容易反复发病。少数患儿食积日久，迁延失治，脾胃功能严重受损，导致小儿营养和生长发育障碍，形体日渐羸瘦，可转化成疳，故有"积为疳之母，无积不成疳"之说。

2. 关键症状

不思饮食，脘腹胀满或疼痛，或伴有呕吐，大便酸臭或溏薄。

3. 中医病因

小儿积滞的发生常与素体虚弱、饮食不节、喂养不当等因素有关。小儿乳食不知节制，若喂养不当，乳食无度，或过食肥甘生冷和难以消化之物，均可损伤脾胃，导致脾胃运化失职，升降不调而成积滞；另外小儿脾胃薄弱，饮食稍有不当，则难于腐熟，每多形成积滞。若过食生冷，损伤脾胃阳气，气机不利，则易形成寒积。

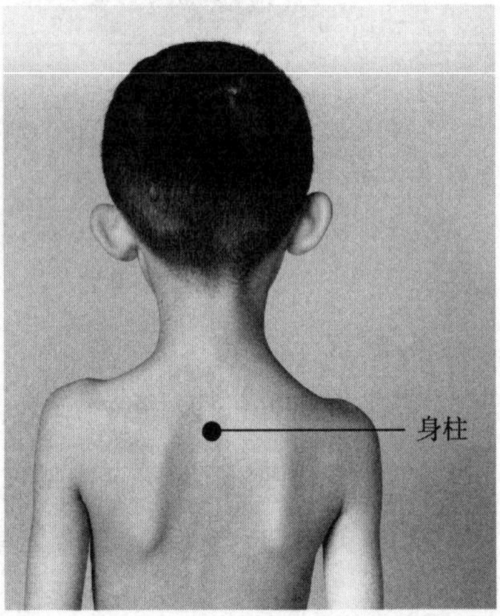

图 9-5　身柱

4. 治则

健脾和胃，消食化积。

5. 主穴

身柱、中脘、天枢、足三里、上巨虚。

6. 配穴

若伴有腹痛胀满拒按、烦躁多啼、夜卧不安等乳食内积的表现，加灸梁门、建里；若伴有面色萎黄、形体消瘦、困倦乏力等脾胃虚弱的表现，加灸脾俞、胃俞；若呕吐，加灸内关。

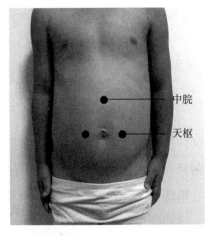

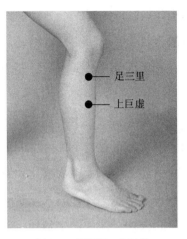

图9-6 中脘、天枢   图9-7 足三里、上巨虚

7. 施灸方法、时间及选择灸具

身柱、中脘、天枢选用2号标准百笑灸筒，足三里、上巨虚选用1号小百笑灸筒，梁门、建里、脾俞、胃俞、内关等配穴选用2号标准百笑灸筒，均采用温和灸的施灸方法，施灸温度以患儿舒适为度，每穴施灸一炷，每日1次，5天一疗程。

身柱为督脉穴，是小儿强壮要穴，灸此穴具有增强体质、健运脾胃之功效；中脘为胃之募穴，天枢为大肠募穴，此两穴为局部取穴，灸之可疏通脘腹部气机；足三里为胃之下合穴，上巨虚为大肠下合穴，此两穴为远部取穴，灸之可调理胃肠，取"合治内腑"之意。

三、小儿遗尿

1. 疾病概述

遗尿，是指年满3周岁以上的小儿在睡眠中小便自遗，醒后方觉的一种病症，又称"尿床"。一般至4岁时仅20%有遗尿，10岁时仅5%有遗尿，有少数患者遗尿症状持续到成年期。没有明显尿路或神经系统器质性病变者称为原发性遗尿，占70%～80%。继发于下尿路梗阻、膀胱炎、神经源性膀胱等疾患者称为继发性遗尿。患儿除夜间尿床外，日间常有尿频、尿急或排尿困难、尿流细等症状。小儿夜间遗尿的发生无固定的次数，有时一夜遗尿数次，往往在梦中排尿；遗尿可以是一时性的，亦可持续数月，有时消失，有时再出现；一部分小儿的遗尿到性成熟前会自然消失，但也有的小儿可以持续到成年仍不能消失，严重影响工作和生活。

2. 关键症状

小儿在熟睡时不自主地排尿。除夜间尿床外，日间常有尿频、尿急或排尿困难、尿流细等症状。

3. 中医病因

遗尿多因肾气不足、下元亏虚，或脾肺两虚、下焦湿热等因素导致膀胱约束无权而发生。肾与膀胱相表里，主司二便。若先天禀赋不足，后天调护不当，损伤下元，固摄无权，膀胱失约，即可发生遗尿。此外，脾肺气虚，水道固摄无权，则小便自遗或睡中小便自出；肝经湿热，火热内迫，可致遗尿；亦有素体痰湿内蕴，入睡后沉迷不醒，呼叫不应，而常遗尿者。

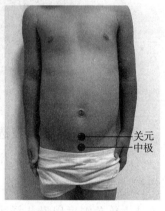

图 9-8　关元、中极

4. 治则

益肾固摄，调理膀胱。

5. 主穴

关元、次髎、中极、三阴交。

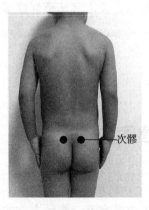

图 9-9　次髎

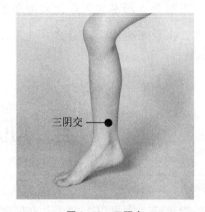

图 9-10　三阴交

6. 配穴

若伴有神疲乏力、面色苍白、肢凉怕冷等肾气不足的表现，加灸肾俞、太溪；若伴有少气懒言、食欲不振、大便溏薄等脾肺气虚的表现，加灸气海、足三里；若伴有心烦不寐、五心烦热、口燥咽干等心肾失交的表现，加灸心俞、肾俞。

7. 施灸方法、时间及选择灸具

关元、次髎、中极选用 2 号标准百笑灸筒，三阴交选用 1 号小百笑灸筒，肾俞、气海、心俞等配穴选用 2 号标准百笑灸筒，太溪、足三里等配穴选用 1 号小百笑灸筒，均采用温和灸的施灸方法，施灸温度以患儿舒适为度，每穴施灸一炷，隔日 1 次，10 天一疗程。

> **按 语**
>
> 关元为任脉与足三阴经交会穴，灸之可培补元气，益肾固本；次髎为足太阳膀胱经穴，具有固摄水道、健脾除湿之效；中极为膀胱募穴，灸之可振奋膀胱气化功能；三阴交为足三阴经交会穴，通调肝、脾、肾三经经气，健脾益肾，固本止遗。

四、小儿腹泻

1. 疾病概述

小儿腹泻是以大便次数增多、便质稀薄或如水样为特征的一种小儿常见病，尤以 2 岁以下多见，好发于夏秋季节。临床主要表现为大便次数增多，每天 4～5 次以上，粪质稀薄，完谷不化，如糊状或蛋花状，甚至呈水样便。重者每日 10 次以上，可伴有发热、呕吐、精神萎靡、烦躁不安、口渴引饮等症。如出现面色苍白、四肢厥冷、大汗出则属危候。

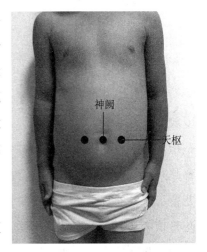

图 9-11 天枢、神阙

2. 关键症状

大便次数增多，性状改变，伴发热、呕吐、腹痛等。

3. 中医病因

小儿脏腑娇嫩，抵抗力差，多为乳食不节，壅滞胃肠；或因外感暑湿邪气，湿热内蕴，导致脾胃肠腑损伤，升清降浊功能失常，水谷不分，并走大肠而泻下。

4. 治则

健脾化湿，消食止泻。

5. 主穴

天枢、神阙。

6. 配穴

若伴有大便清稀多泡沫、色淡不臭、肠鸣腹痛等寒湿泻的表现，加灸阴陵泉；若伴有腹胀腹痛、大便量多味酸臭、口臭纳呆等伤食泻的表现，加灸中脘；若伴有大便溏薄、水谷不化、食后即泻等脾虚泻的表现，加灸脾俞、关元；若伴有久泻不止、粪质清稀、完谷不化、形寒肢冷等脾肾阳虚泻的表现，加灸脾俞、肾俞。

7. 施灸方法、时间及选择灸具

天枢、神阙选用2号标准百笑灸筒，中脘、脾俞、关元、肾俞等配穴也选用2号标准百笑灸筒，阴陵泉等配穴选用1号小百笑灸筒，均采用温和灸的施灸方法，施灸温度以患儿舒适为度，每穴施灸一炷，每日1次，5天一疗程。

按 语

天枢为大肠募穴，擅长治疗肠腑病，灸之可调理肠胃，理气化滞；神阙位于脐中，灸之温中固摄，培元固本。

五、发育迟缓

1. 疾病概述

发育迟缓是指在生长发育过程中出现速度放慢或是顺序异常等现象。人的生长发育是指从受精卵到成人的成熟过程，生长和发育是儿童不同于成人的重要特点。生长是指儿童身体各器官、系统的长大，可有相应的测量值来表示其量的变化；发育是指细胞、组织、器官的分化与功能成熟。生长和发育两者紧密相关，生长是发育的物质基础，生长的量的变化可在一定程度上反映身体器

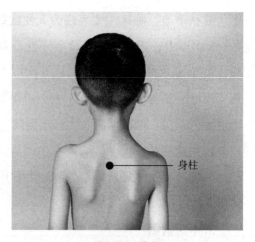

图9-12　身柱

官、系统的成熟状况。在正常的内外环境下儿童能够正常发育，一切不利于儿童生长发育的因素均可不同程度地影响其发育，从而造成儿童的生长发育迟缓。生长发育迟缓表现往往是多方面的，多有体格发育、运动发育及智力发育落后，但也可以某一方面为突出表现。

2. 关键症状

体格、运动、语言、智力、心理等方面发育落后。

3. 中医病因

发育迟缓的病因主要为先天禀赋不足，早产儿或母体在怀孕期间体质虚弱、患有疾病或受遗传等因素的影响，均可导致本病的发生。中医认为先天不足，肝肾亏虚，后天失养，脾胃虚弱，为本病的主要病因。

4. 治则

健脑益肾，补益脾胃。

5. 主穴

身柱、神阙、百会、悬钟。

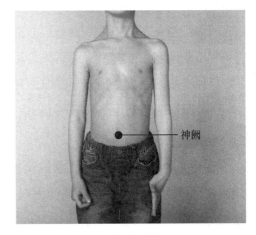

图 9-13 神阙

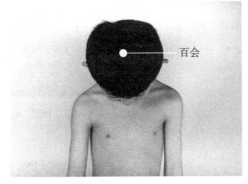

图 9-14 百会

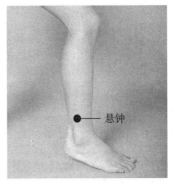

图 9-15 悬钟

6. 配穴

若伴有腰膝酸软、肢体痿弱无力等肝肾不足的表现，加灸肝俞、肾俞；若伴有食欲不振、面色萎黄、神疲倦怠等脾胃虚弱的表现，加灸脾俞、胃俞。

7. 施灸方法、时间及选择灸具

身柱、神阙、百会选用 2 号标准百笑灸筒，悬钟选用 1 号小百笑灸筒，肝俞、肾俞、脾俞、胃俞等配穴选用 2 号标准百笑灸筒，均采用温和灸的施灸方法，施灸温度以患儿舒适为度，每穴施灸一炷，隔日 1 次，10 天一疗程。

按 语

身柱为督脉穴，是小儿强壮要穴，灸此穴具有增强体质、健运脾胃之功效；神阙位居脐中，乃生命之根蒂，灸之促进气血生化、身体生长；脑为髓之海，百会位于巅顶，通过督脉入络脑，灸之可健脑调神，促进智力发育；悬钟为髓会，灸之可补养脑髓和骨髓，健脑益智，促进骨骼发育。四穴相配可补益气血，益肾填精，而起到促进生长发育的效果。

六、小儿多动症

1. 疾病概述

小儿多动症指小儿智力正常或接近正常，有不同程度的学习困难、自我控制能力弱、活动过多、注意力不集中、情绪不稳定和行为异常等症状，又称注意力缺陷多动障碍，与多种生物因素、心理因素及社会因素有关。近半数患者在 4 岁以前起病，男孩多于女孩。部分患儿成年后仍有症状，明显影响患者学业、身心健康以及成年后的家庭生活和社交能力。

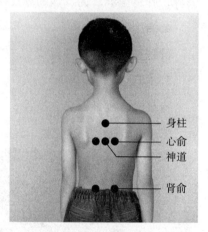

图 9-16　身柱、神道、心俞、肾俞

2. 关键症状

注意力不集中，活动过多，行为冲动，学习困难，神经系统发育异常，品行障碍。

3. 中医病因

中医认为小儿多动症的发生常与先天禀赋不足、后天护养不当、外伤或情志失调等因素有关，肝气郁结、脾胃化源不足、肾精亏虚等导致心神失养或元神受扰。

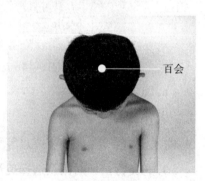

图 9-17　百会

4. 治则

健脑益智，安神定志。

5. 主穴

身柱、百会、神阙、神道、心俞、肾俞、悬钟。

6. 配穴

若伴有腰酸乏力、五心烦热等肝肾阴虚的表现，加灸太溪、三阴交；若伴有神思涣散、神疲乏力、形体消瘦等心脾两虚的表现，加灸内关、脾俞。若烦躁不安，加灸照海、神庭；若盗汗，加灸阴郄、复溜；若纳少，加灸中脘、足三里；若遗尿，加灸中极、膀胱俞。

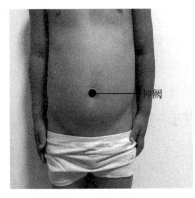

图 9-18 神阙

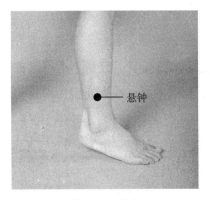

图 9-19 悬钟

7.施灸方法、时间及选择灸具

身柱、百会、神阙、神道、心俞、肾俞选用 2 号标准百笑灸筒，悬钟选用 1 号小百笑灸筒，脾俞、神庭、中脘、中极、膀胱俞等配穴选用 2 号标准百笑灸筒，太溪、三阴交、内关、照海、阴郄、复溜、足三里等配穴选用 1 号小百笑灸筒，均采用温和灸的施灸方法，施灸温度以患儿舒适为度，每穴施灸一炷，隔日 1 次，10 天一疗程。

按 语

小儿多动症的病位在心、脑，与肝、脾、肾脏关系密切。身柱、百会、神道为督脉穴，督脉入络脑，灸之安神定志，益智健脑；神阙位于脐中，培元固本，健运脾胃，脑为髓海，脾胃化源充足则髓海得以濡养，心神得宁；心俞为心之背俞穴，灸之宁心安神；肾俞为肾之背俞穴，与髓会悬钟相配，可补肾填精，健脑安神。

七、小儿夜啼

1.疾病概述

夜啼是指小儿白天能安静入睡，入夜则啼哭不安，时哭时止，有的阵阵啼哭，哭后仍能入睡，或每夜定时啼哭，甚则通宵达旦。患此症后，持续时间少则数日，多则经月。多见于新生儿及 6 个月内的小婴儿。新生儿及婴儿常以啼哭表达要求或痛苦，饥饿、惊恐、尿布潮湿、衣被过冷或过热等均可引起啼哭。此时若喂以乳食、安抚亲昵、更换潮湿尿布、调整衣被厚薄后，啼哭可很快停止，不属病态。

2.关键症状

入夜啼哭不安，时哭时止，或每夜定时啼哭，甚则通宵达旦，白天如常。

3. 中医病因

小儿夜啼以脾寒、心热、惊骇、食积等为发病原因。小儿禀赋素虚，脾常不足，若寒邪入侵，凝滞于脾，气机不通则入夜腹痛而啼哭；小儿平日过食热性食物，导致火热上炎，邪热乘心，心火亢盛而致夜间烦躁啼哭；小儿神气不足，心气怯弱，若受异物和异声刺激受到惊吓则心神不宁，在睡梦中惊醒而夜啼不眠；小儿乳食不节，内伤脾胃，脾胃运化失司，乳食积滞，入夜而啼。

4. 治则

温中健脾，镇惊安神。

5. 主穴

百会、神阙。

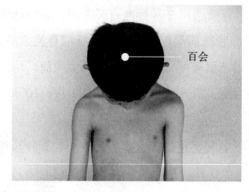

图 9-20 百会

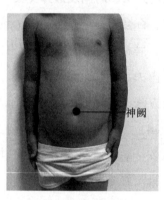

图 9-21 神阙

6. 配穴

若伴有睡喜伏卧、曲腰而啼、四肢欠温、食少便溏等脾脏虚寒的表现，加灸脾俞、关元；若伴有睡中惊惕、面色青白等惊骇恐惧的表现，加灸心俞、肾俞；若伴有脘腹胀满、呕吐乳块、大便酸臭等乳食积滞的表现，加灸中脘、天枢。

7. 施灸方法、时间及选择灸具

百会、神阙选用 2 号标准百笑灸筒，脾俞、关元、心俞、肾俞、中脘、天枢等配穴也选用 2 号标准百笑灸筒，均采用温和灸的施灸方法，施灸温度以患儿舒适为度，每穴施灸一炷，每日 1 次，5 天一疗程。

按 语

百会位于巅顶，为督脉穴，督脉入络脑，脑为元神之府，灸之可开窍醒脑，宁心定志，镇惊安神；神阙位于脐中，有培元固本、健运脾胃之效，脾胃化源充足则脑窍得以濡养，神志定，心神宁。

第十章 皮肤科疾病

一、荨麻疹

1. 疾病概述

荨麻疹，又称"瘾疹"，俗称"风疹块"，"风疙瘩"，多由风、湿、热邪侵袭肌肤或肠胃积热，外郁皮毛而成，急性者短期发作后可痊愈，消退后没有痕迹；慢性者常反复发作，迁延不愈。

2. 关键症状

皮肤上突然出现大小不等，形状不同的水肿性斑块，边界清楚，呈红色或苍白色，犹如蚊虫叮咬，疏密不一，奇痒不止，皮损时起时落，发无定处，消退后不留痕迹。部分患者可伴有腹痛、腹泻等胃肠道症状，或发热、关节痛等全身症状，严重者可有呼吸困难。慢性者风团时隐时现，顽固缠绵。

3. 中医病因

荨麻疹是由于腠理疏松开泄，外来风邪易于侵犯，内蕴于肌腠之下，阻遏肌表；或者因恣食肥甘厚味，喜食辛辣刺激、发物、油腻的食物，导致胃肠积热，郁于肌肤；或者因鱼虾、药物、花粉等过敏源而发病。

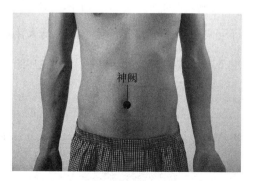

图 10-1 神阙

4. 治则

清热利湿，祛风止痒。

5. 主穴

神阙、曲池、合谷、血海、风市、三阴交。

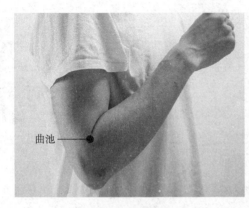

图 10-2　曲池

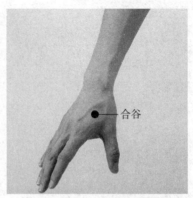

图 10-3　合谷

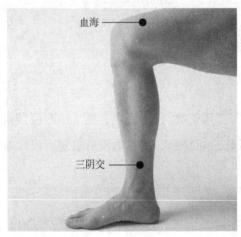

图 10-4　血海、三阴交

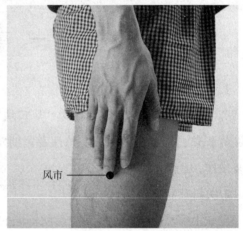

图 10-5　风市

6.配穴

若皮肤干燥、红肿或发热等热象明显，加灸大椎；若伴有腹痛、腹泻等胃肠道症状，加灸阴陵泉。

7.施灸方法、时间及选择灸具

神阙、曲池、合谷、血海、风市、三阴交选用2号标准百笑灸筒，大椎、阴陵泉等配穴选用2号标准百笑灸筒，均采用温和灸的施灸方法，施灸温度以患者舒适为度，每穴施灸一炷，每日1次，5天一疗程。

8.循环施灸法

此病若慢性发作，需灸治较长时间，除使用常规灸法外，也可参照下列循环灸法进行施灸，每穴一炷，三个循环为一个疗程。

灸序	穴名及穴数
第1日	风门（双穴） 支沟（双穴）
第2日	肺俞（双穴） 曲池（双穴）
第3日	膈俞（双穴） 大陵（双穴）
第4日	大肠俞（双穴） 大横（双穴）
第5日	中脘（单穴） 足三里（双穴）
第6日	下脘（单穴） 天枢（双穴） 气海（单穴）
第7日	肝俞（双穴） 太冲（双穴）
第8日	脾俞（双穴） 三阴交（双穴）

按 语

神阙穴居于人体正中，连接十二经脉、五脏六腑、四肢百骸，因此灸治神阙穴可以固密全身的腠理。取手阳明经的曲池、合谷疏风清热，通络祛邪；风市消散风热；三阴交、血海调理气血，取"治风先治血，血行风自灭"之意。

二、湿疹

1. 疾病概述

湿疹，又称"旋耳疮""肾囊风""绣球风"，是多种原因引起的一种过敏性皮肤病，往往对称分布，阵发性奇痒难忍，分为急性和慢性两种。病程长短不一，具有复发难治愈的特点。

2. 关键症状

局部皮肤奇痒无比，反复发作，逐渐加重。急性湿疹为红斑、丘疹、水泡、糜烂、渗液、结痂、脱屑后无痕迹；慢性湿疹者，患处皮肤增厚，纹理加深，呈苔藓样。

3. 中医病因

湿疹最主要的病因是湿邪，同时，湿邪容易与风邪、热邪合而为病，共同阻滞肌肤，或因脾胃运化失司所致湿热内阻，或者因为久病伤阴导致阴虚风燥，或者因血虚而发风燥。急性湿疹以湿热为主，慢性湿疹多为血虚有热。

4. 治则

疏风清热，除湿止痒，调气和血。

5. 主穴

大椎、曲池、三阴交、血海、足三里。

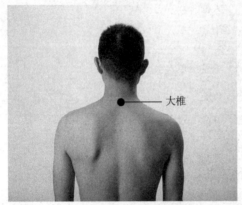

图 10-6　大椎

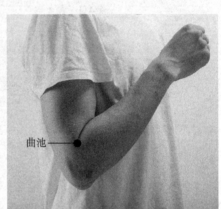

图 10-7　曲池

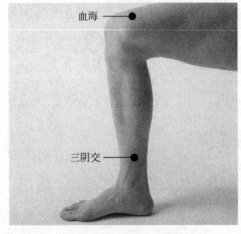

图 10-8　三阴交、血海

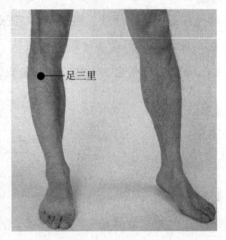

图 10-9　足三里

6. 配穴

若伴有糜烂、渗液等湿重的表现，加灸阴陵泉；若伴有红斑、丘疹、发热等热重的表现，加灸、合谷、水分；若伴有面色不华、口唇苍白等血虚重的表现，加灸膈俞。

7. 施灸方法、时间及选择灸具

大椎、曲池、三阴交、血海、足三里选用 2 号标准百笑灸筒，阴陵泉、合谷、水分、膈俞等配穴选用 2 号标准百笑灸筒，均采用温和灸的施灸方法，施灸温度以患者舒适为度，每穴施灸一炷，每日 1 次，5 天一疗程。

8. 循环施灸法

若慢性湿疹，反复发作者也可采用下列循环灸法进行施灸，每穴一炷，6 个循环为一个疗程。

灸序	穴名及穴数
第1日	肺俞（双穴） 曲池（双穴）
第2日	膈俞（双穴） 大陵（双穴）
第3日	脾俞（双穴） 三阴交（双穴）
第4日	肝俞（双穴） 太冲（双穴）
第5日	肾俞（双穴） 复溜（双穴）

按 语

大椎清热疏风疗效佳；曲池为手阳明经的合穴，清泄阳明经热；三阴交、血海理气调血，取"治风先治血，血行风自灭"之意；足三里健脾利湿。

三、带状疱疹

1. 疾病概述

带状疱疹，是一种皮肤上出现的簇集性水疱，多呈带状分布，痛如火燎。因皮损局部如蛇形，又称"蛇串疮"。因每多缠腰而发，又称"缠腰火丹"。由水痘－带状疱疹病毒引起，目前普遍认为是由于机体或局部抵抗力降低，免疫功能低下，使长期潜伏于神经节的神经元内的病毒再活动而诱发本病。

2. 关键症状

皮肤上出现簇集性水疱，呈带状分布，

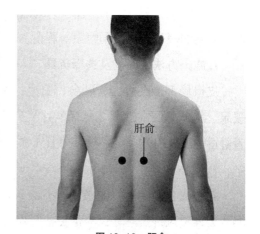

图 10-10　肝俞

痛如火燎，疱疹或红赤，或淡红。可伴有口苦咽干、烦躁易怒、大便秘结或纳呆腹胀等症。

3. 中医病因

带状疱疹是由于情志不畅，肝气失于疏泄，所以气郁而化火，肝经火毒外溢于肌肤而发；饮食不节，过食肥甘厚味或辛辣醇酒，湿热内蕴于脾胃，而外溢肌肤；外感火热毒邪，侵淫肌肤脉络而发为疱疹。

4. 治则

清热祛湿解毒。

5. 主穴

皮损局部、夹脊穴、肝俞、曲池、大椎。

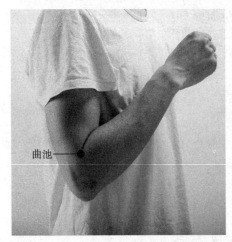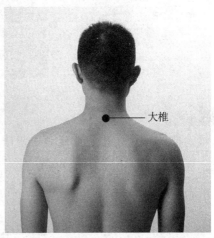

图 10-11　曲池　　　　　　　　图 10-12　大椎

6. 配穴

若带状疱疹发于头面部，加灸合谷、内庭；若伴有水疱破裂、渗液、舌胖大有齿痕等湿盛的表现，加灸阴陵泉、脾俞。

7. 施灸方法、时间及选择灸具

皮损局部、夹脊穴、肝俞、曲池、大椎选用 2 号标准百笑灸筒、合谷、内庭、阴陵泉、脾俞等配穴选用 2 号标准百笑灸筒，均采用温和灸的施灸方法，施灸温度以患者舒适为度，每穴施灸一炷，每日 1 次，5 天一疗程。

按 语

灸治皮损局部可以疏调局部气血，解散毒热；肝俞清肝利胆；曲池清泄阳明之邪热；大椎疏风清热解毒；华佗夹脊穴疏调局部经气，清热止痒。

四、冻疮

1. 疾病概述

冻疮是指人体遭受低温寒湿之邪侵袭所引起的全身或局部的损伤，好发于四肢末端及颜面、耳、鼻等暴露的部位。在初冬和天气骤变时发病率较高，时有春天发病的患者，但都反复发作迁延难愈。

2. 关键症状

以手背、足背、耳郭、面颊甚至全身红肿发凉、瘙痒疼痛，乃至皮肤紫黯溃烂为主要临床表现。

3. 中医病因

冻伤是由于冬令时节，因患者平素气血衰弱，或过度疲劳，或长期饥饿，或久病之后，或静坐少动，再加上寒邪侵袭，耗伤阳气，以致气血运行不畅，气血瘀滞而成冻伤。

4. 治则

和营祛寒，温经通络。

5. 主穴

冻疮局部、神阙、命门。

6. 配穴

若手背冻伤，加灸合谷、八邪、阳池；若足背冻伤，加灸昆仑、行间、足临泣。

7. 施灸方法、时间及选择灸具

冻疮局部、合谷、八邪、阳池、昆仑、行间、足临泣选用2号标准百笑灸筒，均采用温和灸的施灸方法，施灸温度以患者舒适为度，每穴施灸一炷，每日1次，5天一疗程。

神阙、命门选用3号大百笑灸筒，施灸温度以患者舒适为度，每穴施灸一炷，每日1次，5天一疗程。

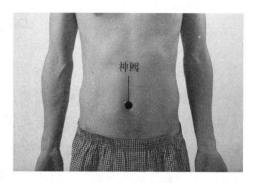

图 10-13　神阙

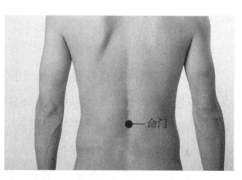

图 10-14　命门

按 语

冻伤轻症，以阿是穴为主，头面部配合谷，上肢配外关、曲池，下肢配足三里、阳陵泉。

五、黄褐斑

1. 疾病概述

黄褐斑，为黄褐色或深褐色斑片，常对称分布于颧颊部，也可累及眶周、前额、上唇和鼻部，边缘一般较明显，无主观症状和全身不适。色斑深浅与季节、日晒、内分泌因素有关，精神紧张、熬夜、劳累可加重皮损。多见于女性，血中雌激素水平高是主要原因，其发病与妊娠、长期口服避孕药、月经紊乱有关，也见于一些女性生殖系统疾患、结核、癌症、慢性乙醇中毒、肝病等患者。男性患者约占 10%，有研究认为男性发病与遗传有关。

2. 关键症状

黄褐色、淡褐色或咖啡色斑，边界较清，形状不规则，最初为多发性，渐渐融合成片，对称分布于面部，以颧部、前额、鼻部、两颊最突出，有时呈蝶翼状，面部无炎症及鳞屑，无自觉症状及全身不适。

3. 中医病因

中医认为，本病属于肾气不足、脾气不旺、肝血不足不能润泽颜面，以及虚火湿浊熏蒸颜面致生褐斑；另外，情志不遂、忧思恼怒及日晒过多等因素，也可导致颜面色素沉着，发为斑块。

4. 治则

调和气血，化瘀消斑。

5. 主穴

阿是穴、二白、四白、阳白、颊车、地仓、神阙、足三里、血海、三阴交。

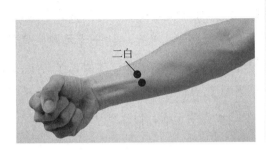

图 10-15　二白

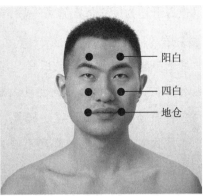

图 10-16　四白、阳白、地仓

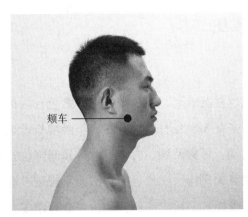

图 10-17　颊车

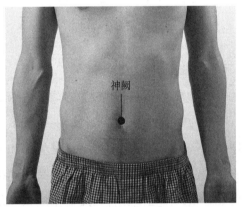

图 10-18　神阙

6. 配穴

若伴有胸胁胀闷、走窜疼痛、性情急躁、唇甲青紫等气滞血瘀的表现，加灸太冲、血海；若伴有头晕目眩、五心烦热、面色黧黑、形体消瘦等肝肾阴虚的表现，加灸肝俞、肾俞；若伴有脘腹痞满、纳呆便溏、头身困重、肢体浮肿等脾虚湿困的表现，加灸脾俞、阴陵泉。

7. 施灸方法、时间及选择灸具

二白、四白、阳白、颊车、地仓、神阙、足三里、血海、三阴交及局部阿是穴选用 2 号标准百笑灸筒，太冲、血海、肝俞、肾俞、脾俞、阴陵泉等配穴也选用 2 号标准百笑灸筒，均采用温和灸的施灸方法，施灸

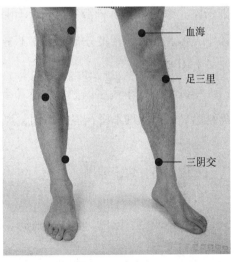

图 10-19　足三里、血海、三阴交

温度以患者舒适为度，每穴施灸一炷，隔日 1 次，10 天一疗程。

> **按 语**

局部选取斑变区阿是穴、四白、阳白等穴，可疏通局部经络之气，化瘀消斑；二白为经外奇穴，调气和血，灸之可缓解面部气血瘀滞；颊车、地仓为足阳明胃经穴，灸此两穴可疏通胃经气血，健运脾胃，加速斑变区的气血循环；神阙位于脐中，补益脾胃，培元固本；足三里乃胃之下合穴，善补气血；血海、三阴交为足太阴脾经穴，灸之可补益脾胃，调和气血。诸穴合用，使气血上荣于面，而达到消斑的目的。

六、雀斑

1.疾病概述

雀斑是发生在面部皮肤上的黄褐色点状色素沉着斑，因其斑如雀卵之色，故称雀斑。本病为常染色体显性遗传，女性较多，多在 5 岁左右出现，随着年龄增长雀斑数目增多。雀斑好发于面部，特别是鼻部和两颊，可累及颈、肩、手背等暴露部位，非暴露部位。多为浅褐或暗褐色针头大小到绿豆大斑疹，圆形、卵圆形或不规则，散在或群集分布，孤立不融合，无自觉症状。夏季经日晒后皮疹颜色加深、数目增多，冬季则减轻或消失。常有家族史。

2.关键症状

色素斑点常见于面部，特别是鼻部及鼻翼两旁，呈点状或圆形、卵圆形，或不规则形态，多数呈对称性分布。大小如同针尖至米粒大，呈淡褐色至深褐色不等。少则数十，多者成百，密集分布，但互不融合。

3.中医病因

中医认为，本病多因禀赋肾水不足，不能荣华于面，或虚火上炎、日晒热毒内郁蕴结为斑，或腠理不密，卫外不固，风邪外搏，肌肤失于荣润而成雀斑。

4.治则

祛风通络，化瘀消斑。

5.主穴

二白、四白、阳白、合谷、血海、足三里。

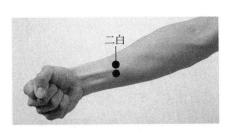

图 10-20 二白

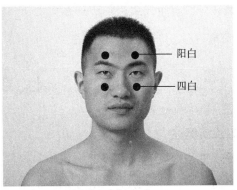

图 10-21 四白、阳白

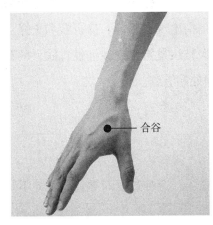

图 10-22 合谷

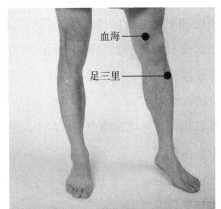

图 10-23 血海、足三里

6. 配穴

若伴有恶寒无汗、头身酸痛、喉痒咽干等风邪外搏的表现，加灸风池、外关；若伴有头晕目眩、五心烦热、面色黧黑、形体消瘦等肝肾阴虚的表现，加灸肝俞、肾俞；若伴有脘腹痞满、纳呆便溏、头身困重、肢体浮肿等脾虚湿困的表现，加灸脾俞、阴陵泉。

7. 施灸方法、时间及选择灸具

二白、四白、阳白、合谷、血海、足三里选用 2 号标准百笑灸筒，风池、外关、肝俞、肾俞、脾俞、阴陵泉等配穴也选用 2 号标准百笑灸筒，均采用温和灸的施灸方法，施灸温度以患者舒适为度，每穴施灸一炷，隔日 1 次，10 天一疗程。

按 语

二白为经外奇穴，调和气血，灸之可缓解面部气血瘀滞；局部选取斑变区四白、阳白穴，可疏通局部经络之气，活血消斑；合谷为手阳明大肠经穴，善治面部诸疾，清泻阳明风火，凉血化斑；血海为足太阴脾经穴，脾主肌肉，足太阴脾经的经别上面，可补血养阴，调和气血；足三里为胃之下合穴，"合治内腑"，可调和胃肠，化瘀通络。

七、皱纹

1. 疾病概述

皱纹是指皮肤受到外界环境影响，形成游离自由基，自由基破坏正常细胞膜组织内的胶原蛋白、活性物质，氧化细胞而形成的小细纹、皱纹。皱纹渐渐出现，出现的顺序一般是前额、上下眼睑、眼外眦、耳前区、颊、颈部、下颏、口周。面部皱纹分为萎缩皱纹和肥大皱纹两种类型。萎缩皱纹是指出现在稀薄、易折裂和干燥皮肤上的皱纹，如眼部周围那些无数细小的皱纹；肥大皱纹是指出现在油性皮肤上的皱纹，数量不多，纹理密而深，如前额、唇周围、下颌处的皱纹。

2. 关键症状

皮肤受到外界环境影响而形成的小细纹。

3. 中医病因

中医认为，皱纹是由于禀赋不足，脾胃虚弱，劳神过度而导致的营养不足，精血衰少，皮肤失于濡养而产生。

4. 治则

健脾益胃，养血除皱。

5. 主穴

皱纹局部、中脘、足三里、膈俞、肾俞、神阙。

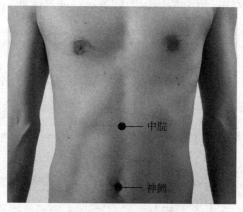

图 10-24　中脘、神阙

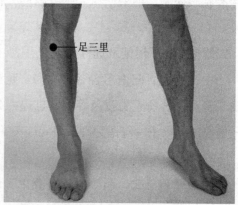

图 10-25　足三里

6. 配穴

若伴有神情呆钝、耳鸣耳聋、腰膝酸软、发脱齿摇等肾精不足的表现，加灸关元、太溪；若伴有神疲乏力、少气懒言、形体消瘦、腹胀纳少等脾胃虚弱的表现，加灸脾俞、胃俞；若伴有胸闷心悸、咳喘气短、头晕神疲、语声低怯等心肺气虚的表现，加灸心俞、肺俞。

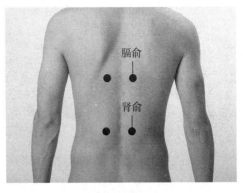

图 10-26　膈俞、肾俞

7. 施灸方法、时间及选择灸具

中脘、足三里、膈俞、肾俞、神阙及皱纹局部选用 2 号标准百笑灸筒，关元、太溪、脾俞、胃俞、心俞、肺俞等配穴也选用 2 号标准百笑灸筒，均采用温和灸的施灸方法，施灸温度以患者舒适为度，每穴施灸一炷，隔日 1 次，10 天一疗程。

　按　语

选取皱纹局部穴位，可加速局部气血循环，紧致局部松弛的皮肤；中脘、足三里补后天之本，健脾和胃，提高人体对水谷精微的吸收能力，进而增加皮肤肌肉组织的弹性；膈俞养血活血；肾俞补益肾精，化生血液；神阙补益脾胃，培元固本。

第十一章
骨伤科疾病

一、腕部腱鞘囊肿

1. 疾病概述

腱鞘囊肿亦称腱鞘炎，是发生于筋膜部位的囊性肿块，通常在腕关节，也可见于掌指关节及腘窝等处。青壮年女性多发，与局部的腱鞘、关节囊受损有关。临床上可将其分为单房性和多房性囊肿，单房性为圆形或椭圆皮下肿物，多房性为结节状肿物，两者均与关节囊或腱鞘相连，不与皮肤相连，表面光滑，按之坚实，推之可移，内容物为胶性黏液。

2. 关键症状

腕关节或手指背侧出现大小不一的圆形肿块，边界清楚、表面光滑，易推动，触之较硬，压之有酸痛感及乏力感。

3. 中医病因

腱鞘囊肿是由于过度劳累所致，外伤筋脉，气血运行不畅，导致寒邪凝聚，寒主收引凝滞，不通则痛，气滞血瘀则发为肿物。

4. 治则

舒筋活络。

5. 主穴

阳溪、合谷、阿是穴。

6. 配穴

可加灸筋之会阳陵泉。

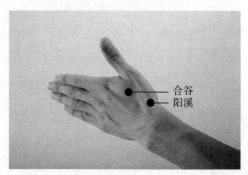

图 11-1　阳溪、合谷

7. 施灸方法、时间及选择灸具

阳溪、合谷、阿是穴、阳陵泉选用 2 号标准百笑灸筒，均采用温和灸的施灸方法，施灸温度以患者舒适为度，每穴施灸一炷，隔日 1 次，15 天一疗程。也可在常规施灸前，用百笑灸动灸灸具进行按摩开穴后，再行常规温灸治疗。

按 语

阳溪在腱鞘囊肿局部，可发散局部经气，舒筋止痛；合谷为手部要穴，具有活血化瘀、散寒止痛之功效，且又在腱鞘囊肿局部，更增其活血行气之功效，配合阿是穴使用，通络止痛。

二、颈椎病

1. 疾病概述

颈椎病又称颈椎综合征，是颈椎骨关节病变，压迫神经根或脊髓或血管而引起的一系列功能障碍的临床综合征，病理表现多为椎间盘突出、椎间隙狭窄、颈椎增生等。分为神经根型颈椎病、椎动脉型颈椎病、颈型颈椎病、脊髓型颈椎病、交感型颈椎病。从中医角度，它属于"痹症""眩晕""项强"的范围。

2. 关键症状

主要为颈项强硬，疼痛，常放射至肩部或上肢，同时还可伴随有手指麻木、下肢乏力、行走困难、头晕、恶心、呕吐，甚至视物模糊、心动过速及吞咽困难等症状。

3. 中医病因

颈椎病是由于长期姿势不正确，导致项部肌肉劳损，气血瘀滞；或外感风寒湿邪，阻滞项部经脉；或先天气血不足，而致经脉失养、痹阻不通，不通则痛。

4. 治则

舒筋活络。

5. 主穴

风池、颈百劳、大椎、肩井、后溪。

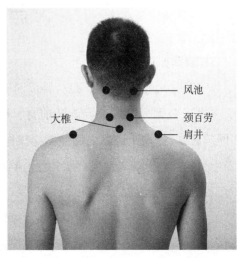

图 11-2　风池、颈百劳、大椎、肩井

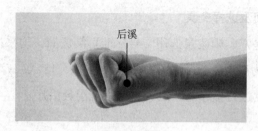

后溪

图 11-3 后溪

6. 配穴

可加灸阿是穴。

7. 施灸方法、时间及选择灸具

风池、颈百劳、大椎、肩井、后溪、阿是穴选用 2 号标准百笑灸筒，均采用温和灸的施灸方法，施灸温度以患者舒适为度，每穴施灸一炷，隔日 1 次，15 天一疗程。也可在常规施灸前，用百笑灸动灸灸具进行按摩开穴后，再行常规温灸治疗。

按 语

风池、肩井可祛风、散寒、除湿、活血、益气；大椎属督脉，为诸阳之会，灸大椎可激发诸阳经经气，通阳活络止痛；后溪穴通过小肠经与督脉相通，专治督脉病症如落枕、颈椎病等，配合大椎能更好地疏通督脉经气，通络止痛；颈百劳乃治疗颈椎病的经验效穴。

三、网球肘

1. 疾病概述

网球肘又名"肘劳"，是一种以肘部疼痛、肘关节活动障碍为主要症状的疾病。此病多发于右臂，因需长期旋转前臂、屈伸肘关节的网球运动员等易患此病，而得名"网球肘"。好发于家庭主妇、搅拌操作工、羽毛球和网球运动员。在西医上，此病相当于"肱骨外上髁炎"或"肱骨外上髁综合征"。

2. 关键症状

肘关节部疼痛，握力下降，用力握拳及做前臂旋转动作时疼痛剧烈，且可沿前臂向同侧上肢及肩关节部放射。肘关节局部有压痛点，红肿不明显。

3. 中医病因

网球肘是由于姿势不当或慢性劳损，导致气滞血瘀，阻滞局部经络；或因风寒湿邪外侵，而致寒湿内阻，经气不通。

4. 治则

祛风散寒，舒筋活络。

5. 主穴

曲池、手三里、肘髎。

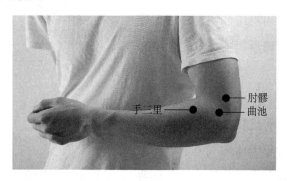

图 11-4 曲池、手三里、肘髎

6. 配穴

可加灸阿是穴，筋之会阳陵泉。

7. 施灸方法、时间及选择灸具

曲池、手三里、肘髎、阿是穴、阳陵泉选用 2 号标准百笑灸筒，均采用温和灸的施灸方法，施灸温度以患者舒适为度，每穴施灸一炷，隔日 1 次，15 天一疗程。也可在常规施灸前，用百笑灸动灸灸具进行按摩开穴后，再行常规温灸治疗。

按 语

曲池穴有疏风祛邪之功效，且在肘关节局部；手三里、肘髎与曲池穴属手阳明经，此经通过网球肘好发部位，灸此二穴可行气活络；阿是穴配合手阳明经穴通局部凝滞经气，达到"通则不痛"的效果。

四、膝关节炎

1. 疾病概述

膝关节炎是以膝关节骨、软骨、关节结构的退行性变为主要特点的疾病，临床上中老年发病较为普遍。临床特征主要以膝部酸痛和肿胀为主，部分患者会伴有不同程度的活动受限。本病的发生还与性别、体重、职业等因素密切相关。

2. 关键症状

最早出现的症状是疼痛，阴雨天加重，上下楼梯时疼痛难忍，休息后感觉关节僵硬，久坐后站起出现关节剧痛，严重者甚至出现跛行。患者膝关节可见轻度肿胀或股四头肌轻度萎缩，关节周围压痛明显，活动受限，病久还可有关节畸形、膝关节完全不能伸直等症状出现。

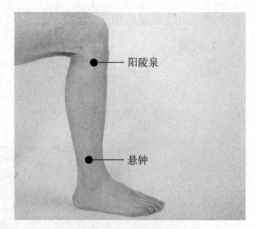

图 11-5　阳陵泉、悬钟

3. 中医病因

膝关节炎是由于劳损日久，导致膝关节局部气滞血瘀；或因年老体弱气血不足，无以濡养经脉；或感受风寒湿热等邪气，导致经络痹阻，血脉凝滞不行，而发为疼痛。

4. 治则

舒筋通络，祛风止痛。

5. 主穴

阳陵泉、风市、悬钟。

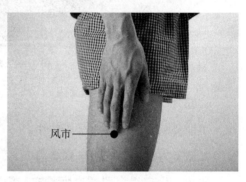

图 11-6　风市

6. 配穴

可加灸内膝眼、外膝眼。

7. 施灸方法、时间及选择灸具

阳陵泉、风市、悬钟选用 2 号标准百笑灸筒，内膝眼、外膝眼等配穴选用 2 号标准百笑灸筒，均采用温和灸的施灸方法，也可配合百笑灸膝灸灸具进行施灸，施灸温度以患者舒适为度，每穴施灸一炷，隔日 1 次，15 天一疗程。也可在常规施灸前，用百笑灸动灸灸具进行按摩开穴后，再行常规温灸治疗。

按　语

阳陵泉为胆经的穴位，又为八会穴之筋会，膝为筋之府，故灸阳陵泉可以疏通经络、解痉止痛；风市可以舒筋活络，与阳陵泉、悬钟相配，主治下肢痿痹；悬钟为八会穴之髓会，配以悬钟补肾生髓，壮膝健骨。

五、腰痛

1. 疾病概述

以自觉腰部疼痛为主症，疼痛部位可见
于腰脊中，也可见于一侧或双侧腰部。疼痛
可随气候或劳累程度而变化，时轻时重，缠
绵不愈。引发腰痛的原发病有很多，诸如骨
质疏松、腰椎间盘突出、腰肌劳损、类风湿
性脊柱炎脊髓压迫、腰椎结核、胰腺炎、肾
小球肾炎、胆石症以及各种内外伤均可引发
腰痛。

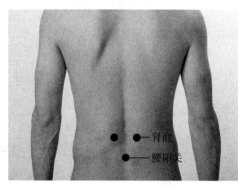

图 11-7 肾俞、腰阳关

2. 关键症状

腰部一侧或两侧疼痛为主要表现，多缓
慢发病，病程较久，或急性起病病程较短。
还可放射至其他部位，引起腰脊强、腰背
痛、腰股痛、腰尻痛、腰痛引少腹等。

3. 中医病因

腰痛是由于长期居住在潮湿之地，或汗
出当风，或冒雨涉水，或暑夏贪凉，而致使
风寒湿热之邪阻滞经脉，使气血不通而导致

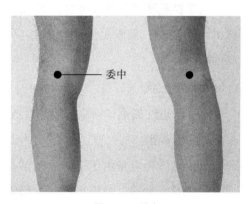

图 11-8 委中

疼痛；或因体虚劳倦，先天肾精不足无以濡养腰府；或后天亏虚所致。

4. 治则

舒筋通络，强腰健肾。

5. 主穴

肾俞、委中、腰阳关。

6. 配穴

若腰部正中疼痛，加灸后溪；若疼痛重着如裹，加灸阴陵泉；若受热疼痛加重，
加灸曲池、大椎；若伴有头晕耳鸣、腰膝酸软、乏力等肾气不足的表现，加灸关元、
命门。

7. 施灸方法、时间及选择灸具

肾俞、委中、后溪、阴陵泉、曲池、大椎、关元选用2号标准百笑灸筒，腰阳关、命门选用3号大百笑灸筒，均采用温和灸的施灸方法，施灸温度以患者舒适为度，每穴施灸一炷，每日1次，5天一疗程。也可在常规施灸前，用百笑灸动灸灸具进行按摩开穴后，再行常规温灸治疗。

按　语

腰为肾之府，所以灸肾俞可以温肾暖腰；委中为治疗腰背疾病的经验效穴，"腰背委中求"；腰阳关为腰痛局部的重要腧穴，可以很好地疏通局部气血，通经止痛。

六、狭窄性腱鞘炎

1. 疾病概述

狭窄性腱鞘炎，属于中医"伤筋"范畴，是肌腱在腱鞘内活动受到障碍而引起疼痛的一种病症，最常见的是桡骨茎突部和屈指肌腱腱鞘炎。又称为"扳机指"或者"弹响指"。

2. 关键症状

疼痛渐进性加重，向手部及前臂放射，运动受限，活动时可有摩擦感或弹响。

3. 中医病因

狭窄性腱鞘炎是由于手指频繁活动，或外伤，导致肌腱和腱鞘过度摩擦而使腱鞘增生、肥厚、粘连。劳损局部的气血瘀滞，经脉不通，不通则痛；若感受寒邪，例如冬季保暖不当或经常接触冷水，因寒主收引凝滞，所以会加重疼痛等症状。

4. 治则

舒筋活血，通络止痛。

5. 主穴

阿是穴。

6. 配穴

可加灸阳溪、列缺、合谷、外关，以疏通局部气血。

7. 施灸方法、时间及选择灸具

阿是穴、阳溪、列缺、合谷、外关选用2号标准百笑灸筒，均采用温和灸的施灸方法，施灸温度以患者舒适为度，每穴施灸一炷，隔日1次，15天一疗程。也可在常规施灸前，用百笑灸动灸灸具进行按摩开穴后，再行常规温灸治疗。

按语

阿是穴疏通局部气血，活血止痛。

七、强直性脊柱炎

1.疾病概述

强直性脊柱炎是一种主要侵犯脊柱并累及骶髂关节和周围关节的慢性进行性炎性疾病，主要累及脊柱、中轴骨骼和四肢大关节，并以椎间盘纤维环及其附近结缔组织纤维化和骨化及关节强直为病变特点，随着病变不断发展，关节出现融合，终可导致畸形及残疾，丧失劳动能力甚至缩短患者寿命。属于中医"骨痹""肾痹"的范畴。

2.关键症状

疼痛，晨僵，疲劳或乏力，功能活动受限，抑郁及焦虑等症状。

3.中医病因

强直性脊柱炎是由于跌打损伤、寒湿外侵、湿热浸淫等导致经脉阻闭，气血不通，或者因为机体先天禀赋不足而肾虚气弱，筋脉失养。强直性脊柱炎发病的机制是肝肾亏虚，风寒湿邪阻闭。

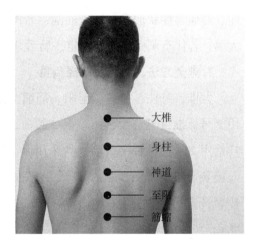

图 11-9　大椎、身柱、神道、至阳、筋缩

4.治则

疏经活络，补益肾气。

5.主穴

大椎、身柱、神道、至阳、筋缩、命门、腰阳关、腰俞、长强、阳陵泉、悬钟。

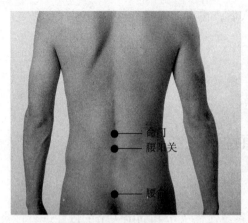
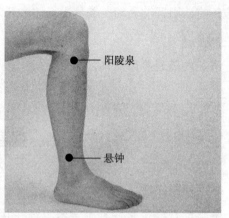

图 11-10　命门、腰阳关、腰俞　　　　　图 11-11　阳陵泉、悬钟

6.配穴

若伴有疼痛如裹、舌胖、有齿痕等湿重的表现，加灸阴陵泉、脾俞；若受热后疼痛、晨僵等症状加重，加灸曲池；若伴有头晕耳鸣、腰膝酸软等肾虚表现，加灸肾俞、太溪；若伴有刺痛、痛处固定、唇舌紫黯等血瘀表现，加灸血海、膈俞、足三里。

7.施灸方法、时间及选择灸具

大椎、身柱、神道、至阳、筋缩、命门、腰阳关、腰俞、长强、阳陵泉、悬钟选用 2 号标准百笑灸筒，阴陵泉、脾俞、曲池、肾俞、太溪、血海、膈俞、足三里等配穴选用 2 号标准百笑灸筒，均采用温和灸的施灸方法，施灸温度以患者舒适为度，每穴施灸一炷，隔日 1 次，15 天一疗程。也可在常规施灸前，用百笑灸动灸灸具进行按摩开穴后，再行常规温灸治疗。也可选用动车十三太保灸方，沿背部督脉施以长龙灸。

> **按语**
>
> 大椎、身柱、神道、至阳、筋缩、命门、腰阳关、腰俞、长强都是督脉上的穴位，灸之，对疾病原发部位的疏经活络作用较强；同时，腰为肾之府，命门和腰阳关位于腰部，灸之则温肾暖腰的作用明显；长强为络穴，且为督脉、足少阴、足少阳之会，主治腰脊强急；阳陵泉为筋之会，悬钟为髓会而骨为髓海，所以灸之可以疏通全身筋骨的气血，达到活络通经的目的。

第十二章
五官科疾病

一、面瘫

1. 疾病概述

面瘫是以口角向一侧歪斜、眼睑闭合不全为主症的病症，又称为"口眼歪斜"。多表现为病侧面部表情肌瘫痪，前额皱纹消失、眼裂扩大、鼻唇沟平坦、口角下垂。在微笑或露齿动作时，口角下坠及面部歪斜更为明显。病侧不能做皱额、蹙眉、闭目、鼓气和噘嘴等动作。鼓腮和吹口哨时，因患侧口唇不能闭合而漏气。进食时，食物残渣常滞留于病侧的齿颊间隙内，并常有口水自该侧淌下。由于泪点随下睑外翻，使泪液不能正常引流而外溢。因受损部位不同，还可出现病侧舌前三分之一味觉减退或消失、听觉过敏等症。本病可发生于任何年龄，无明显的季节性，发病急，多见一侧面部发病。

2. 关键症状

面部表情肌瘫痪，前额皱纹消失，眼裂扩大等。

3. 中医病因

面瘫的发生，主要由于患者平素气血亏虚，经脉空虚，脏腑阴阳失调，加之情志不畅、忧思恼怒，过食生冷、饮酒失度或房事不节、劳作过度等因素，导致风寒、风热之邪趁机侵袭阳明、少阳之脉，导致经气阻滞不通，气血不调，经脉失去濡养，肌肉纵缓不收，发为面瘫。

4. 治则

祛风通络，疏调经筋。

5. 主穴

阳白、颊车、地仓、翳风、合谷。

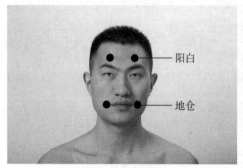

图 12-1　阳白、地仓

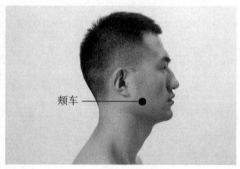

图 12-2　颊车

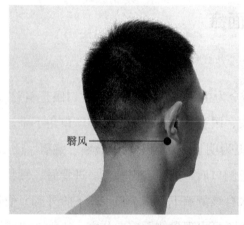

图 12-3　翳风

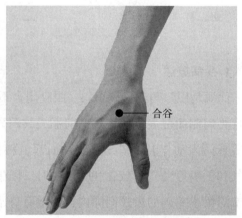

图 12-4　合谷

6. 配穴

若伴有面部受凉病史等风寒证的表现，加灸风池、列缺；若伴有肢体倦怠无力、面色淡白、头晕等气血不足的表现，加灸足三里、气海。若人中沟歪斜，加灸水沟；若鼻唇沟浅，加灸迎香；若颏唇沟歪斜，加灸承浆；若舌麻、味觉减退，加灸廉泉；若目合困难，加灸攒竹、昆仑；若流泪，加灸承泣；若听觉过敏，加灸听宫、中渚。

7. 施灸方法、时间及选择灸具

阳白、颊车、地仓、翳风、合谷选用 2 号标准百笑灸筒，风池、列缺、足三里、气海、水沟、迎香、承浆、廉泉、攒竹、昆仑、承泣、听宫、中渚等配穴也选用 2 号标准百笑灸筒，均采用温和灸的施灸方法，施灸温度以患者舒适为度，每穴施灸一炷，隔日 1 次，10 天一疗程。

按 语

阳白、颊车、地仓、翳风可疏调面部经筋，活血通络；合谷为循经远部选穴，取"面口合谷收"之意，与近部穴翳风相配，可祛风通络。

二、三叉神经痛

1.疾病概述

三叉神经痛是最常见的脑神经疾病之一，以一侧面部三叉神经分布区内反复发作的阵发性剧烈痛为主要表现。多发生于40岁以上的中老年人，女性略多于男性，右侧多于左侧，发病率可随年龄而增长。该病的特点是在头面部三叉神经分布区域内，发病骤发、骤停、闪电样、刀割样、烧灼样、顽固性、难以忍受的剧烈性疼痛。说话、洗脸、刷牙或微风拂面，甚至走路时都会导致阵发性剧烈疼痛。疼痛历时数秒或数分钟，疼痛呈周期性发作，发作间歇期无任何不适。

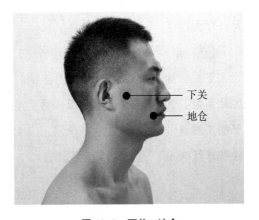

图 12-5 下关、地仓

2.关键症状

眼、面颊部出现放射性、烧灼样抽掣疼痛。

3.中医病因

三叉神经痛属于中医学中"面痛"的范畴，常与外感邪气、情志不调及久病、外伤

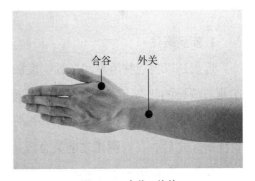

图 12-6 合谷、外关

等因素有关。外感风寒或风热之邪上犯面部肌肤，悲忧恼怒、肝气郁结于体内或久病正气亏虚、跌仆外伤脉络瘀阻等因素，导致面部经络气血阻滞，经脉不通，不通则痛。

4.治则

疏通经络，活血止痛。

5.主穴

下关、地仓、合谷、外关、太冲。

6. 配穴

若眼部疼痛，加灸攒竹、阳白；若上颌部疼痛，加灸巨髎、颧髎；若下颌部疼痛，加灸承浆、颊车。

7. 施灸方法、时间及选择灸具

下关、地仓、合谷、外关、太冲选用 2 号标准百笑灸筒，攒竹、阳白、巨髎、颧髎、承浆、颊车等配穴也选用 2 号标准百笑灸筒，均采用温和灸的施灸方法，施灸温度以患者舒适为度，每穴施灸一炷，隔日 1 次，10 天一疗程。

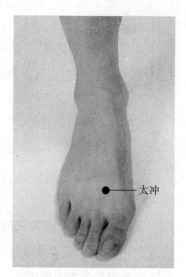

图 12-7　太冲

> **按 语**
>
> 下关、地仓疏通面部经络；合谷、太冲分属手阳明、足厥阴经，两经均循行于面部，两穴相配为"开四关"，可祛风通络止痛；外关为手少阳三焦经络穴，且为八脉交会穴，通阳维脉，灸此穴可联络诸经气血，通经活络止痛。

三、近视

1. 疾病概述

近视是以视近物清晰，视远物模糊为临床特征的眼病，古称"能近怯远症"，是指在调节放松的状态下，平行光线经眼球屈光系统后聚焦在视网膜之前的病症。近视眼也称短视眼，只能看近不能看远，眼在休息时，从无限远处来的平行光经过眼的屈光系统折光之后，在视网膜之前集合成焦点，在视网膜上则结成不清楚的象。此病多发于青少年，且近年来发病率逐年上升。

2. 关键症状

远视力下降，近视力正常，视物疲劳；视近清晰，视远模糊，视物昏渺，视力减退。

3. 中医病因

中医认为，本病的发生常与禀赋不足、劳心伤神和不良用眼习惯有关。肝经连目系，心经系目系，肾为先天之本，脾为生化之源，故近视与心、肝、脾、肾关系密切。多因先天禀赋不足，后天发育不良，劳心伤神，心阳耗损，使心、肝、脾、肾气血亏虚，外加用眼不当而致目络瘀阻，目失所养。

4. 治则

通络活血，养肝明目。

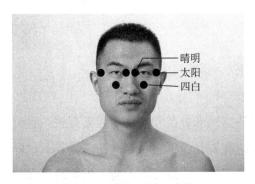

图 12-8　睛明、四白、太阳

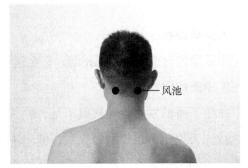

图 12-9　风池

5. 主穴

睛明、四白、太阳、风池、光明。

6. 配穴

若伴有失眠健忘、腰膝酸软、眼睛干涩等肝肾亏虚的表现，加灸肝俞、肾俞；若伴有神疲乏力、纳呆便溏、头晕心悸、面色不华等心脾两虚的表现，加灸心俞、脾俞。

7. 施灸方法、时间及选择灸具

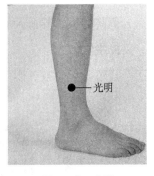

图 12-10　光明

睛明、四白、太阳、风池、光明选用 2 号标准百笑灸筒，肝俞、肾俞、心俞、脾俞等配穴也选用 2 号百笑灸筒，均采用温和灸的施灸方法，也可配合百笑灸眼灸灸具进行施灸，施灸温度以患者舒适为度，每穴施灸一炷，隔日 1 次，10 天一疗程。

按语

睛明、四白、太阳位于眼周，灸之可疏通眼部经络；风池为足少阳与阳维之交会穴，内与眼络相连，光明为足少阳胆经络穴，与肝相通，两穴相配，可疏调眼络，养肝明目。

四、眼睑下垂

1. 疾病概述

眼睑下垂通常指上眼睑下垂，表现为上眼睑部分或完全不能抬起，致上眼睑下缘遮盖角膜上缘过多，从而使病眼的眼裂显得较正常眼裂小。患者常耸眉，皱额，仰头形成一种特殊昂视姿态。如自幼发生此症，长期遮住瞳孔，容易成废用性弱视。眼睑下垂是许多疾病的早期症状，应尽早明确诊断，针对病因治疗。先天性眼睑下垂应手术矫正。

2. 关键症状

上眼睑部分或完全不能抬起，甚至遮盖瞳仁，影响视力。

3. 中医病因

眼睑下垂的发生常与禀赋不足、脾气虚弱、风邪外袭和外伤等因素有关。胞睑属脾，故先天禀赋不足，命门火衰，脾阳不振；脾胃化生气血不足，筋肉失养；或肝虚血少，风邪客于胞睑，经络阻滞以及外伤等原因均可导致气虚不能上提胞睑，血虚不能濡养筋络而发为本病。

4. 治则

健脾益气，养血荣筋。

5. 主穴

攒竹、丝竹空、阳白、三阴交。

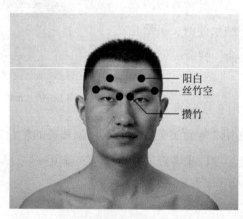

图 12-11　攒竹、丝竹空、阳白

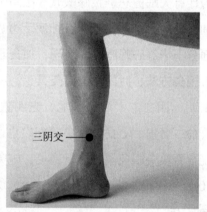

图 12-12　三阴交

6. 配穴

若伴有腰膝酸软、头晕目眩、耳鸣耳聋等肝肾不足的表现，加灸肝俞、肾俞；若伴有食少便溏、神疲乏力、面色少华等脾气虚弱的表现，加灸脾俞、足三里；若伴有头痛、恶风、肢体酸重等风邪袭络的表现，加灸风门、风池。

7. 施灸方法、时间及选择灸具

攒竹、丝竹空、阳白、三阴交选用 2 号标准百笑灸筒，肝俞、肾俞、脾俞、足三里、风门、风池等配穴也选用 2 号标准百笑灸筒，均采用温和灸的施灸方法，也可配合百笑灸眼灸灸具进行施灸，施灸温度以患者舒适为度，每穴施灸一炷，隔日 1 次，

10 天一疗程。

按 语

攒竹、丝竹空、阳白均位于眼上方，三穴合用，可通经活络，调和气血，升提眼睑；三阴交为足三阴经交会穴，可补脾益肾，养血柔筋，调和气血。

五、耳鸣、耳聋

1. 疾病概述

耳鸣、耳聋都是听觉异常的症状。耳鸣以耳内鸣响，如蝉如潮，妨碍听觉为主症，是累及听觉系统的许多疾病不同病理变化的结果，病因复杂，机制不清，主要表现为无相应的外界声源或电刺激，而主观上在耳内或颅内有声音感觉。在临床上它既是许多疾病的伴发症状，也是一些严重疾病的首发症状。耳聋以不同程度的听力减退或失听为主症，是指听觉系统中传音、感音及其听觉传导通路中的听神经和各级中枢发生病变，引起的听功能障碍。一般认为语言频率平均听阈在 26dBHL 以上时称之为听力减退或听力障碍。根据听力减退的程度不同，又称之为重听、听力障碍、听力减退、听力下降等。

2. 关键症状

耳鸣：耳内鸣响，如蝉如潮，妨碍听觉；耳聋：听力减退或失听。

3. 中医病因

中医认为，本病的发生多因暴怒、惊恐等情志因素，使肝胆之火上逆，少阳经气闭塞，清窍被蒙蔽所致；或因素体虚弱，久病精亏，或恣情纵欲，肾精耗伤，导致精气不能上达于耳而发病；亦有因外感风热，壅遏清窍，导致耳道失聪；或素有湿热，蕴聚成痰，痰火上升，壅塞清窍而引起耳鸣、耳聋者。

4. 治则

通利耳窍。

5. 主穴

耳门、听宫、听会、颊车、中渚。

6. 配穴

若伴有头晕目眩、腰膝酸软、劳累后加剧等肾虚精亏的表现，加灸肾俞、关元；若伴有纳谷不香、神疲乏力、大便溏薄等脾气亏虚的表现，加灸脾俞、足三里。

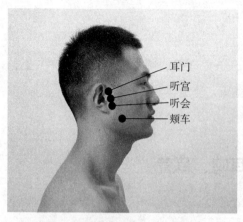

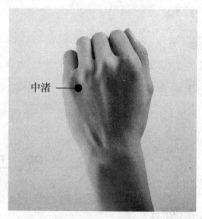

图 12-13　耳门、听宫、听会、颊车　　　　　　图 12-14　中渚

7. 施灸方法、时间及选择灸具

耳门、听宫、听会、颊车、中渚选用 2 号标准百笑灸筒，肾俞、关元、脾俞、足三里等配穴也选用 2 号标准百笑灸筒，均采用温和灸的施灸方法，也可配合百笑灸耳灸灸具进行施灸，施灸温度以患者舒适为度，每穴施灸一炷，隔日 1 次，10 天一疗程。

按　语

耳门、听会分别属于手、足少阳经，听宫为手太阳经与手、足少阳经之交会穴，颊车为足阳明胃经穴，局部选此四穴灸之，可使气通耳内，具有疏散风热、聪耳启闭之功效；中渚属手少阳经穴，为远端取穴，五穴合用，宣通耳窍。

六、过敏性鼻炎

1. 疾病概述

过敏性鼻炎即变应性鼻炎，是指突然和反复发作的以鼻痒、打喷嚏、流清涕、鼻塞为主要特征的鼻病。发病机理为特应性个体接触变应原后，主要由 IgE 介导的介质释放，并有多种免疫活性细胞和细胞因子等参与，导致鼻黏膜非感染性炎性疾病的发生。其发生的必要条件有 3 个：特异性抗原即引起机体免疫反应的物质；特应性个体即所谓个体差异、过敏体质；特异性抗原与特应型个体二者相遇。过敏性鼻炎是一种由基因与环境互相作用而诱发的多因素疾病，呈季节性、阵发性发作，亦可常年发病，其危险因素可能存在于所有年龄段。本病是一个全球性健康问题，可导致许多疾病和劳动力丧失。

2. 关键症状

阵发性喷嚏，清水样鼻涕，鼻塞，鼻痒，部分伴有嗅觉减退。

3. 中医病因

鼻为肺之窍，所以鼻部的病变多与肺经受邪有关。如肺气虚弱，卫表不固，外感风寒之邪侵犯鼻窍，邪正之气相搏，肺气不得通调，津液停聚于鼻窍，鼻塞不通，故而出现喷嚏、流涕、鼻痒等症状；或因脾肾气虚，导致肺气虚弱，肺开窍于鼻，鼻窍失养或壅塞，均可造成本病发生。

4. 治则

补肺祛邪，通利鼻窍。

5. 主穴

迎香、四白、印堂、合谷。

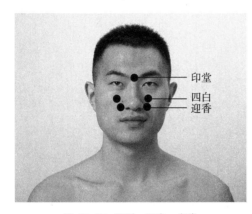 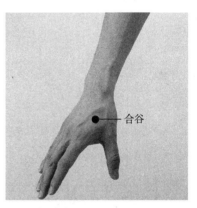

图 12-15 迎香、四白、印堂　　　　　图 12-16 合谷

6. 配穴

若伴有呼吸短促、少气懒言、语声低微等肺气虚寒的表现，加灸肺俞、气海；若伴有神疲纳呆、食欲不振、面色萎黄等脾气虚弱的表现，加灸脾俞、胃俞；若伴有腰膝酸软、畏寒怕冷、精神不振等肾阳亏虚的表现，加灸肾俞、命门；若伴有咳嗽痰少、声音嘶哑、口燥咽干、颧红盗汗等肺肾阴虚的表现，加灸肺俞、三阴交。

7. 施灸方法、时间及选择灸具

迎香、四白、印堂、合谷选用 2 号标准百笑灸筒，肺俞、气海、脾俞、胃俞、肾俞、命门、三阴交等配穴也选用 2 号标准百笑灸筒，均采用温和灸的施灸方法，也可配合百笑灸鼻灸灸具进行施灸，施灸温度以患者舒适为度，每穴施灸一炷，隔日 1 次，10 天一疗程。

按 语

迎香位于鼻旁，通利鼻窍，擅治一切鼻病；四白位于鼻周，通畅鼻部气机；印堂位于鼻上，为治疗鼻炎之要穴；合谷为手阳明经原穴，善治头面疾病。

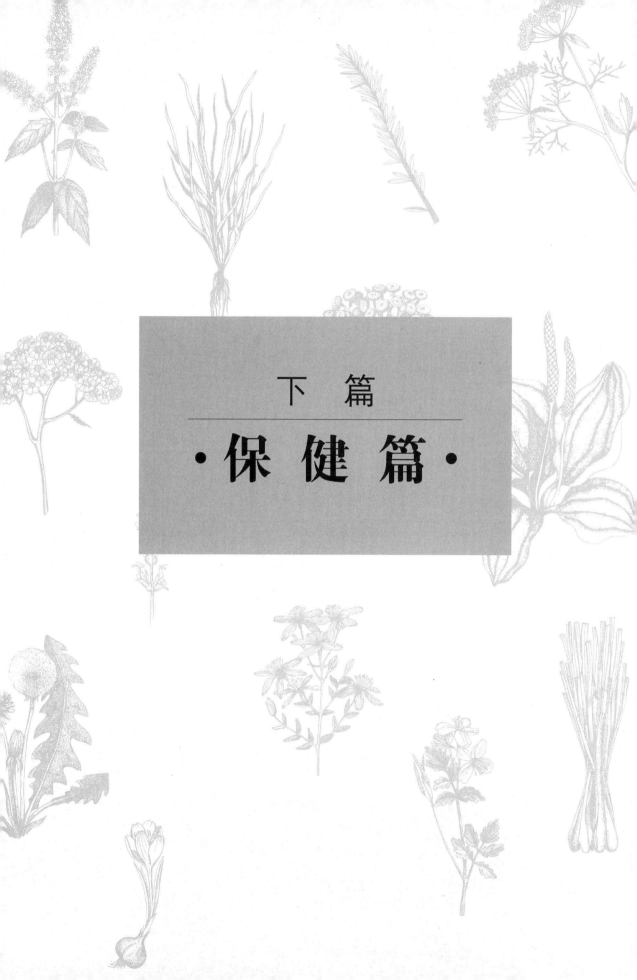

下 篇

·保健篇·

第十三章
百笑灸法十大保健穴

1. 足三里——养生保健强身的万能穴

足三里穴位于小腿前外侧，当犊鼻穴下 3 寸，距胫骨前缘一横指（中指）。取穴方法有两种：伸直膝盖取穴时，将大拇指与四指垂直，四指竖直，用同侧手虎口围住膝盖，食指放于膝下胫骨前外缘，当中指尖着处是穴位；正坐位屈膝取穴时，找到外侧膝眼的凹陷处，四个手指并拢，将食指放在膝眼处，小指下方对应的地方为足三里穴。

足三里穴是足阳明胃经的合穴、胃的下合穴，有补益脾胃、调和气血、扶正培元、驱邪防病的功效。主治胃痛，呕吐，疳积，呃逆，腹胀，腹痛，肠鸣，消化不良，腹泻，便秘，痢疾；虚劳羸瘦，咳嗽气喘，心悸气短，乳痈；失眠，癫狂，中风；膝痛，下肢痿痹，脚气，水肿等数十个病症。

足三里为全身强壮要穴，也是自古以来养生保健第一大要穴。在古代医籍中，有"若要安，三里常不干"的相关记载。《外台秘要》云："凡人年三十以上，若不灸三里，令人气上眼暗，所以三里下气也。"《灸法秘传》云："男子血损者，灸天枢；女子阴虚，灸足三里。"

艾灸足三里能补中益气，宣通气机，导气下行，调节消化系统功能，提高人体免疫功能，预防疾病和过敏反应，对全身各系统都有良好的调节作用．足三里配合不同穴位可以治疗多种疾病。配合阳陵泉、绝骨等穴，可以治疗下肢麻木、疼痛、水肿等局部病症，发挥疏通经络的功效；配合内关、中脘、上巨虚和下巨虚等穴，可以治疗胃痛、腹胀、肠鸣、泄泻等肠胃疾病，促进肠胃蠕动，调节消化系统功能；配合关元、三阴交、涌泉等穴，可以调和人体气血阴阳，扶正固本，提高免疫力，达到防病强身的功效。

每日或定期使用百笑灸法在足三里穴处施灸一炷，可以增强免疫功能、益寿强身，对胃肠功能紊乱、冠心病、高血压、中风等疾病均有防治作用。

2. 关元——大补元气赛人参

关元穴位于下腹部，肚脐下 3 寸，前正中线上。取穴方法为：将手的四指并拢，以四指横向宽度为 3 寸，食指桡侧放置于肚脐，小指下方与前正中线的交点为关元穴。

关元穴是任脉的穴位、小肠的募穴、任脉与足三阴经的交会穴，有培元固本、补益下焦的功效。主治虚劳羸瘦，中风脱证，眩晕；月经不调，带下，阴痛，阴痒，阴挺，痛经，经闭，遗精，阳痿，早泄；遗尿，癃闭；腹痛，腹泻，痢疾等多种病症。

本穴为强壮要穴，凡元气虚损者皆可使用。《太平圣惠方》云："关元，岐伯云，但是冷积虚乏病，皆宜灸之。"《扁鹊心书》云："每春秋之交，即灼关元千壮，久久不畏寒暑，人至三十，可三年一灸脐下三百壮；五十，可二年一灸脐下三百壮；六十，可一年一灸脐下三百壮，令人长生不老。"《针灸资生经》云："关元，乃丹田也，若要安，丹田三里不会干。"

艾灸关元穴能培元补虚，扶正祛邪，为老年保健灸的关键穴。关元为丹田所在，元气寓居之所。关元配合不同穴位可以治疗多种疾病：配合天枢、气海等穴，可以治疗腹胀、肠鸣、泄泻等肠胃虚弱疾病，增强肠道动力，调节肠道菌群；配合阴陵泉、带脉等穴位，可治疗赤白带下，有约束带脉的作用，调节人体内分泌系统；配合子宫穴、三阴交等穴位，可治疗月经不调、崩漏、痛经、闭经等妇科疾病；配合小肠俞、膀胱俞等穴，可治疗遗尿、癃闭等疾病。关元为女子蓄血之处，艾灸关元可温养下焦胞宫、调节女性激素，有益肾固本、温中散寒、固精固脱的作用，达到强身保健的功效。

关元穴是人体足太阴脾经、足少阴肾经、足厥阴肝经与任脉的交会点，每日或定期使用百笑灸法在关元穴处施灸，可以温通经络，行气活血，培肾固本，调和阴阳，补虚益损，强身保健、增强免疫功能，还可预防心脑血管疾病、消化系统疾病、生殖系统疾病的发生。

3. 三阴交——女性月月"平安"抗衰老要穴

三阴交穴位于小腿内侧，当内踝尖直上 3 寸，胫骨后缘取之。取穴方法为用骨度同身寸的方法将手四指并拢，小指下方放置于内踝尖，以四指横向宽度为 3 寸，胫骨后缘靠近骨边凹陷处为三阴交。

三阴交穴是足太阴脾经的穴位，为足厥阴肝经、足少阴肾经和足太阴脾经的交会穴。本穴有健脾理血、益肾平肝的功效。主治月经不调、痛经、带下、阴挺、不孕、滞产、遗精、阳痿、遗尿、食少、肠鸣、腹胀、腹泻、湿疹、瘾疹、失眠、眩晕、下肢痿痹、脚气等多种病症。

古代医籍关于三阴交的记载最早见于《针灸甲乙经》，其云："三阴交，内踝尖上三寸，骨下陷者中，足太阴、厥阴、少阴之会，刺入三分，留七呼，灸三壮。"《备急千金要方》云："梦泄精，灸三阴交二七壮。"《针灸大成》云："赤白带下，带脉、关元、气海、三阴交、白环俞、间使三十壮。"

艾灸三阴交穴能健运脾胃、补肾气、调肝血，调节内分泌系统功能，调整月经、保养子宫和卵巢。三阴交配合不同穴位可以治疗多种疾病：配合曲池，能清血中之热，搜肝木之风，可治疗血证、红肿热痛以及妇科病证等；配合足三里，共同发挥升阳益胃和滋阴健脾的功效，可治疗脾胃虚寒、气血亏虚、阳虚气乏、风温客邪成痹、腿脚麻木疼痛等病证；配合内关，可以滋阴养血，交通心肾，清上下焦实热和虚热，治疗阴虚劳损的疾病。

三阴交穴使用百笑灸法施灸，可以增强肝、脾、肾的功能，调肝血、健脾胃、补肾气，灸一穴可调节三脏功能。对胃肠疾病、妇科及男科疾病、皮肤病及神经系统疾病均有防治作用。

4. 大椎——增强免疫力的第一大穴

大椎穴位于脊柱区，当第 7 颈椎棘突下凹陷中，后正中线上。取穴方法为正坐位低头，颈部下端骨性突起最高点下方的凹陷处为大椎穴。若突起骨不明显或突起骨节多于一个，应活动颈部，不动的骨节为第一胸椎，其上方即为大椎穴。

大椎穴是督脉的穴位，为手足六阳经与督脉的交会穴。本穴有解表清热、疏散风寒、清心宁神健脑、缓解疲劳、健体强身的功效。主治热病、疟疾、骨蒸潮热、咳嗽、气喘、癫狂病、小儿惊风、风疹、痤疮、肩颈背痛、脊项强急、角弓反张等多种病症。

《灸法秘传》云："表里交争，寒热成矣。连日发者则浅，隔日发则深，隔两日发者则更深矣。诸般疟疾，法当先灸大椎。"《证治准绳》云："角弓反张，鼻上入发际三分灸三壮，大椎下节间灸三壮。"《类经图翼》云："又治颈瘿，灸百壮，及大椎两边相去各一寸半少垂下，各三十壮。"

艾灸大椎穴能疏风散寒通阳、肃肺调气，调节呼吸系统及免疫功能，对甲状腺的激素分泌也有调节作用。大椎穴配合不同穴位可以治疗多种疾病：配合肺俞，可治疗虚损、盗汗、劳热等肺虚亏损疾病；配合定喘、孔最，可治疗哮喘；配合间使、乳根治脾虚疟疾；配合膈俞、胆俞，可治疗小儿百日咳；配合足三里、命门，可调和阴阳气血，提高机体免疫力。

使用百笑灸法在大椎穴施灸，可调节人体阳气，固肺卫之气，增强人体免疫功能，改善肺功能达到防病保健的效果。

5.命门——补元阳的"生命之门"

命门穴位于脊柱区，当第2腰椎棘突下凹陷中，后正中线上。取穴时采用俯卧位，命门穴位于人体的腰部，当后正中线上，约与肚脐相平的区域。

命门穴是督脉的穴位，为元阳交会之处，有培元固本、补肾益精、健脑益智、强健腰膝的功效。主治虚损腰痛、下肢痿痹、遗精、阳痿、早泄、赤白带下、月经不调、遗尿、尿频、头晕耳鸣、腹泻、痫症等病症。

《针灸甲乙经》云："头痛如破，身热如火，汗不出，瘛疭，寒热汗不出，恶寒里急，腰腹相引痛，命门主之。"《铜人腧穴针灸图经》云："针五分，灸三壮。"

艾灸命门穴能温补肾阳，填精益髓，补命门之火，现代常用于治疗性功能障碍、前列腺炎、月经不调、腰部疾患等。命门配合不同穴位可以治疗多种疾病：配合肾俞、委中，可治疗寒湿性腰痛、腿痛，有温经散寒、通经活络的功效；配合肾俞、关元，可治疗遗精、阳痿、少精等男科生殖系统疾病，有补肾壮阳之功；配合百会、关元、中极，可治疗小儿遗尿；配合三阴交，温经益气和血、调经止痛，可治疗月经不调、痛经、闭经、带下病。

使用百笑灸法在命门穴施灸，可温补人体阳气，对于虚寒型疾病有良好的治疗作用，通过调理督脉阳脉之海，达到温补命门之火的功效。适用于女性手脚冰凉、老年人关节怕冷、男性尿频尿急等诸多阳虚症状。对妇科病、男科病、泌尿系统疾病及虚损腰痛均有治疗和预防作用，对脑和神经系统疾病也大有益处。

6.神阙——温补先天的特效穴

神阙穴位于脐区，肚脐正中。

神阙穴是任脉的穴位，为连系脐带以供胎儿营养之处。阙指要处，胎儿依赖脐带连接母体，输送营养，灌注全身，生长发育。本穴有温补元阳、健运脾胃、回阳救脱的功效。主治中风脱证、风痫、角弓反张、腹痛、久泻、痢疾、脱肛、水肿、偏身汗出、荨麻疹等多种病症。

《针灸甲乙经》云："肠中常鸣，时上冲心，灸脐中，绝子灸脐中，令有子。"《备急千金要方》云："少年房多短气，灸鸠尾头五十壮，又盐灸脐孔二七壮，病寒冷脱肛出，灸脐中随年壮。"《铜人腧穴针灸图经》云："神阙，治泄利不止，小儿奶利不绝，腹大绕脐痛，水肿鼓胀，肠中鸣状如流水声，久冷伤惫，可灸百壮。"

艾灸神阙穴能回阳救逆、健脾胃、理肠止泻，不仅可治疗虚脱病证，温养元阳，还可调节胃肠功能，对免疫功能的调节也有重要作用。神阙穴配合不同穴位可以治疗多种疾病：配合足三里，可治疗肠鸣、腹痛、腹泻，益气健脾和胃；配合长强，可治疗脱肛、痔疮，有升阳举陷之功；配合气海、阴陵泉，可治疗久泻久利，健脾祛湿，坚阴止利；配合重灸关元，治疗中风脱证，有益阴敛阳、回阳固脱的功效。

在神阙穴使用百笑灸法施灸，可以通过温补先天之本，增强五脏六腑的功能，起到益寿延年的保健作用。

7.中脘——调理后天之本，还你一个好脾胃

中脘穴位于上腹部，当脐中上4寸，前正中线上。取穴方法为采用仰卧体位，胸骨下端和肚脐连线中点即为中脘穴。

中脘穴是任脉的穴位，为胃的募穴，八会穴中的腑会，手太阳经、足少阳经、足阳明经与任脉的交会穴。本穴有温补脾胃、化湿和中、降逆止呕的功效。主治胃脘痛、腹胀、呕吐、呃逆、黄疸、癫狂、痫症、惊风、失眠、心悸、怔忡等多种病症。

《针灸甲乙经》云："胃胀者腹满胃脘痛，鼻闻焦臭妨于食，大便难，中脘主之；腹胀不通，寒中伤胞，食饮不化，中脘主之；溢饮胁下坚痛，中脘主之。"《扁鹊心书》云："痫症，灸中脘五十壮；产后血晕，灸中脘五十壮。"《针灸聚英》云："针一寸二分，灸七壮，胃虚而致太阴无所禀者，于足阳明募穴中道引之。"

艾灸中脘穴能健运脾胃、温补中焦、和中降逆，调理胃肠消化系统功能，提高机体免疫功能。中脘穴配合不同穴位可以治疗多种疾病：配合百会穴、足三里穴、神门穴，可以治疗失眠、妇女更年期脏躁，胃和则卧得安；配合膻中穴、丰隆穴可治疗哮喘，温中焦以化痰，调肺气以降逆；配合梁丘穴、下巨虚穴可治疗急性胃肠炎所致的腹痛、腹泻；配合肝俞穴、太冲穴、三阴交穴、公孙穴可治疗胃十二指肠球部溃疡；配合气海穴、足三里穴、内关穴、百会穴可升提中焦之阳气，治疗胃下垂。

在中脘穴使用百笑灸法施灸，可以增强消化系统动力，促进消化吸收。中焦脾胃为人体气血生化之源，温补中焦，气血则得以生化，不仅对脾胃疾病有显著的治疗作用，对神经系统疾病和水液代谢相关病症都有良好的保健作用。

8.气海——气虚乏力之人的"加气站"

气海穴位于下腹部，当脐中下1.5寸，前正中线上。取穴时采用仰卧体位，直线连接肚脐与耻骨上方，将其十等分，肚脐下3/10的位置，即为气海穴；也可先以五指并拢取关元穴，肚脐与关元穴连线中点为气海穴。

气海穴是任脉的穴位，为肓之原穴。本穴有补气理气、益气助阳、调经固经、益肾固精的功效。主治中风脱证、虚劳羸瘦、遗精、阳痿、疝气、月经不调、痛经、经闭、崩漏、带下、遗尿、小便不利、腹痛、腹满、鼓胀、水肿、腹泻、便秘等多种病症。

《普济方》云："治脏气虚惫，真气不足，一切气疾，不瘥皆灸之。"《胜玉歌》云："诸般气证从何治，气海针之灸亦宜。"《备急千金要方》云："妇人水泄利，灸气海百壮三报。"《铜人腧穴针灸图经》云："治脐下冷气上冲，心下气结成块，状如覆杯，小便赤涩，妇人月事不调，带下崩中，因产恶露不止，绕脐痛，针入八分，得气即泻，泻后宜补之，可灸百壮。"

艾灸气海穴能温阳补气、调经止痛，调节内分泌系统，保养子宫和卵巢，治疗虚损类疾病。气海配合不同穴位可以治疗多种疾病：配合血海，主治小腹痞块，经闭不通、痛经，有补气养血、行气活血、通经散瘀的作用；配合三阴交，主治白浊，遗精，下腹痛，月经量少，有养阴填精、培元固肾的作用；配合肾俞、肺俞，治疗虚证哮喘；配合关元、膏肓、足三里，治喘息短气，元气虚惫；配合关元、命门、神阙可治疗中风脱证；配合足三里、脾俞、胃俞，可治疗胃腹胀痛、呃逆、呕吐、水谷不化、大便不通、泄痢不止。

使用百笑灸法在气海穴施灸，可以补气理气，强壮机体，调整全身虚弱状态，增强免疫功能。对于慢性疾病、肠胃炎、肾炎、妇科炎症、阳痿、夜尿、不孕不育等疾病均有较好的治疗作用。

9. 百会——健脑安神、升阳固脱的要穴

百会穴位于头顶部，当前正中发际直上 5 寸。取穴时采取正坐位，可以通过折两耳直上连线中点取穴，前后发际正中连线的中点向前 1 寸的凹陷中。

百会穴是督脉的穴位，为足太阳膀胱经和督脉的交会穴。本穴有镇静安神、开窍醒脑、升阳举陷、回阳固脱的功效。主治头痛、头胀、眩晕、耳鸣、失眠、健忘、癫狂痫、阴挺（子宫下垂）、脱肛、腹泻等多种病症。

《圣济总录》云："凡灸头顶，不得过七壮，缘头顶皮薄，灸不宜多。"《普济方》云："北人始生子，则灸此穴，盖防他日惊风也。"《备急千金要方》云："治大风，灸百会七百壮。"

艾灸百会穴能提升阳气、清散头风、回阳固脱。百会穴配合不同穴位可以治疗多种疾病：配合神门、四神聪，可治失眠；配合太冲、丰隆，可疏肝涤痰、开窍醒神，治疗中风；配合带脉、归来，可益气升阳举陷，主治子宫下垂；配合二白、长强，可升阳举陷、益气固脱，主治脱肛、痔疮；配合合谷、足三里、天枢，可补中益气、升阳举陷，主治久泻久痢；配合中脘、气海、足三里，治中气不足所致乏力气短等。

百会穴为诸阳之会，在百会穴使用百笑灸法施灸，能发挥升提阳气的功效，增强

免疫功能，可双向调节血压。对于中风脱证，百会穴有良好的升提阳气的作用；对于神经系统疾病、脏器下垂、神经性头痛、脑供血不足、中风后偏瘫均有治疗保健作用。

10. 涌泉——温肾阳、滋肾阴的源泉

涌泉穴位于足底部，约当足底第 2、3 趾蹼缘与足跟连线的前 1/3 与后 2/3 交点上。取穴时取卧位或伸腿坐位，屈足蜷趾时足心最凹陷处即为涌泉穴。

涌泉穴是足少阴肾经的井穴，为人体穴位的最低点。本穴有宁神开窍、补肾益精的功效。主治头顶痛、头晕、目眩、小儿惊风、昏厥、癫狂、咽喉痛、舌干、失音、小便不利、大便难、霍乱转筋、足心热等多种病症。

《扁鹊心书》云："治脚气肿痛，或腿沉重少力，灸涌泉穴五十壮。"《普济方》云："治石淋，脐下三十六疾，不得小便，灸足太阳，又灸涌泉三十壮。"《备急千金要方》云："又鼻衄不止，灸二百壮；又霍乱转筋，灸七壮；不止，灸足踵聚筋上白肉际七壮，立愈。"

艾灸涌泉穴能温肾助阳、清心宁神、开窍醒脑。涌泉穴配合不同穴位可以治疗多种疾病：配合百会、水沟，有回阳救逆的作用，可治疗昏厥、癫痫、休克；配合百会、劳宫、水沟、丰隆、太冲，治中风昏迷；配合四神聪、神门，有清心安神镇静的作用，主治头晕、失眠；配合百会、太冲、风池，可治疗急性头痛。

在双侧涌泉穴使用百笑灸法分别施灸，可以引虚火下行，治疗上浮之虚火所致咽痛、失音、头晕、目眩；对高血压、心脑血管疾病、泌尿系统疾病、神经衰弱、神经性头痛有预防保健作用，此外还可预防小儿呼吸道疾病。

第十四章
百笑灸法不同人群保健灸法

一、老年保健灸法

随着年龄的老化，人体气血阴阳日益亏虚，脏腑功能也逐渐衰弱。因此，老年人做好日常养生，补益气血阴阳格外重要。元气、宗气、卫气、营气的虚损，以及气的推动、温煦、防御、固摄和气化功能的减退，导致机体功能活动低下或衰退，抗御病邪能力下降，老年人更加容易罹患疾病。《素问·生气通天论》云："阳气者，若天与日，失其所，则折寿而不彰。"阳气乃一身之根本，阳气是人体物质代谢和生理功能的原动力，是人体生殖、生长、发育、衰老和死亡的决定因素。

随着年龄的增长，人的阳气会逐渐亏耗。人到中年，脏腑功能开始衰退，到了老年，脏腑功能明显减退，抗御外邪的能力也显著减弱。每逢季节更替，环境气候温度变化，老年人最容易感受病邪，患感冒或肺系疾病，这是人体卫气不足、脏腑功能低下的表现。阳气的充足与否，关系着人体健康的根本，脾阳不足，则气血生化不足；肾阳不足，则肢冷畏寒，体倦乏力。阳气不足，推动无力，则容易生病理产物痰饮、瘀血等，从而导致各种疾病。

老年人养生的关键在于保养阳气，作息规律，饮食有节，则能减少阳气的损耗。阳气充足，自然身体强壮，精力充沛，心情舒畅，延年益寿。艾灸疗法在保养阳气方面，有着得天独厚的优势，因其廉价，便捷，非常适合用于日常养生。对于老年养生保健，可选以下几组穴位应用百笑灸疗法施灸，祛病延年效果显著。

1. 大椎、腰阳关

两穴均为督脉穴位，督脉为阳脉之海，是一身阳气聚集之处，总督一身之阳气，在督脉上施灸，对保养、扶持人体阳气，有着事半功倍的效果。大椎穴位于后正中线上，第七颈椎棘突下凹陷中。主治热病疟疾，咳嗽气喘，感冒畏寒，头项疼痛等。 在此穴上施灸，阳气不足时，可提升人体阳气。如果热证阳盛，也可疏风散热，退热解痉。腰阳关穴位于腰部，当后正中线上，第四腰椎棘突下凹陷处。取穴方法为两髂嵴最高点连线中点下方凹陷处。主治腰骶疼痛、下肢痿痹等。多用于治疗坐骨神经痛、腰骶神经痛、类风湿病。大椎与腰阳关相配合，可以提升老年人阳气，缓解头项腰背疼痛、畏寒等症状，可固肾扶阳，强健筋骨。

2. 中脘、关元

两穴均为任脉穴位，任脉为阴脉之海，行于身前正中，具有调节全身诸阴经的作用，总督一身之阴。中脘穴位于上腹部，前正中线上，当脐中上 4 寸。中脘为胃的募穴，且为八会穴之腑会，具有改善一切脾胃病症的作用，如胃脘痛、腹胀、呕吐、便秘等。脾胃为后天之本，气血生化之源。随着年龄增长，脾胃功能减弱，会出现食欲降低、消化不良等症状，日久会导致气血不足，身体虚弱。艾灸中脘穴，能温补脾胃阳气，增强脾胃的运化功能，从而令气血生化有源。关元穴位于前正中线，脐下 3 寸。关元为小肠募穴，足三阴经在腹部与任脉的交会穴，是男子藏精、女子蓄血之地，为人体保健要穴。主治一切虚劳羸弱，如气喘短气、畏寒怕冷、遗尿、小便频数、尿闭、泄泻、腹痛、遗精、阳痿、疝气、月经不调、带下、精冷、中风脱证等。中脘与关元两穴相配，一补先天，一补后天，提升阳气，延年固本。

3. 足三里、三阴交

足三里穴位于外膝眼下四横指、胫骨边缘。足三里穴是足阳明胃经的合穴、胃的下合穴，具有调理脾胃、补中益气、通经活络、扶正祛邪之功能。足三里穴为全身保健强壮要穴之一，能调节改善机体免疫功能，有防病保健作用。艾灸足三里，能补气生血，调理脾胃，提高免疫力。 三阴交穴在小腿内侧，当足内踝尖上 3 寸，胫骨内侧缘后方。三阴交是足太阴脾经、足厥阴肝经、足少阴肾经的交会穴，主治月经不调、遗精、阳痿、疝气、肠鸣腹泻、便秘、失眠等。肾为先天之本，脾为后天之本、气血生化之源，肝主藏血。艾灸三阴交，能使阴阳平衡，气血旺盛，阳气充足。足三里和三阴交两穴相配，可以健运脾胃，调肝固肾，疏肝理血，具有综合调理的作用。

4. 曲池、悬钟

曲池穴位于肘部，肘横纹外侧端与肱骨外上髁连线中点。曲池穴是手阳明大肠经的合穴，主治肩肘关节疼痛、上肢瘫痪、高血压、荨麻疹、流行性感冒、扁桃体炎、甲状腺肿大、急性胃肠炎等。艾灸曲池穴，可以预防高血压、中风等慢性疾病，也可治疗肩肘关节疼痛疾病，对皮肤病也能有所改善。悬钟穴位于小腿外侧，当外踝尖上

3寸，腓骨前缘，属足少阳胆经，为八会穴之髓会。悬钟穴主治脚弱无力、便秘、胸胁胀痛、偏头痛等。悬钟为髓会，肾主骨生髓，脑为髓之海，随着年龄的增长，肾气逐渐衰弱，肾精不足则髓海失养出现各种脑部病变。艾灸悬钟穴，主要针对脑部保健，可以改善头痛、头晕、记忆力减退等症状，有强健骨骼、预防缓解关节疼痛、预防中风等作用。曲池、悬钟两穴配伍，则能清热息风，预防高血压、中风等疾病。

二、女性保健灸法

气血是人体一切生命活动的物质基础，经、带、胎、产、乳无不以血为本，以气为用。二者互相依存、互相协调、互相为用。女子月经为气血所化，妊娠需气血养胎，分娩靠血濡气推，产后则气血上化为乳汁以营养婴儿。气血由脏腑化生，通过冲、任、督、带、胞络运达胞宫，在天癸的作用下，为胞宫的行经、胎孕、产育及上化乳汁提供基本物质，完成胞宫的特殊生理功能。

女性以肝为先天，以血为用，由于其特殊的生理特点，容易导致阳虚与气血亏虚的症状。中医认为，人体的正常活动主要是靠气血将水谷精微运送到全身来保证的，若阳气不足、气血亏虚或运行受阻，就会导致诸多月经问题。从"肾气－天癸－冲任－胞宫"的月经产生机理中，可以看出肾气起主导作用，胞宫为女性生理基础。若女性偏嗜冷饮冷食、穿着暴露，导致寒邪内侵，可引起女性健康问题。另外，女性节食过度，气血生化不足，则导致血不能荣养胞宫及脏腑，引起妇科疾病，如痛经、月经不调、闭经、崩漏、不孕症等。

艾灸疗法可以温通经脉、温养气血，可对女性养生保健发挥重要作用。艾灸不同于普通的热敷及暖宝贴，是热力和药理作用的结合。研究表明，艾绒燃烧时产生的红外效应，可以深达人体内部，提升阳气，抵御病邪，这是普通热疗无法达到的。艾灸不仅可以治疗如宫寒不孕、月经不调等妇科疾病，还可治疗痤疮、黄褐斑等皮肤病，且对慢性疲劳、手脚冰凉等亚健康症状的调理也疗效卓著。女性养生保健，可选用以下几组穴位使用百笑灸疗法，有调经养颜抗衰老之效。

1. 照海、三阴交

照海穴位于人体的足内侧，内踝尖下方凹陷处。主治咽喉干燥，痫证，失眠，嗜卧，惊恐不宁，目赤肿痛，月经不调，痛经，赤白带下，阴挺，阴痒，小便频数，不寐，脚气等疾病。艾灸照海穴，能温补肾气、滋补肾阴。可治疗失眠，咽干疼痛、月经不调等，对女性皮肤也有美容功效。三阴交穴位于小腿内侧，当足内踝尖上3寸，胫骨内侧缘后方，本穴是足太阴脾经、足厥阴肝经、足少阴肾经的交会穴，肾为先天之本，脾为后天之本、气血生化之源，肝主藏血。长期艾灸三阴交，能调节肝、脾、肾三脏的功能，使气血旺盛，保护女子任脉、冲脉、胞宫功能。照海、三阴交两穴相配，则肾气充足、脾能运化、肝能藏血，从而发挥濡养全身、滋润孔窍、温暖胞宫的作用。

2. 中脘、关元

中脘为胃的募穴，是八会穴中的腑会，具有改善一切脾胃病证的作用，脾胃为后天之本、气血生化之源。脾主统血，女性养生重在养血，临床上妇科疾病，也多从足太阴脾经治疗，所以温养脾胃对女性健康起到至关重要的作用。艾灸中脘穴，可补脾胃阳气，增强人体气血的化生。关元为小肠募穴，是人体重要的强壮穴，是男子藏精、女子蓄血之地。主治一切虚劳羸弱，如气喘短气、畏寒怕冷、月经不调、带下、中风脱证等。两穴相配，则一补先天，一补后天，标本兼顾，提升阳气，延年固本。

3. 次髎穴、长强

督脉为阳脉之海，是一身阳气聚集之处，总督一身之阳气。在督脉上施灸，对补阳升阳有事半功倍的效果。长强，又名尾闾穴，位于尾骨尖下，为督脉的起始穴和络穴，长强可以通调督脉，疏通腰背部经气，主治腰骶疼痛、肛门和会阴部疾患。次髎穴位于骶区，正对第二骶后孔，主治月经不调、痛经、带下病等妇科疾患，亦治小便不利、尿频遗尿、腰骶痛、下肢痿痹等。骶后孔中有盆神经走行，支配盆腔子宫平滑肌，艾灸次髎穴可以温养胞宫、温经止痛、活血化瘀、化痰祛湿、调理月经。次髎与长强相配，在腰骶部构成妇科小"V"灸方，可以提升阳气，缓解腰背部疼痛、宫寒不孕、尿频遗尿、四肢不温等一切阳虚症状，固肾扶阳，强健筋骨。

三、青壮年保健灸法

《素问·上古天真论》说："男子三八肾气平均，筋骨劲强，故真牙生而长极，四八筋骨隆盛，肌肉满壮；女子三七肾气平均，故真牙生而长极，四七筋骨坚，发长极，身体盛壮。"意思是男子 24 岁肾气充满，骨骼肌肉日益强健，真牙生出，牙齿长全，生长发育期结束；男子 32 岁是身体最强壮的阶段，筋骨粗壮，肌肉丰健；女子 21 岁，肾气充满，所有牙齿长出，生长发育期结束；女子 28 岁是身体最强壮的阶段，筋肉骨骼强健坚固，头发长到极点。可见青壮年时期气血旺盛，骨骼结实，精力充沛。

然而社会环境压力过大、不良的生活方式，使很多青壮年都处于亚健康状态。社会环境中的就业压力、生活压力、学习压力、感情压力都令年轻人心理承受重负，产生七情内伤，伤及脏腑经络，耗伤气血，阴阳失衡，导致脏腑疾病的发生。过大的心理压力不利于年轻人的心理健康，使之出现焦虑、抑郁等心理疾病。据临床观察，近年来抑郁症患者比例在不断增加，而高血压、糖尿病、中风等疾病的发病也呈年轻化趋势。

偏食冷饮、作息不规律、饮食无节、偏嗜烟酒等不良的生活方式，会消耗人体的阳气，耗伤阴血，导致身体衰弱，体质下降。年轻人应注意养成良好的生活习惯，饮食有节，作息规律，适量运动和放松，来疏解压力大造成的不良情绪，才能保护阳气，使脾胃的运化之力得以维持，肝血得以贮藏，肾气能够藏精，肺气宣发肃降功能正常进行。因此，青壮年也要注重养生，保护人体气血阴阳脏腑经络，才能防病抗邪使身强体健。

艾灸疗法在防病保健、恢复精力方面有立竿见影的效果。青壮年养生保健，可选用以下两组穴位使用百笑灸法，对于缓解疲劳、改善亚健康状态效果显著。

1. 足三里、气海

足三里穴是足阳明胃经的合穴、胃的下合穴，它具有调理脾胃、补中益气、通经活络、扶正祛邪之功能。足三里穴为全身保健强壮要穴之一，能调节改善机体免疫功能，有防病保健作用。艾灸足三里，能补气生血、调理脾胃、提高免疫力。气海是补气的要穴。《铜人腧穴针灸图经》载："气海者，是男子生气之海也。"此穴有培补元气、益肾固精、补益回阳、延年益寿之功。艾灸气海，能补一身之气。足三里和气海两穴配伍，补养气血，是年轻人保健强身的艾灸常用穴对。

2. 大椎、神阙

大椎是督脉与六阳经的交会穴。在此穴上施灸，阳气不足时，可提升人体阳气。如果热证阳盛，也可疏风散热、退热解痉。神阙穴有温补元阳、健运脾胃、复苏固脱之效，主治腹痛、久泻、脱肛、痢疾水肿、虚劳等。在此穴施灸可补肾固精、培补元气、益气延年。大椎与神阙两穴配伍，能提升一身阳气，且能培元固本，补肾助阳。

四、小儿保健灸法

小儿脏腑娇嫩、形气未充、生机蓬勃、发育迅速。脏腑即五脏六腑。娇，指娇弱，不耐攻伐；嫩，指柔嫩。形是指形体结构，即四肢百骸、肌肤筋骨、精血津液等。气指各种生理功能活动，如肺气、脾气等。充，指充实。脏腑娇嫩，形气未充，是说小儿时期机体各系统和器官的形态发育都未曾成熟，生理功能都是不完善的。了解这些生理特点，对于掌握小儿生长发育规律，指导儿童保健、疾病防治，有着重要的意义。

小儿初生之时，五脏六腑，成而未全，全而未壮，需赖先天元阴元阳之气生发、后天水谷精微之气充养，才能逐步生长发育，直至女子 14 岁，男子 16 岁左右，方能基本发育成熟。因此，在整个小儿时期，都是处于脏腑娇嫩、形气未充状态。

从脏腑娇嫩的具体内容看，五脏六腑的形和气皆属不足，但其中又以肺、脾、肾三脏不足表现尤为突出。肺主一身之气，小儿肺脏未充，主气功能未健，而小儿生长发育对肺气需求较成人更为迫切，因而称肺脏娇嫩。小儿初生，脾禀未充，胃气未动，运化力弱，而小儿除了正常生理活动之外，还要不断生长发育，因而对脾胃运化输布水谷精微之气的要求则更为迫切，故显示脾常不足。肾为先天之本，主藏精，内寓元阴元阳，甫生之时，先天禀受肾气未充，需赖后天脾胃不断充养，才能逐渐充盛，这又与儿童时期迅速长养的需求显得不敷所求，故称肾常虚。

运用艾灸疗法进行小儿防病保健，尤其是将百笑灸法用于小儿灸疗，操作方便，无痛苦，疗效显著，不仅可促进生长发育，还可以治疗各种小儿病症。

1.肺俞、身柱

肺俞穴是肺脏的背俞穴，能够直接补肺气。艾灸肺俞穴，不仅可以培补肺气，还能够调节改善机体免疫功能，预防感冒、哮喘等肺系疾病，有防病保健作用。身柱穴主治身热、咳喘、癫狂痫，促进小儿生长发育。艾灸身柱穴，能温督脉，发挥填精益髓、促进生长发育的作用。肺俞和身柱配伍，补养肺气，强脊益智，补骨生髓，是小儿保健灸的常用穴对。

2.脾俞、神阙

脾俞是脾的背俞穴。在此穴上施灸，可健运中焦、补脾益胃。神阙穴位于任脉上，即肚脐。变化莫测为神，阙指要处，穴当脐孔，母体通过此处为胎儿输送营养，灌注全身，遂使胎体逐渐发育。在此穴施灸可补肾固精、培补元气、益气延年。脾俞与神阙两穴配伍，共同发挥补脾胃虚弱，促进胃肠蠕动，增强胃肠功能的作用。

3.大椎、命门

大椎穴主治热病疟疾、咳嗽气喘、感冒畏寒、头项疼痛等。在此穴上施灸，阳气不足时，可提升人体阳气。热证阳盛，可疏风散热、退热解痉。小儿艾灸大椎穴可提高免疫功能，预防感冒、哮喘等肺系病症。命门穴有补肾培元固本、强健腰膝的作用。小儿有肾常虚的生理特点，故艾灸命门穴可以补火助阳、补肾填精，充盈先天之本，促进生长发育。命门与大椎两穴均为督脉穴位，督脉为阳脉之海，是一身阳气聚集之处，总督一身之阳气，是艾灸促进小儿生长发育的常用穴对。

第十五章 百笑灸法常用养生灸法

一、预防衰老

1. 概述

衰老是伴随生命发生、发展过程中的一种现象，是机体从构成物质、组织结构到生理功能的丧失和退化过程。衰老过程是从受精卵到死亡之间持续发生的，只是到了一定的阶段衰老的特征才比较明显地显现出来。人体衰老过程中的生理变化主要体现在机体组织细胞和构成物质的丧失，机体代谢率的减缓，机体和器官功能减退。衰老的常见表现有神疲健忘，表情淡漠，反应迟钝，形寒肢冷，腰膝无力，动作缓慢，发脱齿摇，眩晕耳鸣，气短乏力，纳差少眠，甚则颜面浮肿等。

衰老是不可避免的，但延缓衰老却是可能的。中医认为，衰老的发生常与肝肾亏虚、阳气虚衰等因素有关。肝肾所藏之精是阴阳气血之本，对人的生长、发育、衰老起着决定性作用。《扁鹊心书》中记载："余五十时，常灸关元百余壮……渐至身体轻健，羡进饮食……每年常如此灸，遂得老年康健。"可见艾灸可以补养元气、充盈脏腑气血、益寿延年。局部症状明显时，比如面部皮肤弹性降低，出现皱纹、老年斑，可配合选用地仓、颊车等穴进行局部施灸，同时配合面部按摩以促进气血运行；若四肢关节骨密度降低，可选用壮膝六穴灸进行施灸；各脏腑机能衰退可整体治疗，主要选取神阙、关元、足三里等穴进行施灸以培补元气，补益肝肾。

2. 治则

补益气血，调养脏腑。

3. 选穴

百会、神阙、关元、足三里、悬钟、三阴交、四肢关节处。

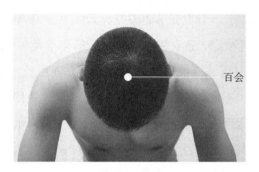

图 15-1 百会

4.施灸方法、时间及选择灸具

百会、足三里、悬钟、三阴交、四肢关节处选用 2 号标准百笑灸筒，神阙、关元选用 3 号大百笑灸筒，均采用温和灸的施灸方法，施灸温度以患者舒适为度，每穴施灸一炷，隔日 1 次，10 天一疗程。

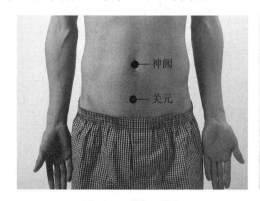

图 15-2 神阙、关元

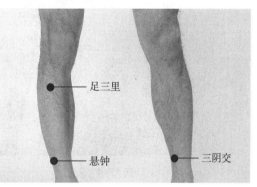

图 15-3 足三里、悬钟、三阴交

二、减肥

1.概述

肥胖是一种由多种因素引起的慢性代谢性疾病。如无明显病因者称单纯性肥胖，有明确病因者称为继发性肥胖。单纯性肥胖患者全身脂肪分布比较均匀，无内分泌紊乱和代谢障碍性疾病，其家族往往有肥胖病史，一般呈体重缓慢增加，主要表现为形体肥胖，面肥颈粗，项厚背宽，腹大腰粗，臀丰腿圆。短时间内体重迅速增加，应考虑继发性肥胖。轻至中度原发性肥胖可无任何自觉症状，重度肥胖者则多有怕热，活动能力降低，甚至活动时有轻度气促，睡眠时打鼾，还可伴有高血压、糖尿病、痛风等临床表现。

肥胖的发生与年龄增长、饮食过多和缺乏运动有关。中年以后，人体的生理机能由盛转衰，脾胃运化功能减退，过食肥甘厚味之后运化不及，聚湿生痰，或肾阳虚衰，不能化气行水，酿生水湿痰浊；长期饮食不节，一方面可致水谷精微在人体内堆积，另一方面也可损伤脾胃，不能散布水谷精微及运化水湿，致使湿浊内生；长期喜坐好卧，缺乏运动，则气血运行不畅，脾胃呆滞，则运化失司，水谷精微失于输布，化为膏脂痰浊而致肥胖。艾灸可健脾祛湿、消脂化浊，加速人体水液代谢，同时配合适当的体育锻炼、控制饮食，就可达到减肥的功效。

2. 治则

祛湿化痰，通经活络。

3. 选穴

天枢、曲池、阴陵泉、丰隆、肥胖局部。

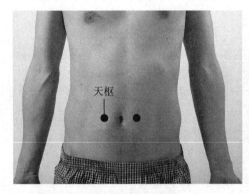 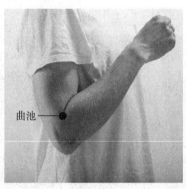

图 15-4　天枢　　　　　　　　　图 15-5　曲池

4. 施灸方法、时间及选择灸具

天枢、肥胖局部选用 3 号大百笑灸筒，曲池、阴陵泉、丰隆选用 2 号标准百笑灸筒，均采用温和灸的施灸方法，施灸温度以患者舒适为度，每穴施灸一炷，隔日 1 次，10 天一疗程。

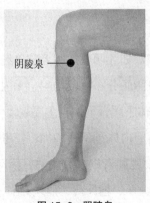 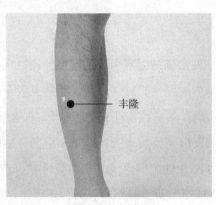

图 15-6　阴陵泉　　　　　　　　图 15-7　丰隆

三、预防中风

1. 概述

中风是一种常见的中老年人疾病。中风先兆以眩晕、肢麻、短暂性瘫软、语涩、晕厥发作等为主要临床表现。日常生活行为因素与中风发病的风险密切相关，如吸烟、过量饮酒、高脂饮食、久坐的工作和生活方式、长期处于精神紧张状态等。高血压、糖尿病、心脏病、高血脂和肥胖也是中风病常见诱发疾病，可导致脑血管功能损害。当脑血管功能损害到一定程度，机体会在诱发因素的促使下而发病。中医认为中风是在肝肾亏虚、气血不足的基础上加之劳倦内伤、忧恚嗔怒、嗜食烟酒、饮食厚味等诱因，引起脏腑气血逆乱，风、火、痰、瘀直冲犯脑，导致脑脉痹阻或血溢脑脉之外。

自古艾灸就是预防中风的重要手段。艾灸可以温通经脉，祛风散寒，艾灸时的艾烟香气还可以芳香开窍。《东医宝鉴》指出："中风皆因脉道不利，血气闭塞，灸则唤醒脉道，而血气得通，可收全功。"因此艾灸身体上相应的穴位，可以达到运行气血、补益肝肾、息风化痰的作用，避免中风的发生。中风前期，可选取足三里、神阙、百会等穴位，同时应控制血压、保证充足睡眠、避免情绪波动、清淡饮食、戒烟禁酒；急性期患者可选取大椎、悬钟、涌泉等穴位；恢复期患者可选取悬钟、肝俞、肾俞等穴位，同时配合一定的功能锻炼以减少后遗症及预防复发。

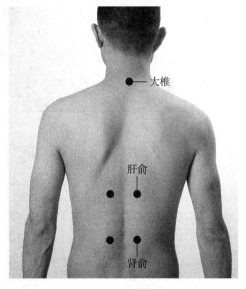

图 15-8 大椎、肝俞、肾俞

2. 治则

补益肝肾，化痰息风。

3. 选穴

百会、大椎、神阙、肝俞、肾俞、足三里、悬钟、涌泉。

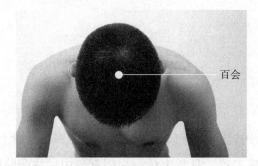

图 15-9　百会

4.施灸方法、时间及选择灸具

百会、大椎、悬钟、涌泉选用 2 号标准百笑灸筒；神阙、肝俞、肾俞选用 3 号大百笑灸筒，均采用温和灸的施灸方法，施灸温度以患者舒适为度，每穴施灸一炷，每日 1 次，7 天一疗程。

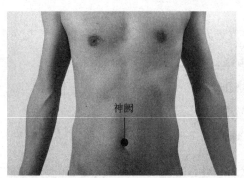

图 15-10　神阙

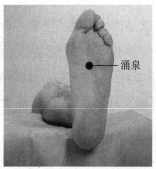

图 15-11　涌泉

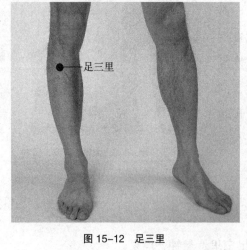

图 15-12　足三里

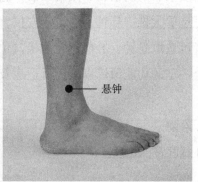

图 15-13　悬钟

四、预防感冒

1. 概述

感冒又称伤风、冒风，是风邪侵袭人体所致的常见外感疾病，以鼻塞、流涕、咳嗽、头痛、恶寒发热、全身不适为临床特征。全年均可发生，尤以春冬两季多见。由于感受外邪及个人体质强弱不同，一般分为风寒、风热、体虚等类型，并兼有夹湿、夹暑的兼证，可有急危重症的变证。其发病与人体的正气有关，《内经》云："正气存内，邪不可干"，说的就是预防感冒，首先要正气强盛，也就是说抵抗力、免疫力才是防患于未然的关键。艾灸可温经散寒、扶正祛邪，增强人体抵抗力。

《医说》提出"若要安，三里莫要干，患风疾人，宜灸三里"，因此免疫力低下的易感人群，平时可多艾灸足三里提高抗病能力。《针灸大成》中提到"春交夏时，夏交秋时，俱宜灸"，说明换季前后应注意艾灸保健，可以选择在每个节气的前 3～5 天开始艾灸足三里、肺俞，或是在夏至、冬至、春分、秋分等重要节气到来的前一周施灸，以平稳度过季节交替期。如果不慎受风，出现了感冒的初始症状，可以内服葱白姜汤水，搭配艾灸大椎、风池、风门，即能有效防止感冒加重。

2. 治则

益气扶正，解表祛邪。

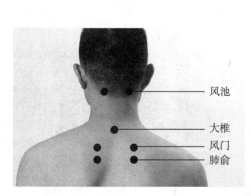

图 15-14　大椎、风门、肺俞、风池

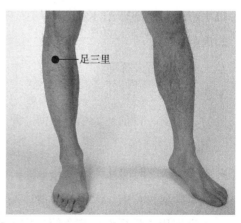

图 15-15　足三里

3. 选穴

大椎、风池、风门、肺俞、足三里。

4. 施灸方法、时间及选择灸具

风池、大椎、风门、肺俞、足三里选用 2 号标准百笑灸筒，均采用温和灸的施灸方法，施灸温度以患者舒适为度，每穴施灸一炷，每日 1 次，7 天一疗程。

五、美容祛斑

1. 概述

对脸上有色斑的女性来说，大概第一时间都会想到利用粉底或遮瑕膏去掩盖，但是效果只是一时的，且这些遮瑕产品多少都会对皮肤有所伤害。中医认为面部色斑不单纯是局部皮肤的问题，也与阴阳失调、脏腑功能失衡、经络失养或阻滞不通、外邪侵袭等有着密切关系。宋代医家窦材关于"美容养颜"有自己独到的见解，他认为"内则五脏敷华，外则肌肤润泽"。也就是说如果想要有美丽的容貌、白皙的肤色、匀称的体表形态，首先要保证脏腑经络功能的正常以及局部气血的顺畅。

"艾叶苦辛，生温，熟热，纯阳之性，能回垂绝之阳，通十二经，走三阴，理气血，逐寒湿，暖子宫"，因此，艾灸可以温通经络、益气活血、平衡阴阳，从而整体调节脏腑经络功能，使机体恢复正常的生理状态，尤其对于女性，其调理冲任的作用可以温养胞宫、美容养颜。此外，在面部长色斑的局部皮肤处艾灸，可改善面部的血液循环，促进皮肤新陈代谢，以达到改善面色、抗皱防皱、美容祛斑的保健效果。

2. 治则

益气活血，泻火解毒。

3. 选穴

膈俞、脾俞、肾俞、天枢、血海、足三里、三阴交。

4. 施灸方法、时间及选择灸具

膈俞、脾俞、肾俞、天枢、血海、足三里、三阴交选用 2 号标准百笑灸筒，均采用

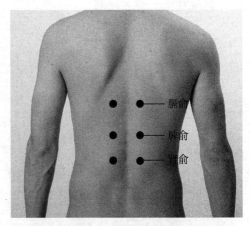

图 15-16　膈俞、脾俞、肾俞

温和灸的施灸方法，施灸温度以患者舒适为度，每穴施灸一炷，每日 1 次，7 天一疗程。

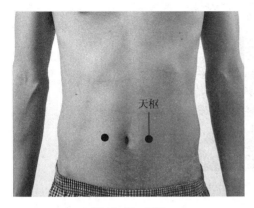

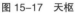

图 15-17 天枢

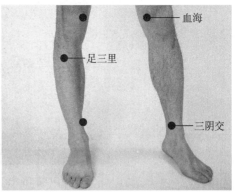

图 15-18 血海、足三里、三阴交

六、缓解疲乏

1. 概述

随着现代生活节奏的加快，很多人的身心长期处于高度紧张的状态，易疲劳这一症状也越来越普遍。主要表现为长期疲劳，有时会伴有头痛、注意力不能集中、肌肉关节疼痛、睡眠障碍和多种精神症状，体检和常规实验室检查一般无异常发现。一般认为与精神压力、不良生活习惯、脑和体力过度劳累等因素密切相关。从中医角度讲，易疲劳体质因人而异，气虚、阴虚、气血不足均可导致易疲劳的状态。易疲劳体质的形成是一个长期的过程，不仅跟先天有关，跟后天的生活习惯等也密切相关。

因此，想要改善易疲劳体质，首先要从生活习惯抓起。保持生活规律，注意休息，调节自身情绪。同时，艾灸作为传统中医的特色疗法之一，可以使人胃气盛、阳气足、精血充，从而增强身体抵抗力，缓解疲劳。因此，通过艾灸相关穴位，可达到补元气、益气血、缓解疲劳的作用。以疲劳、活动量受限为主要症状的患者可选取神阙、关元、足三里等穴位，同时适度增加运动锻炼、保持乐观情绪对本病也有一定帮助；在疲劳的同时伴有精神、睡眠障碍、肌肉酸痛等多系统症状时，可选取脾俞、肾俞等穴位，同时可配合按摩、耳针等疗法以疏肝理气，消除疲劳。

2. 治则

补益气血，调理气机。

3. 选穴

神阙、关元、脾俞、肾俞、足三里。

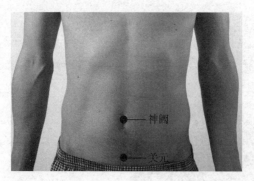

图 15-19 　神阙、关元

4. 施灸方法、时间及选择灸具

足三里选用 2 号标准百笑灸筒，神阙、关元、脾俞、肾俞选用 3 号大百笑灸筒。均采用温和灸的施灸方法，施灸以局部穴位有温热感向下透、皮肤潮红，温度以患者舒适为度，施灸时间 15 ～ 20 分钟，每穴施灸一炷，每日 1 次，7 天一疗程。

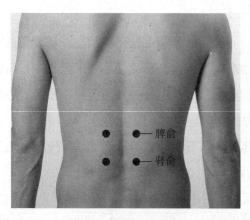

图 15-20 　脾俞、肾俞

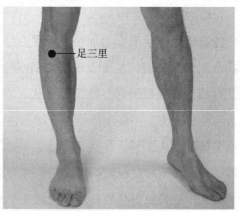

图 15-21 　足三里

七、促进小儿生长发育

1. 概述

小儿生长发育迟缓是儿科常见疾病，是指在生长发育过程中出现生长速度放慢或是顺序异常等现象。发病率在 6% ～ 8% 之间。在正常的内外环境下儿童能够正常发育，一切不利于儿童生长发育的因素均可不同程度地影响其发育，从而造成小儿的生长发育迟缓。主要表现为：第一，语言发育迟缓，即过了学会说话的年龄仍不会说话。开始说话后，比其他正常儿童发展慢或出现停滞。语言应用、词汇和语法应用均低于同龄儿童。伴有经常张口、伸舌、流涎、磨牙，双眼无神，经常出现无意识的表情或动作。第二，体格发育迟缓，即与同龄儿童相比，身高、体重、头围都偏低，不符合正常孩子的发育指标。第三，智力发育迟缓，即入学以后，出现学习困难，领悟力低，分析综合能力欠缺，思维较简单，对环境变化缺乏应付能力。

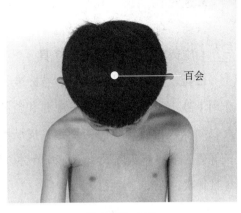

图 15-22 百会

　　小儿生长发育迟缓相当于中医的"五迟"范畴。五迟，是指立迟、行迟、发迟、齿迟、语迟。凡小儿达到一定年龄，在生长发育方面，较一般正常小儿迟缓，例如筋骨软弱，不能行步的，叫作行迟；头发细黄稀少的，叫作发迟；身体站立不稳的，叫作立迟；语言迟慢的，叫作语迟。传统中医的艾灸疗法借助艾火的热力和药力，通过经络腧穴的传导可以起到温补元阳、调和气血的作用。《万病回春》载："剪脐落地，犹恐脐窍不闭有伤婴儿之真气，随用艾火熏蒸，外固脐蒂之坚牢，内保真气而不漏……壮固根蒂，熏蒸本原，却除百病。"因此，以身柱穴为主，同时配合艾灸百会和神阙，可以调理脾胃、强身壮脊，从而促进小儿生长发育。

2. 治则

　　健脑益智，通络强脊。

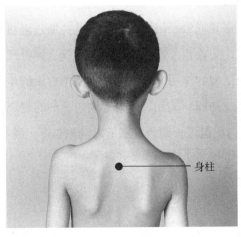

图 15-23 身柱

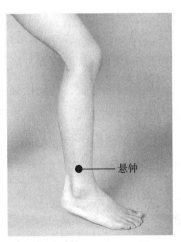

图 15-24 悬钟

3. 选穴

百会、身柱、神阙、悬钟。

4. 施灸方法、时间及选择灸具

百会、神阙、身柱选用 2 号标准百笑灸筒，悬钟选用 1 号小百笑灸筒。均采用温和灸的施灸方法，施灸以局部穴位有温热感向下透、皮肤潮红，温度以患者舒适为度，施灸时间 15 ～ 20 分钟，每穴施灸一炷，每日 1 次，7 天一疗程。

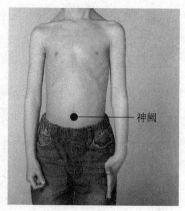

图 15-25　神阙

八、增强记忆

1. 概述

一般情况下，健忘为老年人的常见问题，但随着生活工作的压力增加，现如今健忘并不只是老年人的"专利"，许多年轻人也开始出现这种问题。主要表现为记忆力差，注意力不易集中，白天容易头晕，夜间睡眠不好，失眠、多梦、易醒等，心理上还易出现烦躁，易怒。通常老年人的记忆力随着身体各器官的老化以较慢的速度减退，这是自然规律，也是正常现象。而年轻人由于某些因素，如熬夜、失眠、精神压力大、高强度工作等，引起大脑皮质记忆功能的减退。通常精神长期处于紧张的状态，生活没有规律，营养不均衡、睡眠不足、缺乏运动等不健康的生活方式势必会影响大脑，导致记忆力、理解力、逻辑推理能力下降。

中医认为健忘多因心脾亏损，肾精虚衰或瘀痰阻闭等所致。艾灸通过温热和药力的作用，可以培元固本，调补气血。所以，艾灸相关穴位可以提升元气，调补气血以促进气血生化，从而健脑益智，达到增强记忆力的作用。因精神压力及不健康的生活方式等造成记忆力减退的年轻人，可选取百会、神阙、关元、涌泉等穴位，同时规律作息，适度锻炼，保持心情愉悦。老年人的记忆力减退可长期灸足三里以健脾养胃，调补气血。

2. 治则

补益气血，健脑益智。

3. 选穴

百会、神阙、关元、足三里、涌泉。

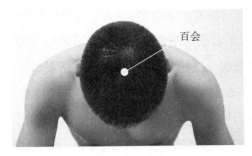

图 15-26 百会

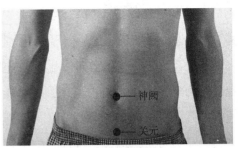

图 15-27 神阙、关元

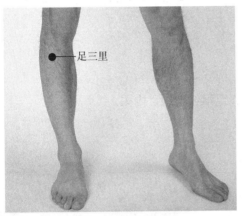

图 15-28 足三里

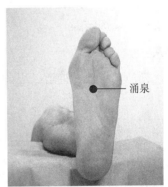

图 15-29 涌泉

4.施灸方法、时间及选择灸具

百会、神阙、涌泉、关元可选用 2 号标准百笑灸筒，关元可选用 3 号大百笑灸筒，均采用温和灸的施灸方法，施灸以局部穴位有温热感向下透、皮肤潮红，温度以患者舒适为度，施灸时间 15 ～ 20 分钟，每穴施灸一炷，每日 1 次，7 天一疗程。

九、改善情绪

1.概述

随着社会进步以及经济的快速发展，人们生活工作的压力逐渐增加，越来越多的人开始有了情绪上的障碍。情绪障碍亦称"情感障碍"或"心境障碍"，是指正常情感反应的夸张、混乱和减退。判断情感反应是否正常或病态，需根据以下三个条件，即情感反应强烈程度、持续时间的久暂和是否与所处的环境相符。通常而言，情绪障碍主要表现为焦虑、易怒、恐惧、抑郁等消极情绪。

中医主要有"七情"之说。七情是指喜、怒、忧、思、悲、恐、惊，《内经》认为情志的变动和五脏的机能相关，《素问·阴阳应象大论》提出："人有五脏化五气，以生喜、怒、悲、忧、惊、恐"。任何一种情志的过度刺激都会导致相应脏腑的损伤。具体来说，过喜则伤心，过怒则伤肝，过思则伤脾，过忧（悲）则伤肺，过恐则伤肾。而艾灸的药力和热力可以通过调理脏腑机能、促进气血生化运行、振奋心阳，使血脉运行通畅。所以，通过艾灸相关穴位，可以疏肝解郁，调理情志，起到改善情绪的作用。轻度情绪反应可选取内关、神门、膻中、百会等穴，同时适度外出运动，保持心情愉悦。中重度情绪反应可选用背心五穴灸，同时配合心理治疗。

2.治则

宁心安神，除烦定躁。

3.选穴

百会、神门、身柱、神道、心俞、至阳、膻中、内关。

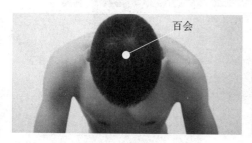

图 15-30　百会

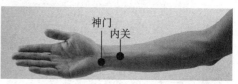

图 15-31　神门、内关

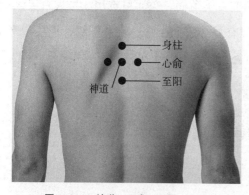

图 15-32　神道、心俞、至阳、身柱

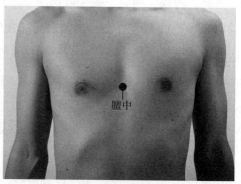

图 15-33　膻中

4.施灸方法、时间及选择灸具

百会、神门、内关选用 2 号标准百笑灸筒，身柱、神道、心俞、至阳、膻中选用 3 号大百笑灸筒，均采用温和灸的施灸方法，施灸以局部穴位有温热感向下透、皮肤潮红，温度以患者舒适为度，施灸时间 15 ～ 20 分钟，每穴施灸一炷，每日 1 次，7 天一疗程。

十、预防心血管疾病

1.概述

近年来，我国心血管患病率处于持续上升阶段，心血管病死亡率仍居首位，是严重危害人民健康和生命的疾病。大量研究证实，高血压、血脂异常、糖尿病、肥胖、吸烟、缺乏体力活动和不健康的饮食习惯是心血管病主要的，且可以改变的危险因素。心血管疾病最常见的症状有心悸、气短、胸闷、胸痛等，中医认为心为五脏六腑之大主，主血脉，藏神明，西医的心血管疾病与中医所说的"心的功能"失常关系密切。心气心阳推动全身血液的运行，而心阴心血可濡养心神，当气血阴阳亏损，或是痰、饮、火、瘀等实邪阻滞时，会出现血脉运行的障碍和情志思维活动的异常。

《医学入门》云："虚者灸之，使火气以助元阳也；实者灸之，使实邪随火气而发散也。"因而艾灸能将机体的气血阴阳调整到一个相对平衡的状态，且其火热温通的效果可以宽胸理气、温阳散寒，芳香的气味则能镇定安神、宣痹开窍，加上穴位的特异性治疗作用，可畅达三焦气机、益气养血。此外，还须调节生活作息、控制饮食、适当运动，多项措施共同预防心血管疾病的发生。

2.治则

调整阴阳，宣痹止痛。

3.选穴

百会、内关、膻中、神阙、心俞、神道。

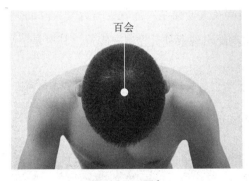

图 15-34 百会

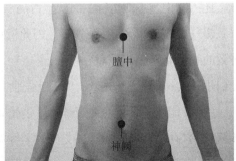

图 15-35 膻中、神阙

4.施灸方法、时间及选择灸具

百会、内关、膻中选择 2 号标准百笑灸筒，神阙、心俞、神道选择 3 号大百笑灸筒，均采用温和灸的施灸方法，以局部穴位有温热感向下透、皮肤潮红湿润为度，每天施灸 1 次，每穴 1 炷，施灸时间 20 ～ 30 分钟，7 天为一疗程。

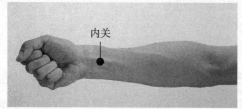

图 15-36　内关

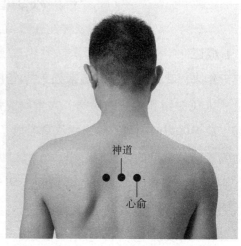

图 15-37　心俞、神道

十一、预防消化系统疾病

1. 概述

中国有句老话说得好，"病从口入"，现代人生活节奏加快、作息不规律，加上饮食不节，消化系统必然要出现问题。最常见的消化系统疾病有消化道溃疡、急慢性胃炎、感染性胃肠炎、胃食管反流病、功能性消化不良等。中医认为，胃与脾同属中焦，胃主受纳、腐熟水谷，主通降，脾主运化、主升清，若胃受纳、腐熟水谷及通降功能失常，不仅影响食欲，还可因中气不能运行，而发生胃痛、腹满及大便秘结等症状；若胃气失降而上逆，则导致嗳气、恶心、呕吐、呃逆等。因此消化功能出现紊乱首先责之脾胃，其次是情绪波动导致的肝胆疏泄不畅、气机失调。

《阴阳十一脉灸经》云："灸则强食产肉"，意为灸能增进食欲、强身健体。消化系统疾病的治疗应"以通为顺"，艾灸的辛香温通作用可以温运脾阳、和胃降逆、消食导滞、行气止痛，同时还能益气养血、培补中气，祛邪与扶正并举，从而恢复中焦脾胃的气机升降功能。

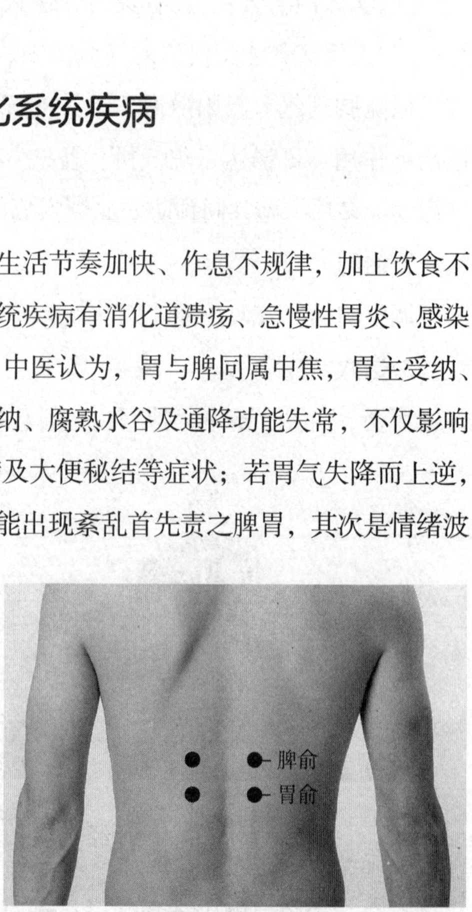

图 15-38　脾俞、胃俞

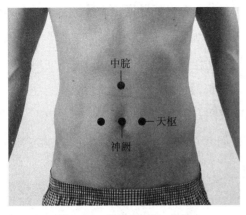

图 15-39 中脘、天枢、神阙

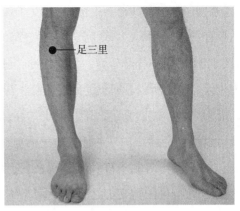

图 15-40 足三里

2. 治则

运脾和胃，培补中气。

3. 选穴

脾俞、胃俞、中脘、天枢、神阙、足三里、三阴交。

4. 施灸方法、时间及选择灸具

同侧的脾俞、胃俞可采用一个 2 号标准百笑灸筒同时施灸，中脘、天枢、神阙选择 2 号标准百笑灸筒，足三里、三阴交选择 1 号小百笑灸筒。均采用温和灸的施灸方法，以局部穴位有温热感向下透、皮肤潮红湿润为度，每天施灸 1 次，每穴 1 炷，时间 20 ～ 30 分钟，5 天为一疗程。

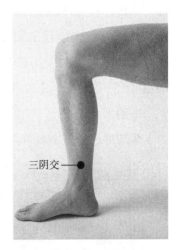

图 15-41 三阴交

十二、卵巢保养

1. 概述

卵巢对于女性来说是一个最为重要的器官，它的健康与否直接影响女性的健康与美丽，所以保养好卵巢至关重要。正常情况下随着年龄的不断增加，卵巢功能逐渐衰退并产生萎缩现象，同时，也会影响女性的肤色容颜，出现皮肤松弛干燥、内分泌紊乱、烦躁失眠、发色枯黄、月经紊乱等症状。但由于现代人学习以及工作压力、生活习惯不健康等原因，越来越多的女性在 40 岁之前便出现卵巢功能减退的症状，从而使绝经年龄大大提前，出现卵巢早衰。

《素问·上古天真论》中提出："女子二七而天癸至，任脉通，太冲脉盛，月事以时下，故有子。"中医认为，任脉为阴脉之海，冲脉为血海，亦是人体精气之源，所以女子能月经来潮，能够怀孕生育，是"任冲二脉"共同作用的结果。又因肝主气主藏血，而肾为先天之本，所以，卵巢的保健与肝、肾、任冲二脉密切相关。"艾叶苦辛，生温，熟热，纯阳之性，能回垂绝之阳，通十二经，走三阴，理气血，逐寒湿，暖子宫"，因此，艾灸可以温通经脉，调理冲任，益气活血，从而起到保养子宫的作用。妇科大"V"灸主要包括中极、两侧子宫及维道，关元、中极为足三阴经与任脉交汇之处，子宫与维道为卵巢所在部位，长期灸之可疏通局部气血，保护子宫，调节内分泌；妇科小"V"灸包括两侧次髎、长强，长期灸之可以调经止带、益肾兴阳，促进阴阳气血的交接与循环，同时也可治疗盆腔炎、赤白带下等妇科疾病。

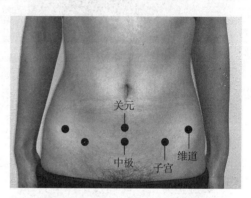

图 15-42　关元、中极、子宫、维道

2.治则

调理冲任，补益肝肾。

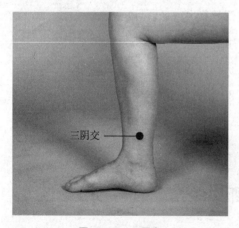

图 15-43　三阴交

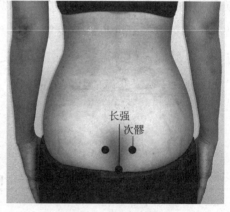

图 15-44　次髎、长强

3.选穴

关元、中极、子宫、维道、次髎、长强、三阴交。

4.施灸方法、时间及选择灸具

次髎、维道、长强选用 1 号小百笑灸筒，关元、中极、子宫选用 2 号标准百笑灸筒。均采用温和灸的施灸方法，施灸以局部穴位有温热感向下透、皮肤潮红，温度以患者舒适为度，施灸时间维持 15 ～ 20 分钟，每穴施灸一炷，每日 1 次，7 天一疗程。